全国中等医药卫生职业教育"十二五"规划教材

U0308210

护理心理学基础

（供护理、助产等专业用）

主　编　沈丽华（绍兴护士学校）

副主编　白　杨（郑州市卫生学校）

　　　　刘爱玲（内蒙古自治区人民医院附属卫校）

编　委　（以姓氏笔画为序）

　　　　丁　玎（广东江门中医药学校）

　　　　宋　晶（哈尔滨市卫生学校）

　　　　张雪梅（抚顺市卫生学校）

　　　　赵君英（绍兴护士学校）

　　　　秦　芳（河南安阳中医药学校）

　　　　熊　黎（贵州省人民医院护士学校）

　　　　虞晓漪（杭州师范大学）

主　审　黄　丽（杭州师范大学）

中国中医药出版社

·北　京·

图书在版编目（CIP）数据

护理心理学基础 / 沈丽华主编. —北京：中国中医药出版社，
2013.8（2016.11 重印）

全国中等医药卫生职业教育"十二五"规划教材

ISBN 978 - 7 - 5132 - 1521 - 3

Ⅰ. ①护…　Ⅱ. ①沈…　Ⅲ. ①护理学—医学心理学—中等专业
学校—教材　Ⅳ. ①R471

中国版本图书馆 CIP 数据核字（2013）第 133601 号

中 国 中 医 药 出 版 社 出 版
北京市朝阳区北三环东路 28 号易亨大厦 16 层
邮政编码　100013
传真　010 64405750
龙口市众邦传媒有限公司印刷
各地新华书店经销

*

开本 787×1092　1/16　印张 14　字数 308 千字
2013 年 8 月第 1 版　2016 年 11 月第 2 次印刷
书　号　ISBN 978 - 7 - 5132 - 1521 - 3

*

定价 39.00 元
网址　www.cptcm.com

如有印装质量问题请与本社出版部调换
版权专有　侵权必究
社长热线　010 64405720
购书热线　010 64065415　010 64065413
书店网址　csln.net/qksd/
官方微博　http：//e.weibo.com/cptcm

全国中等医药卫生职业教育"十二五"规划教材
专家指导委员会

前　言

　　"全国中等医药卫生职业教育'十二五'规划教材"由中国职业技术教育学会教材工作委员会中等医药卫生职业教育教材建设研究会组织，全国120余所高等和中等医药卫生院校及相关医院、医药企业联合编写，中国中医药出版社出版。主要供全国中等医药卫生职业学校护理、助产、药剂、医学检验技术、口腔修复工艺专业使用。

　　《国家中长期教育改革和发展规划纲要（2010－2020年)》中明确提出，要大力发展职业教育，并将职业教育纳入经济社会发展和产业发展规划，使之成为推动经济发展、促进就业、改善民生、解决"三农"问题的重要途径。中等职业教育旨在满足社会对高素质劳动者和技能型人才的需求，其教材是教学的依据，在人才培养上具有举足轻重的作用。为了更好地适应我国医药卫生体制改革，适应中等医药卫生职业教育的教学发展和需求，体现国家对中等职业教育的最新教学要求，突出中等医药卫生职业教育的特色，中国职业技术教育学会教材工作委员会中等医药卫生职业教育教材建设研究会精心组织并完成了系列教材的建设工作。

　　本系列教材采用了"政府指导、学会主办、院校联办、出版社协办"的建设机制。2011年，在教育部宏观指导下，成立了中国职业技术教育学会教材工作委员会中等医药卫生职业教育教材建设研究会，将办公室设在中国中医药出版社，于同年即开展了系列规划教材的规划、组织工作。通过广泛调研、全国范围内主编遴选，历时近2年的时间，经过主编会议、全体编委会议、定稿会议，在700多位编者的共同努力下，完成了5个专业61本规划教材的编写工作。

　　本系列教材具有以下特点：

　　1. 以学生为中心，强调以就业为导向、以能力为本位、以岗位需求为标准的原则，按照技能型、服务型高素质劳动者的培养目标进行编写，体现"工学结合"的人才培养模式。

　　2. 教材内容充分体现中等医药卫生职业教育的特色，以教育部新的教学指导意见为纲领，注重针对性、适用性以及实用性，贴近学生、贴近岗位、贴近社会，符合中职教学实际。

　　3. 强化质量意识、精品意识，从教材内容结构、知识点、规范化、标准化、编写技巧、语言文字等方面加以改革，具备"精品教材"特质。

　　4. 教材内容与教学大纲一致，教材内容涵盖资格考试全部内容及所有考试要求的知识点，注重满足学生获得"双证书"及相关工作岗位需求，以利于学生就业，突出中等医药卫生职业教育的要求。

　　5. 创新教材呈现形式，图文并茂，版式设计新颖、活泼，符合中职学生认知规律及特点，以利于增强学习兴趣。

　　6. 配有相应的教学大纲，指导教与学，相关内容可在中国中医药出版社网站

（www. cptcm. com）上进行下载。本系列教材在编写过程中得到了教育部、中国职业技术教育学会教材工作委员会有关领导以及各院校的大力支持和高度关注，我们衷心希望本系列规划教材能在相关课程的教学中发挥积极的作用，通过教学实践的检验不断改进和完善。敬请各教学单位、教学人员以及广大学生多提宝贵意见，以便再版时予以修正，使教材质量不断提升。

中等医药卫生职业教育教材建设研究会
中国中医药出版社
2013 年 7 月

编写说明

本教材着重介绍了心理学基础知识、心理护理知识及技能。主要适用于中等卫生职业教育护理、助产等专业学生使用。编写过程中力图以学生为中心，强调以就业为导向、以能力为本位、以岗位需要为标准的原则；体现"三基"：即基础理论、基本知识、基本技能，"五性"：即思想性、科学性、先进性、启发性和适用性。

全书共分十章，包括绪论、心理过程、个性、心理应激与临床护理、护理工作中的临床心理评估、临床护理中常用的心理干预方法、心身疾病与心理护理、患者心理状况和心理护理、护士心理健康与维护、护患关系。第一章由绍兴护士学校沈丽华编写；第二章由郑州市卫生学校白杨编写；第三章由内蒙古自治区人民医院附属卫校刘爱玲编写；第四章、第十章由杭州师范大学虞晓漪编写；第五章由贵州人民医院护士学校熊黎编写；第六章中的第一、第二、第三节由抚顺市卫生学校张雪梅编写；第四、第五、第六、第七节由广东江门中医药学校丁玎编写；第七章由绍兴护士学校赵君英编写；第八章由哈尔滨卫生学校宋晶编写；第九章由河南安阳中医药学校秦芳编写。

本教材科学性和适用性的代表是第二章的心理过程、第三章的个性，我们力争将每一个基础知识点与临床患者的心理特点和护士的心理特点相联系。本教材的实用性主要体现在第五章护理工作中的临床心理评估以及第六章临床护理中常用的心理干预方法，这两章主要介绍临床护理中具有可操作性的内容等。本教材的先进性体现在第八章患者心理状况和心理护理以及第十章护患关系，为了达到先进性的目标，查阅了大量新近的研究资料。但这些不意味着体现了一种特性就忽视了其他特性，我们试着尽量在每一章、每一节努力去体现"三基"和"五性"。

为了提高学生的学习效率和兴趣，在每一章的前面设了学习目标，文中添加了可读性较强的心灵小故事、知识窗、科学导航和原创的卡通画等，其目的是想让学生喜欢读这本书。

在本教材的编写过程中，多次与担任本教材主审的杭州师范大学黄丽教授进行专题讨论。我们想努力摆脱近几年我国护理心理学教材的一贯编写模式，尝试着凸现知识的新颖性、实用性以及符合中职护理专业学生的特性。现在展示给广大教师、学生和读者的就是我们几经努力的结果。

尽管在编写过程中编者都已经尽力，但不足之处在所难免，衷心希望各位同行、专家批评指正；请广大使用本教材的师生提出宝贵意见，以便再版时修订提高。

在教材即将付梓之际，特向各位编者以及为本教材编写、出版提供帮助和支持的所有人士致以最真诚的感谢。

编委会

2013 年 8 月

目　　录

第一章 绪 论

 学习目标

掌握：心理学、护理心理学的概念。

熟悉：护理心理学的研究范畴、生物－心理－社会医学模式。

了解：护理心理学相关学科、学习护理心理学的意义。

♡心灵故事会：小抑、小秘与小展

　　38 岁的小抑无法面对自己的疾病。4 年前身患肺癌的母亲去世，一向内向的小抑一直将悲痛压抑在心里，很少向别人甚至丈夫表达自己的悲痛和哀思。在母亲的追悼会上，为了让母亲在天国能够安心，她也节哀地、表现得体地迎来送往来悼唁的亲朋好友。休完 3 天的丧假后，她就全身心地投入到工作中，领导让她再休息几天，她说："多做点事心里面还充实一些。"她是集团公司办公室工作最仔细、最追求完美的员工。

　　在去年的体检中，她被查出了和母亲一样的肺癌。她母亲从医院做出诊断到死亡只有短短的 3 个月时间。虽然她发现的时候是中晚期，而不像她母亲发现时已经是晚期了，但她感到了极端的绝望。她把自己的心灵封闭在"铜墙铁壁"中，没有人可以触碰到她的心灵深处。

　　护士小秘是小抑的责任护士，自小抑住院以来，小秘精心护理、问寒问暖，可就是觉得小抑和她隔得好远好远，无法走进她的内心多一点，更无法帮助她释放一些压力。看着她的病情一天一天加重，看着她和人们走得越来越远，小秘深深地感觉自己的无能和无力，也深深地内疚。她甚至在想："我是否不适合做护士?"还想起了自己小时候帮助别人没帮助到、有的时候还帮倒忙的情形。小秘也陷入了困境，每天上班也变得无精打采，话也少了许多。

　　护士长发现了这一状况，请来了医院心理科的心理护士小展。在她的帮助下，小秘对自己之前对小抑的护理进行了重新回顾和评价，认为自己所做的努力是值得的，但还需提高自己对患者进行护理尤其是心理护理的能力，坚定了继续从事护理工作的信念。

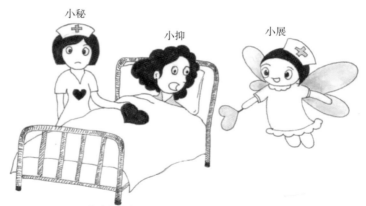

生病的小抑心也抑郁了，小秘也受到了小抑情绪的影响，
心灰了。小展带来了生命的"阳光"

图1-1　临床中常见的心路历程

　　本教材通过一个个小故事，来呈现医院每天上演的各种各样的生命故事，而这些生命故事的本身蕴涵着护理心理学的内容。图1-1表达了临床中常见的心路历程。小抑的哀伤压抑、内向性格、完美态度、不合理信念都是她身患癌症的心理病因学因素。小秘对小抑护理的挫败导致自信心的降低、情绪的低落是应激的心身结果。心理科的心理护士使用专业心理治疗帮助小秘重拾自信，这就是心理护理的效果。

　　我们想通过此教材的学习让同学们掌握护理心理学知识和技能的同时，提高同学们体会患者、体验自己内心活动的能力。

第一节　心理学与护理学

一、心理学概述

（一）心理学概念

　　心理学到底是什么？只要关心过自己内心世界的人几乎都问过这个问题。心理学家会这样回答："心理学是研究心理现象的学科。"那么心理现象又是什么？这是一个不容易说明白的问题了。人的心理现象是自然界最复杂、最奇妙的一种现象。人眼可以看到色彩斑斓的世界，人耳可以听到抑扬顿挫的声音，人脑可以储存过往的经验，时过境迁还能记忆犹新。人还可以运作大脑，创造性地工作。与此同时，人还有七情六欲，能在各种活动中通过制定和执行计划任务，克服困难去满足自我的各种需要……这一些都是每一个个体所具有的心理现象了。

　　心理学（psychology）就是一门研究人的心理现象和行为规律的科学，即研究人的心理过程（包括认知、情感和意志）和个性（包括个性心理倾向即需要、动机等和个性心理特征即能力、气质和性格以及自我意识），以及它们发生、发展和相互作用的规律。

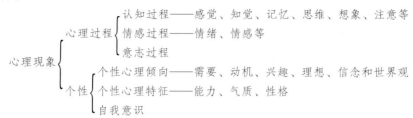

心理现象在护理工作中无处不在。如护士对患者进行护理，用耳听、眼看、鼻闻、手触摸等，这些就是感觉和知觉。护士要根据医生的医嘱，记住患者体征、检查数据、诊断，以便不出任何差错地给患者配药、打针，这就是记忆。当患者出现治疗不配合或行为异常时，要根据患者的情况和用自己的知识经验进行分析和综合，提出和实施特殊的具有针对性的护理方案，这就是思维。这类与认识事物有关的心理活动称认知过程。患者患病后常会产生担心、害怕、焦虑、抑郁等情绪，而疾病治愈后又会产生高兴和欣慰的心情。同样，护士看着患者一天一天康复也会产生喜悦和欣慰，这类心理活动属于情感过程。患者下定决心、克服困难、顽强地与疾病作斗争，这就是意志过程。

虽然认知、情感和意志这些心理过程是人所共有的，但每个人的心理过程都有其不同的特点，这些不同特点构成人们心理面貌上的差异，从而把人们彼此区分开来，正如古语所说"人心不同，各如其面"。譬如医生给患者看病，有的医生感觉敏锐、思维敏捷、分析问题有条有理；而有的人则相反。有的医生感情外露，对人热情，常喜形于色，而有的则情感内隐，对人遇事常不露声色，这就是个性。

（二）科学心理学的诞生

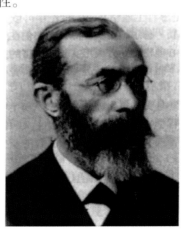

心理学是一门既古老而又年轻的学科。说古老，是它渊源数千载，哲学发展有多久，心理学的历史就有多久。而年轻是指现代科学心理学脱胎于哲学这个"母体"只有一百余年的历史。其标志就是德国生理学家、哲学家、心理学家冯特（Wundrt，1832～1920年）在1879年建立了世界上第一个心理学实验室。因此，1879年为公认的科学心理学诞生之年。

冯特
（Wundrt，1832～1920年）

（三）人的心理实质

1. **心理是脑的功能**　人脑是心理产生的物质基础。在生物进化中，随着神经系统变得越来越复杂，生物对客观世界的反应能力也越来越强，心理活动则是生命进化到一定阶段，当生物有了高度发达的神经系统才产生的，也就是说，有了人脑这样的物质结构才使人拥有产生复杂的心理活动的功能。因此，心理现象是人脑与神经系统的属性，是由物质发展演化产生的。

现代科学发现，罹患大脑疾病的人，由于其大脑的物质结构异常，就产生异常的心理活动。若大脑受到意外损伤，那么人的思维也就将受到影响。譬如：左脑即言语脑，如不同程度损伤，将导致运动性失语症、听觉性失语症、失写症或失读症。再譬如：右脑即艺术脑、形象脑，如果受损伤，形象思维能力就会被破坏。

近年来，随着心理学和神经科学的不断发展，其研究方向也在不断地发生一些改变。一方面，心理学家开始以前所未有的热情关注长期以来被忽视的心理活动的神经基础问题。另一方面，神经科学家纷纷转向研究脑高级功能或心理行为的规律问题。

2. 心理是对客观现实的主观能动的反映　心理的内容来自客观现实。人的心理活动的内容大都来源于客观现实。人若脱离了社会生活，是不可能有心理活动的。如世界各国先后发现的30多个被野兽哺育长大的孩子，有狼孩、猴孩、熊孩等，这些人类的孩子在野兽的生活环境中长大，他们缺乏人的心理行为，不会说话，都只能发出类似于"养母"的不清楚、不连贯的声音，不能直立行走，不会使用双手拿东西。

♡心灵故事会：印度狼孩的故事

1920年10月，一位印度传教士辛格在印度加尔各答的丛林中发现两个由狼哺育的女孩。大的8岁，小的1岁半左右。据推测，她们是在半岁左右时被母狼带到洞里去的。辛格给她们起了名字，大的叫卡玛拉（Kamala）、小的叫阿玛拉（Amala）。当她们被领进孤儿院时，一切生活习惯都同野兽一样，不会用双脚站立，只能用四肢走路。她们害怕日光，在太阳下，眼睛只开一条窄缝，而且，不断地眨眼。她们习惯在黑夜里看东西。她们经常白天睡觉，一到晚上则活泼起来，发出非人非兽的尖锐的怪声。她们完全不懂语言，也发不出人类的音节。她们两人经常动物似地蜷伏在一起，不愿与他人接近。她们不会用手拿东西，吃起东西来真的是狼吞虎咽，喝水也和狼一样用舌头舔。

她们在孤儿院里，辛格夫妇异常爱护她们，耐心抚养和教育她们。阿玛拉进院不到一年去世了。卡玛拉用了25个月才开始说第一个词"ma"，4年后一共只学会了6个字，7年后增加到45个字，并曾说出用3个字组成的句子。进院后16个多月卡玛拉才会用膝盖走路，2年8个月才会用两脚站起来，5年多才会用两脚走路。卡玛拉一直活到17岁，但她直到死还没真正学会说话，智力只相当于三四岁的孩子。

心理并不是对事物消极、被动的反映，人们对客观现实的感受还与每个人的知识、经验、个性特征等主观因素有关。对同一个人、同一事物，不同的人会有不同的评价、不同的反映；即使同一个人对同一事物在不同的时间、地点条件下也会有不同的反映。另外，人的心理活动对自己的行为、对实践活动有支配和调节作用。人能在知识、经验、需要、动机、愿望的推动下，按照计划和方案，有目的地改造自然、改造社会、满足自己的各种需要。

（四）心理学的研究范畴

历经一百多年来的发展，现代心理学已形成了基本的独特体系，有着自己的特殊任务和专门的研究方法。科学心理学由于实际生活的需求（如生产、交通、商业、企业管理、教育、心理健康等）与临近学科发展（如生物学、生理学、社会学、教育学、医学等）的影响，研究领域越来越广泛，它与各种不同实践领域有着密切关系，形成了许多不同的分支学科，分别研究不同领域的心理现象（图1-2）。

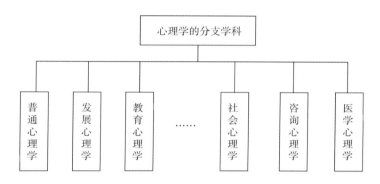

图1-2 心理学的分支学科

美国心理学协会将心理学分为54个分支，以下列举几个最常用的心理学分支学科：

1. **普通心理学** 普通心理学（general psychology）是研究正常成人的心理过程和个性心理特征的一般规律的学科，是心理学最基本、最重要的基础研究。

2. **发展心理学** 发展心理学（developmental psychology）是研究个体心理发展的规律的学科。个体心理发展各个年龄阶段包括了婴儿、幼儿、学龄儿童、少年、青年、中年、老年等。

3. **教育心理学** 教育心理学（educational psychology）是研究学校教育和教学过程中学生的心理活动规律的学科。它主要涉及掌握各科知识和各种技能的心理活动特点及规律，研究智能的发展、道德品质和行为习惯等的形成规律，以及家庭、学校、团体、社会意识形态等对学生的影响等。

4. **社会心理学** 社会心理学（social psychology）是研究个体和群体的社会心理现象的心理学分支。个体社会心理现象指受他人和群体制约的个人的思想、感情和行为，如人际知觉、人际吸引、社会促进和社会抑制、顺从等。群体社会心理现象指群体本身特有的心理特征，如群体凝聚力、社会心理气氛、群体决策等。

5. **咨询心理学** 咨询心理学（counseling psychology）是研究心理咨询的过程、原则、技巧和方法的心理学分支。它为解决人们在学习、工作、生活、保健和防治疾病方面出现的心理问题（心理危机、心理负荷等）提供有关的理论指导和实践依据，使人们的认识、情感、态度与行为有所改变，以达到更好地适应社会、环境与家庭的目的，增进身心健康。

6. 医学心理学 医学心理学（medical psychology）是研究心理变量与健康或疾病变量之间关系的心理学分支。它主要研究解决医学领域中有关健康和疾病的心理行为问题。

现代生活无处不渗透心理学，许多领域无法离开心理学的研究成果，同时新的变化又需要邀请心理学研究的加入。比如，网络现代化后，面临着许多新的心理问题要研究，也急需使用新的研究成果。

二、护理学的概念

（一）护理学概念

护理一词来自拉丁语，意思是养育、保护、照料等，后来扩展为养育、保育、避免伤害、看护老人和虚弱者。人们赋予护理学的定义是根据不同时期国家的体制以及社会需求而变化的。不同的护理理论家和护理组织团体对护理学所下定义也不尽相同。近代护理开展以来，随着社会和医学科学的发展以及护理专业的形成，对护理学的理解已达成基本共识，即护理学是研究维护人类身心健康的护理理论、知识、技能及发展规律的应用性学科。它以自然科学和社会科学为基础，是医学科学中的一门独立学科。这个定义明确了护理学与医学的关系，即护理学是医学科学中的一门独立学科。护理学的研究目标是人类健康，不仅是患者，也包括健康人。研究内容是维护人类健康的护理理论、知识及技能，包括促进正常人的健康，减轻患者痛苦、恢复健康，保护危重者生命及慰藉垂危患者的护理理论、知识及技能。也包括研究如何诊断和处理人类对现存的和潜在的健康问题的反应，同时也体现了护士"天使"的内涵。在卫生保健事业中，与临床医学、预防医学起着同等重要的作用。

（二）护理学的诞生与发展

和心理学一样，护理的起源也可追溯到远古。原始人类在自然环境中生存，面临的疾病和创伤需要被照顾，比如用舌头舔或用溪水冲洗伤口，防止伤口恶化，这就是最原始的护理。1860 年，英国佛罗伦萨·南丁格尔在英国圣托马斯医院建立了世界上第一所正规护士学校，首创了科学的护理专业，促进了护理学的形成和发展。同时，使得护理由学徒式的教导成为正式的学校教学，规范了护理程序和技术。

之后，护理学经历了 3 个明显不同的发展阶段。20 世纪 40 年代以前，护理学理论和实践都是以疾病为中心，护理工作的主要任务是协助医师诊断疾病、执行医师的医嘱和治疗方案。在这个阶段中，护理工作主要关注的是疾病的病症和所导致的躯体障碍及其治疗措施和与之配套的治疗操作程序。20 世纪 40 ~ 60 年代，随着心理学、社会学的发展，西方的一些护士将系统论观点引入护理理论中，并吸收了人本主义心理学派创始人马斯洛的"需要层次理论"和生态学家纽曼的"人与环境的相互关系学说"等重要思想，特别是 G. L. Engel 提出"生物－心理－社会"新型医学模式，促使护理学理论和实践进入第二个发展阶段，即以护理对象为中心的阶段。这一时期最重要的特征是强调对"人"的关注，护理工作不仅关心护理对象的病症和障碍，而且还注意到引起病症和躯体障碍或由疾病所导致的心理、行为、家庭、社会角色、经济甚至伦理等方面的问题。但是，这一阶段的护理实践主要还是针对患者已有的障碍和问题，同时工作范围大多局限在医院内。20世纪70年代以来，世界卫生组织提出"2000年人人享有卫生保健"的战略目标，各国政府以及与人类健康相关的学术机构专业人员都为之努力奋斗，护理学从而进入以人的整体健康为中心的第三个发展阶段。

护理学由以疾病为中心发展到今天以人为中心的整体护理阶段，现代护理学与心理学之间的关系越来越密切，具体表现在以下几个方面：第一，现代护理学和心理学都是以人为研究对象并直接服务于人；第二，现代护理学和心理学都属于一种自然科学与社会科学交叉的边缘学科；第三，现代护理理论不断地吸收心理学关于人们的需要与动机、应激与应对、自我的发展与障碍等理论作为自己的理论基础，特别是美国心理学家马斯洛关于需要和动机的理论，构成了现代护理学基础的一个重要部分；第四，现代护理实践中积极地运用医学心理学的咨询、治疗等干预措施对患者进行心理护理和教育，为心理护理实践提供了有效的技术支持。如心理评估的访谈技术、心理测验和评定量表，在护理对象心理问题的估计和诊断步骤中都是不可缺少的定性与定量技术，而心理咨询与各种心理治疗技术则是心理干预和护理教育等步骤中经常能用到的有效措施。

第二节 护理心理学概述

当护士你会"out"吗？假如不想被"out"，你赶紧来学心理护理吧！这好像是"王婆卖瓜，自卖自夸"，但事实上是，患者已经在召唤护士"心理护理"技能的出笼。本教材的全篇都在循序渐进地介绍心理护理的方方面面，而在此我们先要对护理心理学做一个总体的介绍。

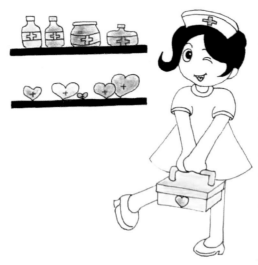

心与身的护理

一、护理心理学的定义和研究范畴

（一）定义

护理心理学（nursing psychology）是护理学和心理学相交叉的学科，重点研究心理科学在护理工作中的应用，研究解决护理领域中有关健康和疾病的心理行为问题。护理心理学旨在阐明护理过程中护理对象和护士的心理活动规律，探讨护士的心理品质及其培养，寻求心理护理的技术和方法，用以解决护理过程中的心理学问题。

（二）研究范畴

1. 从研究对象看　护理心理学的研究范畴从对象看主要涉及两大类：一为患者，二为护士。

（1）患者方面　主要研究个体的心理行为因素与健康和疾病如何相互作用，相互影响；研究患病后患者的心理行为变化与其家属心理行为如何相互影响。

（2）护士方面　主要研究护士个体的心理行为特点在职业环境下是如何受他人或团体的影响。研究护士如何提高自身的心理能量和心理帮助技能促进患者的心身康复。

2. 从研究内容看　从护理心理学的研究内容看，其研究范畴主要可以包括以下方面：

（1）研究护理工作中的心身相互作用规律和机制　揭示心理社会因素和躯体病变存在的内在联系。比如，要研究癌症患者疾病发生、发展中的心理社会因素，治疗、康复过程中心理社会因素的作用等。

（2）研究心理行为因素在临床护理工作中的作用规律　研究在护理情境中心理行为动态的变化。比如，要研究如何应用应对方式、社会支持等应激影响因素提高疾病康复的作用等。

（3）研究患者　包括不同年龄阶段、不同性别等患者心理行为特点及变化规律。研究各种疾病、不同疾病阶段患者的心理行为变化，为心理护理提供依据。比如，从婴儿到童年到少年直到老年，不同生命周期的个体有着不同的认知、情绪、行为等特点，如何依据他们的特点做"贴心"的护理是本学科的内容。再比如，门诊患者、住院患者、慢性病患者、急性病患者、传染病患者，疾病不同时期的患者都有各自的心理行为特点，对此进行规律性研究为心理护理提供依据。

（4）研究心理护理或心理干预的技术　研究如何将心理干预技能应用于临床护理的各个方面。比如，各种心理干预技术效果如何，怎样进行有效评估，适用于哪些方面，其干预过程如何，该注意哪些方面，以及如何提高患者家属应对能力，帮助患者康复等。

（5）研究护士的心理品质及其培养方法　在护理的动态过程中，护士和护理对象互相影响，护士的心理品质对护理过程和护理效果至关重要。在面对一个疾病缠身或情绪低落的护理对象时，护士只有具有开放、接纳、共情、包容等心理品质，并能够对护理对象和自己进行心理调适才能够有效地提高护理效率。因此，护理心理学的一个重要任务就是探讨成功的或称职的护士需要具备怎样的心理品质，并对这些心理品质进行分类细致地深入讨论，从而探索出对护士的心理品质进行系统培养的有效方法。

♡心灵故事会：多萝茜的故事

心理护理给患者带来的慰藉，就是他们有机会说出自己以前不知该如何说出的真实感受。

多萝茜是一位60多岁的乳腺癌患者。她在化疗期间来找我，化疗之后她将进行乳房切除术。她唯一的女儿在一家公司担任要职，特意请假来陪她治病。多萝茜来到我办公室时显得非常沮丧和惭愧，因为她对她的女儿发了脾气。她告诉我，她自己也明白这样很不好，毕竟女儿是牺牲了工作过来帮她的。但是，实际上她愿意自己一个人，她女儿的到来只会让她觉得自己的病更重了、更没有希望了，而且她们彼此都"惹对方生气"，这是以前从来没有过的情况。于是我跟她女儿见了面，女儿也觉察到了这些，可她担心这可能是自己最后一次报答母亲的机会了，所以她不想放弃，而且她也想借此机会化解母女间之前的矛盾给自己带来许久的愧疚感，报恩母亲。了解了这些情况并同母女二人交谈后，她们终于明白了彼此的心情。母亲从此很好地配合化疗，她想要更独立一些。女儿也理解到自己因负罪感而过度补偿母亲是没有必要的。

在笑声和泪水中，她们紧紧地拥抱在一起，彼此都理解了对方真实的感情，也彼此认同了两个人应该拥有"自己的空间"才是对对方真正的好。于是女儿回到了自己西海岸的家，后来每次去看望母亲都是快乐舒心的。

——摘自吉米·霍兰《癌症人性的一面》

二、护理心理学的相关学科

目前与护理心理学相关的学科不少，辨别清楚这些学科可以更确切地把握对护理心理学的理解。

（一）变态心理学和精神病学

变态心理学主要研究行为的不正常偏离，揭示异常心理现象的种类、原因、规律及机制。精神病学主要对行为不正常偏离的人即精神病患者进行临床诊断、治疗和护理。变态心理学的研究成果是护理心理学某些理论的重要来源，精神病学的知识也是护理心理学所需具备的。

（二）心理诊断学

心理诊断学主要是指心理测验和评估。心理测验就是测量和诊断心理现象的个别差异。心理测验在心理护理学中具有诊断和评估患者心理行为问题的作用，具有举足轻重的地位。

（三）心理治疗学

心理治疗学是指在医生和病人的交往过程中，医生使用心理学的理论和技术治疗各种心理障碍的方法。广义上可以这样描述：心理治疗是指医生通过心理操作，矫正患者异常的认知、情绪以及改善患者的精神症状、行为症状和躯体症状的一切方法。护理心理学中的心理护理技术大多数来自于心理治疗学。

（四）心理卫生和健康心理学

心理卫生的含义有3层：一是描述个体的心理健康水平；二是表示心理健康工作；三是一门学科。若把它作为学科来解释，那么它就是健康心理学，主要是研究人类心理健康的形成、发展和变化的规律，以及维护与增进心理健康的原则和方法的一门科学。它涉及良好心理状态的保持和心理疾病的预防等问题，因而也是护理心理学的基础。

（五）康复心理学和缺陷心理学

康复心理学是研究解决伤残、慢性病人和老年人存在的心理行为问题，促使他们适应工作、适应生活、适应社会，从而尽可能降低其残废程度。缺陷心理学研究心理和生理缺陷者的心理学问题，研究如何通过指导和训练，使伤残者在心理和生理功能方面得到部分补偿，它和康复心理密切相关。这两门学科对护理心理学特别是康复护理工作有指导作用。

（六）临床心理学和咨询心理学

临床心理学主要研究和直接解决心理临床问题，包括智力和个性评估、对心理生理疾病及精神疾病的诊断和治疗。咨询心理学主要是对正常人处于婚姻、家庭、教育、职业、生活习惯等方面的心理问题进行帮助。临床心理学与咨询心理学的研究内容与护理心理学有交叉和重叠。

（七）医学心理学

医学心理学研究疾病预防、发生、发展、治疗、康复等过程中心理社会因素的相互影响作用，研究心身疾病的发病机制。护理学与医学有着不可分割的密切联系，它们有着共同的研究领域。医学心理学与护理心理学的关系如同医学和护理学的关系一样，虽然护理心理学的很多思路来源于医学心理学，但护理心理学除了运用医学心理学的有关理论来探讨护理对象的心理行为问题外，还探讨医学心理学未涉及的护士的心理和护理情境中的动态人际关系等等。在同样探讨护理对象心理行为问题的情况下，两门学科也有各自的侧重点。

三、医学模式与护理心理学

医学模式是指医学的一种指导思想，它集中体现了某一时代人们对疾病和健康的基本看法及态度的本质。因此，一种医学模式影响着这一模式下医护工作者的思维和行为方式，从而影响医护工作的结果。人类对疾病和健康的认识历经了 4 个阶段，即 4 种医学模式。前两种属古代的神灵主义模式和自然哲学模式。随着现代医学的不断发展，医学模式从生物医学模式转变到了生物－心理－社会医学模式。在此，我们就生物医学模式和生物－心理－社会医学模式进行讨论。

（一）生物医学模式

生物医学模式是指建立在经典的西方医学基础之上，尤其是细菌论基础之上的医学模式。由于其重视疾病的生物学因素，并用该理论来解释、诊断、治疗和预防疾病以及制定健康保健制度，故被称为生物医学模式。其基本特征是把人看作单纯的生物或是一种生物机器。即只注重人的生物学指标的测量，忽视病人的心理、行为和社会性。它认为任何疾病（包括精神病）都能用生物机制的紊乱来解释，都可以在器官、组织和生物大分子上找到形态、结构和生物指标的特定变化。

生物医学模式对现代西方医学的发展和人类健康事业产生过巨大的推动作用，特别是在针对急慢性传染病和寄生虫病的防治方面，使其发病率、病死率大幅度下降。在临床医学方面，借助细胞病理学手段对一些器质性疾病做出定性诊断，无菌操作、麻醉剂和抗菌药物的联合应用，减轻了手术痛苦，有效地防止了伤口感染，提高了治愈率。

然而，该模式存在很大的片面性和局限性：①仅仅从生物学的角度去研究人的健康和疾病，只注重人的生物属性，忽视了人的社会属性；②在临床上只注重人的生物机能，忽视了人的心理机能及心理社会因素的致病作用；③在科学研究中较多地着眼于躯体的生物活动过程，很少注意行为和心理过程；④思维的形式化往往是"不是、就是"（不是病，就是健康）。因而对某些功能性或心因性疾病，无法得出正确的解释，更无法取得满意的治疗效果，这样就无法阐明人类健康和疾病的全部本质。

（二）生物－心理－社会医学模式

1977 年由美国罗彻斯特大学精神病和内科学教授恩格尔在《科学》杂志上发表了一篇名为《需要一种新的医学模式——对生物医学的挑战》中，提出了新的生物－心理－社会医学模式，实现了对生物医学模式的超越。生物－心理－社会医学模式的提出是以人类的疾病谱以及健康观念的变化为依据的。这一模式认为导致人类疾病的不只是生物因素，而且还有社会因素和心理因素，因而治疗方法除了传统的生物学方法以外，还应当包括社会科学方法和心理学方法。生物－心理－社会医学模式的研究对象不仅是自然的人，还要研究人的状态和人所处的环境。医学必须建立在人与其生存环境的和谐适应基础上，改善人的生存状态，而不仅仅是简单的治病、防病和促进健康。

（三）新医学模式与护理心理学

新的医学模式是一种系统论和整体观的医学模式，它要求医学把人看成是一个多层次的、完整的连续体，也就是在健康和疾病的问题上，要同时考虑生物的、心理的、行为的，以及社会的各种因素的综合作用。这一观点催化了护理工作的模式由传统的功能性护理转变为整体化护理。护理工作强调了对"人"的关注，不仅要关心患者的病症和障碍，还要关注引起病症和障碍或由疾病所致的心理、行为、家庭、社会角色、经济和伦理等方面的问题。当护理工作的内容发生转变之时也就是护理心理学发展和发挥作用之时。

新的医学模式和护理心理学对健康和疾病的看法有以下几个方面具有一致性：

（1）人或病人是一个完整的系统，各个器官和系统都紧密联系，不可分割。

（2）人同时具有生理活动和心理活动，心和身相互联系、互为影响。

（3）人和环境密切联系，环境包括了自然环境和社会环境，两者都对人的心和身产生影响。

（4）心理因素在人类调节和适应的功能活动中有能动作用。也就是说，心理因素在一定范围内可以影响个体的行为、生理状况等。

四、学习护理心理学的意义

护士学习护理心理学，其目的就是使护理工作符合和适应新的医学模式。具体归纳起来具有以下几个方面的意义：

（一）有助于全方位地为患者服务

对患者进行心理护理是对患者功能性护理的补偿和完善。学习护理心理学就是学习如何科学地掌握不同疾病、不同年龄、疾病不同阶段等方面患者的心理行为特点，并学会如何采取相应的、有效的心理护理措施，以促进患者的心身康复。

♡心灵故事会：提供信息也能治病

我曾经有个患者，她因为患带状疱疹遗留有可怕的神经痛，6 个星期不能躺和坐，她极度恐惧且疲惫不堪。为了说服她配合治疗，我连着 4 天去探望她，为她解释硬膜外麻醉是如何进行的，以及如何帮助她缓解疼痛。她说她终于明白了，相信硬膜外麻醉能帮助她减轻痛苦，并且同意接受治疗。在为她注射药物 5 分钟后，她睡着了。醒来后，她告诉我她从来没有睡得这么沉，并紧紧地拥抱了我，感谢我改善了她的生活质量。在继续接受两次注射之后，她不再需要麻醉了。

——一位护士的叙述

（二）有助于护士的职业认同并提高护士自身处理问题的能力

护士有着独特的职业环境，一方面工作本身与患者的生命紧密相连，这就对护士提出了工作性质的高要求；另一方面，护士还要处理各种各样的人际关系，如与医生的关系，与患者的关系，与患者家属的关系等等，而关系的处理也是需要极高的技术和艺术。这也对护士提出了处理人际关系的高要求。学习护理心理学，不仅能让护士更意识到工作本身的重要，也可以通过提高人际关系的处理能力，和谐恰当地处理日常生活中的关系。

（三）有助于推动现代护理学的发展

心理护理是整体化护理的重要组成部分。无论是医院的护理工作还是社区的护理工作，无论是对患者进行护理还是对健康人进行疾病预防的护理等等都需要心理护理的参与。因此，护士学习护理心理学才能将我国的护理实践推向一个新的高度。

同步训练

一、名词解释

1. 心理学
2. 护理心理学
3. 生物－心理－社会医学模式

二、思考题

1. 从研究内容上看，护理心理学的主要研究范畴有哪些？
2. 生物－心理－社会医学模式和心理护理学的关系？
3. 护士为什么要学心理护理学？

第二章 心理过程

 学习目标

掌握：感觉、知觉、记忆、思维、表象、想象、注意、情绪、情感、意志的概念，思维的特性，注意的品质。

熟悉：知觉的特征，记忆的过程，思维的种类，情绪与情感的区别与联系。

了解：各个心理过程与临床护理的关系与意义。

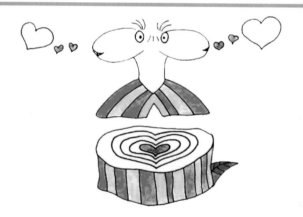

图2-1 从心灵深处看，不同的人有着相同的心理

心理过程是每一个个体都具有的心理活动，从心灵深处看，不同的人有着相同的心理，它包括了认知过程、情感过程和意志过程（图2-1）。

同样，这3个过程在患者身上也实实在在地存在着，并且这3个过程彼此依存、彼此影响，同时对健康起着积极的或消极的作用。

第一节 认知过程

认知过程是人的重要心理现象，人们不仅对客观事物、社会关系进行认知加工，还对自己进行认知加工。人对发生在自己身上以及周遭所有的一切都进行着认知加工。这些认知加工在不断地认识事物、认识关系和自己的同时，也时刻影响着自己的心身健康。

认知过程是人们获得知识或应用知识的过程，也就是信息加工的过程，即人脑对外界输入的信息进行加工处理，转换成内在的心理活动，去支配其行动的过程。在这一过程中，包括感觉、知觉、记忆、思维、想象、注意等认知成分。

一、感觉与知觉

（一）感觉

1. **感觉的概念** 感觉（sensation）是人脑对直接作用于感觉器官的客观事物的个别属性的反映。感觉是人们的感官对各种不同刺激能量的觉察，并将它们转换成神经冲动传往大脑而产生的。例如，眼睛将光刺激转换成神经冲动，耳朵将声音刺激转换成神经冲动，传入到大脑的不同部位，引起不同的感觉。感觉是一种最简单的心理活动，是认知的初级阶段。如我们看到的多彩世界、嗅到的多类气味、听到的多样声音、尝到的多种滋味，以及内部器官的工作状况的体验（如舒适、疼痛）等，都是感觉。感觉虽然简单，但很重要，它提供了机体内外环境的信息，并保证了机体与信息环境的信息平衡。同时它是一切高级的、复杂的心理活动产生的基础，没有感觉，心理活动就无法进行。

❖科学导航：感觉剥夺实验

　　感觉剥夺是指将志愿者和外界环境刺激高度隔绝的特殊状态。在这种状态下，各种感觉器官接收不到外界的任何刺激信号，经过一段时间之后，就会产生这样或那样的病理心理现象。

　　贝克斯顿（Bexton）、赫伦（Heron）和斯科特（Scott, 1954）首次报告了感觉剥夺的实验结果。在实验中，要求被试者安静地躺在实验室一张舒适的床上，周围看不见任何东西，也听不见一点声音；被试者两只手戴上了手套，并用纸卡卡住，饮食已由主试者事先安排好，不需被试者动手。总之，来自外界的刺激几乎都被"剥夺"了。实验初，被试者还能安静地睡着。但后来，被试者开始失眠，急切地寻求刺激，他们自言自语想唱歌，打口哨，用两只手套互相敲打。换句话说，被试者变得焦躁不安，老想活动。即使被试者在实验中每天可以得到20美金的报酬，也难以让他们在实验室中坚持两天以上。这个实验说明，来自外界的刺激对维持人的正常生存是十分重要的。图 2-2 为感觉剥夺实验场景。

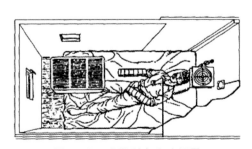

图 2-2 感觉剥夺实验场景

2. 感觉的分类　根据信息的来源，感觉一般可分为外部感觉和内部感觉。

（1）外部感觉　是接受外界信息，反映外界事物的个别属性。包括视觉、听觉、嗅觉、味觉、皮肤觉等5种基本感觉。

（2）内部感觉　是接受机体内部信息，反映自身位置、运动及内脏状态的个别属性。包括内脏觉、运动觉、平衡觉等，如饥饿、疼痛、晕车等感觉。

3. 感受性　人的感觉能力的大小被称之为感受性，衡量感受性的指标是感觉阈限。人的感觉虽然灵敏，但并非一切刺激都会被人感觉到，如细小的灰尘落在皮肤上，人就无法察觉。因此，客观刺激要引起感觉发生，必须达到一定的刺激强度。这种刚能引起感觉发生的最小刺激量被称为感觉阈限。感觉阈限越高，感受性越弱。感觉阈限越低，感受性越强，所以感受性和感觉阈限成反比关系。

❖**知识窗：人类各种重要感觉绝对阈限的近似值**

视觉：30 英里以外的一烛光。

听觉：安静环境中 20 米以外的手表滴答声。

味觉：两加仑水中的一匙白糖。

嗅觉：弥散于 6 个房间中的一滴香水。

触觉：从一厘米距离落到你脸上的一个苍蝇的翅膀。

4. 感觉的特征

（1）感觉适应　把刺激对感受器的持续作用所引起感受性发生变化的现象叫感觉的适应。适应可引起感受性的提高，也可以引起感受性的降低。"入芝兰之室久而不闻其香，入鲍鱼之肆久而不闻其臭"就是嗅觉感受性降低或提高的例子。明适应与暗适应是视觉的感受性降低或提高的现象。感觉的适应现象具有很重要的生物学意义，它能够防止超强刺激下感觉器官的过度兴奋。

（2）感觉对比　感觉对比是指不同的刺激物作用于同一感受器官时引起感受性发生变化的现象，包括同时对比和继时对比。如同一灰纸上剪下两个小的圆形，分别放在白色和黑色背景纸上，这时看到的是在白色背景纸上的灰纸比黑色背景纸上的灰纸显得要暗些，这是同时对比（图2-3）。先吃糖后吃西瓜，使西瓜甜味变淡则是继时对比。

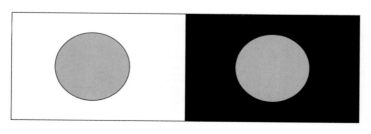

图2-3　感觉对比

（3）感觉发展与补偿　　感觉发展是指人的感受性在实践锻炼中能得以提高的现象。如护士在长期静脉输液操作过程中，对血管的粗细、弹性、充盈度的视、触觉判断越来越敏感、准确。感觉补偿是指当某种感觉出现功能缺陷或丧失时，通过训练能提高其他感觉器官的感受性以补偿其不足。如盲人听觉、触觉特别灵敏，常能"以耳代目"、"以手代目"；聋哑人辨别口型能力特别强，常能"以目代耳"。

（4）感觉的相互作用　　感觉的相互作用是指在一种感觉的影响下，另一种感觉的感受性发生变化的现象。在一定条件下，各种不同的感觉都可能发生相互作用，使感受性发生变化，其一般规律是：弱的刺激往往能提高另一种感觉的感受性，而强的刺激则会使另一种感觉的感受性降低。如微痛可以使视觉感受性提高，剧痛则使视觉感受性降低。另外，当一种感觉产生的同时，又引起另一感觉发生的现象称为联觉。如橙色带给人温暖的感觉。

（二）知觉

1. 知觉的概念　　知觉（perception）是人脑对直接作用于感官的客观事物整体属性的反映。人不仅能够通过感觉器官感受客观事物的个别属性，还能通过大脑将事物的各种个别属性联系起来，整合形成一个整体印象，这就是知觉。如只看到黑板的黑色时，是感觉，当根据它的大小、形状、颜色、功能确认它为黑板时，就是知觉了。

感觉与知觉都是客观事物直接作用于感觉器官产生的，都属于对现实的感性认识。感觉是知觉的基础，没有感觉对事物个别属性的反映，人们也就不可能获得对事物整体的反映，只有对事物的属性感觉得越丰富，才能对事物知觉得越完整。知觉以感觉为基础，但它不是感觉成分的简单相加，而是对感觉信息进行组织和解释，形成更高阶段的认识。

2. 知觉的种类　　根据知觉所反映对象的性质，可把知觉区分为空间知觉、时间知觉和运动知觉。

（1）空间知觉　　指对物体的形状、大小、深度、方位等空间特性的反映。

（2）时间知觉　　指对客观事物延续性和顺序性的反映。

（3）运动知觉　　指对物体的静止和运动以及运动速度的反映。

3. 知觉的特征

（1）知觉的选择性　　知觉的选择性是指在知觉的过程中把知觉对象从背景中区分出来的特性。人所生活的环境是复杂的，同时作用于人的事物是多样的，人不可能同时清楚地感知到所有事物，而只能选择其中一种或几种作为知觉对象，而把周围其余的事物当成知觉背景，这就是知觉的选择性。知觉对对象的选择不同，最后所得出的结论也不同。如图2-4，既可以知觉为黑色背景中的白色花瓶，又可知觉为白色背景中的两个黑色侧面人头。

（2）知觉的整体性　　知觉的整体性是指在知觉的过程中将客观事物的个别属性进行整合的特性。知觉的对象有不同的属性，并由不同部分组成，但人们并不将其作为个别、孤立的部分，而总是作为一个整体来知觉。知觉的整体性表现在两个方面：一方面，当刺激只是客观事物的部分属性时，人能够根据知识经验补充其他的属性，从而

图2-4 知觉的选择性

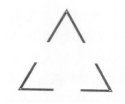 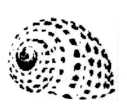

图2-5 知觉的整体性

形成整体的知觉印象。如图2-5，左侧的图形，尽管连接不完整，但仍然会形成三角形的知觉印象。右侧的斑点图，因为斑点具有连续性或共同运动方向，也容易被看成一个完整的图形——海螺。另一方面，当知觉刺激包含多个客观事物的属性时，所形成的整体知觉印象将超过各个客观事物属性相加的总和。如绿树上开满红花，绿叶、红花所形成的具有美感的知觉印象，超越了红与绿这两种物理属性的总和。

（3）知觉的理解性　知觉的理解性是指在知觉过程中用已有的知识经验对知觉对象进行解释的特性。人们在知觉过程中，不是被动地反映知觉对象，而是主动地用已有的知识经验对知觉对象做出某种解释，使其具有一定的意义。如：同一张X线片，医生能从其中发现病灶，而外行人只能看到一片模糊。再如图2-6中间是13还是B，看是横向理解还是纵向理解。

A

12　　13　　14

C

图2-6 知觉的理解性

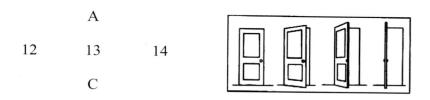

图2-7 知觉的形状恒常性

（4）知觉的恒常性　当知觉条件在一定范围内变化时，人对物体的知觉仍然保持相对不变，就是知觉的恒常性。在视觉范围内，知觉的恒常性主要有大小恒常性、形状恒常性、亮度恒常性、颜色恒常性等。如图2-7，门开与关或开的多少，其在视网膜上的投影不同，但人们依然把它视为同一扇门。知觉的恒常性有利于正常地认识事物，从而适应不断变化的外界环境。

二、记忆

（一）记忆的概念

记忆（memory）是过去的经验在人脑中的反映。人们感知过的事物、思考过的问题、体验过的情感和从事过的活动等，都能以经验的形式在头脑中保存下来，并在一定条件下再认或回忆出来。

从信息加工的观点看，记忆就是人脑对输入的信息进行编码、储存和提取的过程。记忆是人们学习、工作和生活的基本能力。凭借记忆，人才能积累知识经验，不断成熟起来。

（二）记忆的分类

记忆可从不同角度进行分类。

1. **按照信息在人脑中的储存形式分类**　记忆可分为 4 类：①形象记忆，是以感知过的事物表象为形式的记忆，如对人外貌的记忆；②语词记忆，是以概念、命题等抽象的语言符号为形式的记忆，如人对语言文字的记忆；③情绪记忆，是以体验过的情绪为形式的记忆；④运动记忆，是对做过的动作的记忆。

2. **按照信息在人脑中的储存时间分类**　记忆可分为：瞬时记忆、短时记忆和长时记忆。即信息进入大脑，以 3 种记忆系统储存，这 3 种系统之间有一定的连续性。①瞬时记忆，也叫感觉记忆，是刺激停止后，感觉信息在极短时间内的保存，一般为 0.25 ~ 2 秒。如果这些信息及时被加工，则进入短时记忆，否则就会被遗忘。②短时记忆，当瞬时记忆的内容引起个体注意后，信息就会由瞬时记忆进入短时记忆，其保持时间一般不超过 1 分钟。短时记忆的容量较为有限，一般 7 ± 2 个项目。③长时记忆是指信息保持时间在 1 分钟以上，乃至终生的记忆。短时记忆的信息反复强化形成长时记忆。长时记忆的存储容量几乎是无限大的。

三者之间的关系可归纳如下（图 2 - 8）：

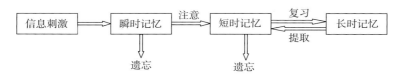

图 2 - 8　记忆的三系统

❖知识窗：神奇的数字 "7"

乔治·米勒（George Armitage Miller，1920），美国心理学家，是以信息处理为基础的认知心理学的先驱，也是因研究短期记忆提出"神秘七加减二"理论而闻名的心理学家。7±2 原则，即由于人类大脑处理信息的能力有限，它会将复杂信息划分成块和小的单元。根据乔治·米勒的研究，人类短期记忆一般一次只能记住 5 ~ 9 个事物。实验中，心理学家给被试者一组数据（或颜色、声音、气味等等），结果发现大多数人能记住 7 样左右，而且通常是头尾记得比较牢，中间部分几乎都会被忘掉。基于此项结果，电话公司决定将电话号码定为 7 位，前 3 位类似区号的相对稳定，加 4 位各不相同的分机号，最后再在前面加上几乎不变的区号。事实证明他们取得了成功，大家都能容易的记住电话号码。有趣的是邮政系统大约从来也没读过这篇文章的，他们一直在试图将邮政编码定为 9 位，5 位区号加后 4 位，只有邮递员才用的类似街道代码的数字。事实证明，没几个人会去花力气记住那么一长串用不着的数据。

（三）记忆的过程

记忆的过程包括识记、保持、再认或回忆 3 个基本过程。

1. 识记 识记是获得知识经验和巩固知识经验的心理过程，实际就是人的学习过程。用信息加工的观点讲，识记就是对输入的信息进行编码的过程。不同的分类方法可将识记分成不同的类型：

根据记忆有无预定目的，识记可分为无意识记和有意识记。①无意识记，是指无明确目的，不需要意志努力的识记。它是一种被动识记，具有偶然性和被动性，与活动目的相关，与需要和兴趣相符合。那些会引起个体具有强烈情绪体验的事物，容易被无意识记。②有意识记，是指有预定目的和计划，运用一定的方法，并经过意志努力的识记。它是人们形成系统知识的基本手段，而且有意识记的效果好于无意识记。这两种识记方式都必不可少，但获取全面、完整的系统知识主要靠有意识记。

根据记忆材料是否有意义和识记者是否理解材料的意义，可分为机械识记和意义识记。①机械识记，是指依据事物的外部联系，依靠机械重复进行的识记，即常说的死记硬背；②意义识记，指依据事物的内部联系，在理解的基础上进行的识记。意义识记的效果好于机械识记，但机械识记是意义识记的基础。在人的实际应用中二者都是必要的，可以互补。

2. 保持 保持是对识记过的事物进行加工、巩固和保存的过程。它是信息存储、再认和回忆的必要条件。保持能力是衡量记忆品质优劣的重要标志之一。人脑对信息的保持是一个动态的不断加工的过程，随着时间的推移，保持的内容会出现量和质的变化。量的变化一般因时间推移而逐渐减少。质的变化一般因内容变得更简要、具体、完整、合理而有意义。人常说"书越读越薄"就是这个道理。因此，保持是受个体原有的知识经验、兴趣爱好等主观因素影响，积极、主动、创造的过程。

3. 再认和回忆 再认和回忆都是信息提取的过程，是记忆的两种不同的表现形式。①再认：是识记过的事物再度出现时能够辨认的过程，如考卷中的选择题；②回忆：是识记过的事物不在眼前时能够在头脑中重新出现的过程，是信息提取的高级过程，如考卷中的简答题。

（四）遗忘

遗忘是对识记过的事物不能再认和回忆或出现错误的再认和回忆，是与保持相反的过程。遗忘既有积极作用，也有消极作用。假如没有遗忘，人们所经历的所有事件全都堆积于头脑之中，给人们带来的是无尽的烦恼。而且，如果没有遗忘，信息将无法精炼、准确的识记。但是，遗忘也给人们的学习和工作带来了很多的困难。因此要研究并运用遗忘规律，以提高记忆能力。德国心理学家艾宾浩斯（Ebbinghaus）率先对遗忘的规律进行了系统研究，并将其规律绘制成曲线，称为"艾宾浩斯遗忘曲线"（图 2-9）。该曲线揭示了两条规律：一是遗忘与时间成正相关，时间越长，遗忘越多；二是遗忘的进程先快后慢。

遗忘的原因有多种，主要有以下几种假说：①衰退说，认为遗忘是记忆痕迹得不到强化而逐渐减弱，以致最后消退的结果；②干扰说，认为遗忘是因为在学习和回忆之间受到其他刺激的干扰所致。一旦干扰被排除，记忆就能恢复，而记忆痕迹并未发生任何变化；③压抑说，认为遗忘是由于情绪或动机的压抑作用引起，如果这种压抑被解除，记忆就能恢复。此外，动机与情绪对记忆及遗忘的影响更为重要。记忆动机越强，就越难以遗忘；动机越弱，遗忘越快。积极愉快的情绪有利于记忆，而消极、压抑的情绪不利于记忆。同时，情绪过于放松和过于紧张都会加剧遗忘，而适度的紧张遗忘最少。

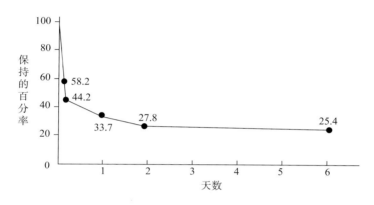

图2-9　艾宾浩斯遗忘曲线

三、思维与想象

在日常生活中，人们每时每刻都离不开思维。人们用它学习知识、解决问题；用它辨别真伪，识别美丑；用它探索新知，创造未来。思维不同于感知觉和记忆，但又是在感知觉的基础上发展起来的，它是一种更复杂、更高级的认知活动。想象是人脑对已有表象进行加工、改造，重新组合成新形象的心理过程，也是一种高级的认识活动。人们在思维过程中，经常伴有想象，它是思维活动的感性支柱，有助于思维活动的顺利进行。

（一）思维

1. 思维的概念　思维（thinking）是人脑对客观事物间接的、概括的反映。它反映的是一类物质的本质属性、内在联系和发展规律，是认识过程的高级阶段。感知觉反映的是事物外部的、表面的、具体的特征，是感性认识，而思维则是对事物内在的、本质的、抽象的反映，是理性认识。如通过视、触诊来获得疾病的直观信息，是感知觉；接受这类信息并通过辅助检查及思考，得出诊断，则是思维的结果。

2. 思维的特征　思维具有间接性和概括性的特征。

（1）间接性　思维的间接性是指思维对客观事物的反映，但并不是客观事物直接作用的结果，而是借助一定的媒介和知识经验来认识客观事物，并能预见事物的发展与结果。如借助于 X 光诊断肺部疾患；通过气象数据对天气进行预报等。

（2）概括性　思维的概括性是指思维不是对事物具体的、表面的特征的认识，而是对事物共同的、本质的、特征的认识。人们通过感知觉只能认识具体事物，而思维则是将同类各个事物属性抽取出来进行本质的认识。如，临床上对急性炎症的认识，思维舍弃了感知觉信息中的具体形状、大小等非本质特征，而把红、肿、热、痛和机能障碍这一共同的、本质的特征加以总结概括了出来。

3. 思维的分类　不同的分类方法，可把思维分成不同的类型：

（1）根据思维的方式分类　可分为动作思维、形象思维和抽象思维。①动作思维，是一种以实际动作作为支柱的思维。如护士为解决输液过程中液体不滴的问题，先检查输液局部是否有肿胀、针头是否移位或者堵塞，再检查输液管是否扭转或者内有没有空气，这种一步一步通过实际动作，运用已有知识经验发现问题、解决问题的思维就是动作思维。②形象思维：是一种以直观形象和表象为支柱的思维。如护士为患者创造优美、舒适的病室环境时，首先头脑中有多种布局的图像在构思，然后选择一种最佳方案，同时在布置环境时，往往需要边观察、边调整直至完善，这些过程都离不开形象思维。③抽象思维：是一种运用抽象概念和理论知识解决问题的思维。如护士制定护理计划时，须将医学、心理学的知识和护理理论相结合进行思考，拟出各项护理措施和评价方法，这个思维过程就属抽象思维。

（2）根据思维探索目标的方向分类　可分为聚合思维和发散思维。①聚合思维，是把各种信息聚合起来，朝一个方向聚敛进行，形成唯一答案的思维，也叫集中思维或求同思维；②发散思维，是从一个目标出发，沿不同路径，寻找多种不同答案的思维，也叫分散思维或求异思维。

（3）根据思维的创新程度分类　可分为常规性思维和创造性思维。①常规性思维，采取惯用的方法来解决问题的思维。常规性思维在解决问题中没有创新，但在日常生活中，具有重要作用；②创造性思维，是打破常规，推陈出新的思维。创造性思维在科学发明、社会改革中有极为重要的作用，它能够解决那些没有固定方法、没有现成答案的新情况、新问题。

4. 思维的过程　一般把思维过程分为如下 3 个部分：

（1）分析与综合　分析与综合是思维的基本过程。分析是在头脑中把事物整体分解为各个部分、各个方面或各种属性的思维过程。如解剖学，是把人体分成系统、器官、组织、细胞去学习、研究，这就是分析。综合是在头脑中把事物的各个部分、各个方面、各种属性综合起来，形成一个整体的过程，如根据细胞、组织、器官、系统的结构、功能的相关性，综合形成人的整体的过程。人们对事物的认识往往是分析—综合—再分析—再综合这样一个反复不断的过程。

（2）比较　是在头脑中确定事物之间的相同点和不同点及其关系的思维过程。分析与综合是比较的基础，比较是抽象与概括的必要前提。

（3）抽象与概括　抽象是在头脑中把事物的本质特征抽取出来，舍弃其非本质特征的思维过程。概括是在头脑中把抽象出来的本质特征综合起来，并推广到同类事物中去的思维过程。

5. 思维与问题解决 思维活动主要是在问题解决的过程中进行的。无论是医生的医疗行为活动或是护士的护理活动，还是学生的学习活动，问题解决是思维活动的动力。

问题解决的思维过程包括了发现问题、明确问题、提出假设和检验假设4个阶段。同样的问题，有的人能发现，有的人不能发现。发现同样的问题，有的人能解决，有的人不能解决。这里面除了能力以外，还受许多心理因素的影响，其中最主要的有以下几个因素：

（1）动机 动机的强度与问题解决的效率有关。一般来说，动机较强，问题解决时所受的激励作用也较大。但是，动机超过了一定限度后，却会降低问题解决的效率。反之，动机太弱，心理活动的积极性较低，也会直接影响问题解决。只有在动机适中时，才是问题解决的最佳状态。因此，动机强度与问题解决的关系是一种倒 U 型的曲线形式，如图 2 – 10 所示。

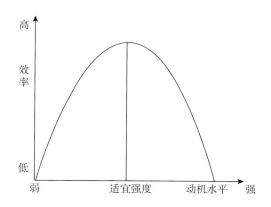

图 2 – 10　问题解决与动机

（2）迁移 迁移是指获得的知识经验、技能等对学习新知识、技能和解决新问题所产生的一种影响。迁移可以是积极的，也可以是消极的。积极的迁移是指过去的知识经验有利于当前的问题解决，消极的迁移是指过去的经验干扰或阻碍当前的问题解决。

（3）定势 定势是心理活动的趋势，是由先前心理活动所形成的心理准备状态。定势对解决问题有时起促进作用，有时会妨碍问题解决和创造性的发挥。

心理学家卢钦斯（Luchins）曾做过一个极为著名的定势实验。在实验中，他给被试者 3 个大小不同的量杯 A、B、C，要求被试者利用这 3 个杯子量出一定量的水，见表 2 – 1。

表 2 - 1　卢钦斯的定势实验

序列	3 个杯的容量			要求量出的水的容量
	A	B	C	
1	21	127	3	100
2	14	163	25	99
3	18	43	10	5
4	9	42	6	21
5	20	59	4	31
6	23	49	3	20
7	15	39	3	18

实验结果表明，通过序列 1 - 5 的实验，受试者可能形成利用 B - A - 2C 这个公式的定势。因此，对序列 6 和序列 7，他们也就用同样的方式去解决问题。其实，对这两个序列显然可以利用简单得多的办法解决（即 A - C 和 A + C）。

（4）功能固着　功能固着是指人们习惯于看到某一物品的通常功能和用途，而难于看出此物品的其他功能和用途的现象，可以说它是一种影响问题解决灵活性和变通性发挥的特殊类型的定势。

（二）想象

1. **想象的概念**　想象（imagination）是对头脑中已有的表象进行加工改造，形成新形象的过程。想象的基本素材是表象。所谓表象是指曾经感知过的事物在头脑中留下的形象。

头脑中存储的表象越多、越细，想象就越丰富、越生动。想象出来的形象可以是世界上存在的事物，也可以是世界上暂时不存在或根本不存在的事物。尽管如此，想象的素材总是来自客观现实，都能在现实生活中找到它的原型。想象对人类的认识具有重要作用。首先，人可以通过想象预见未来，从而对自己的行为作出计划，克服盲目。其次，想象对人的创造性有促进作用。没有想象就没有创造发明。同时，通过想象可以使在现实生活中不能满足的需要获得某种补偿。

2. **想象的种类**　按照想象的目的性和意识性的有无，可以把想象分为：

（1）无意想象　是没有预定目的、不自觉的想象。杜甫的诗句"天上浮云似白衣，斯须改变如苍狗"，就是对人在看见天上浮云变幻不定时，不自觉产生的各种无意想象的描述。梦是无意想象的极端形式，它是人在睡眠状态下出现的一种漫无目的、不由自主的奇异想象。

（2）有意想象　是有一定目的、自觉进行的想象，如命题作画。依据有意想象内容的新颖性、独立性、创造性不同，有意想象分为再造想象、创造想象和幻想。①再造想象，是根据已有的表象，在头脑中形成新形象的过程，能帮助我们对有关知识，特别是抽象知识的理解，如根据设计图剪裁出服装。②创造想象，是在头脑中独立地创造出新形象的过程，具有首创性、独立性和新颖性的特点，是一切创造活动的必要条件，如工程师对新产品发明、文学家创造的艺术形象等。③幻想，是与人的愿望相联系并指向未来的想象。它有两个基本特点：一是指向未来；二是体现个体的愿望、希望。符合事物发展的客观规律并可能实现的幻想，称为理想；不符合事物发展的客观规律、不可能实现的幻想，称为空想。

四、注意

（一）注意的概念

注意（attention）是心理活动对一定对象的指向和集中。注意不是一种独立的心理过程，而是各种心理过程的一种共同特性。它始终伴随着各种心理活动，以保证能够清晰感知、准确回忆、灵活思维以及控制情感、确定行动。指向性和集中性是注意的两个特点。指向性是指心理活动有选择地朝向一定事物，并保持一定的时间。集中性是将心理活动聚集在所选择的事物上，以保证反映清晰。

（二）注意的分类

根据有无目的和意志努力的程度，可以把注意分为：

1. **无意注意**　无意注意是指没有预定目的、也不需要意志努力的注意。它主要由周围环境中突然出现的变化所引起，如在安静的教室听课，有人突然闯进教室，大家会不约而同地把视线朝向他。

2. **有意注意**　有意注意是指有预定目的、并需意志努力的注意。它是注意的一种高级形式，受意识的调节和支配，服从主体的需要，具有积极、主动的特性。如护士对患者病情观察的过程。

3. **有意后注意**　有意后注意是指有预定目的、但不需意志努力的注意。有意后注意是在有意注意的基础上发展起来的，当对有意注意的对象产生浓厚的兴趣或熟练到一定程度时，维持注意不再需要意志努力，有意注意就转变为有意后注意。如骑自行车，初学时需高度集中、全身投入，为有意注意；熟练后则像走路一样自如，为有意后注意。

◈知识窗：注意的作用——神奇的"鸡尾酒会效应"

在人声嘈杂的鸡尾酒会上，人们隔着几个人仍然能与某人聊天，清楚地听到对方在说什么，但是对身边人的交谈内容却常常听不清楚。尤其是，如果一个人隔着很远的距离叫你的名字，不论现场多么喧闹，你也能分辨出来，向声音发出的方向望去。在鸡尾酒会上，人们总是听到了自己想听的，这种现象被称为"鸡尾酒会效应"。

"鸡尾酒会效应"涉及的就是心理学上的注意的3个模型。

一是"过滤器模型"。由英国著名心理学家布鲁德本特（Broadbent）提出。他认为，来自外界的信息是大量的，但人的感觉通道接受信息的能力以及高级中枢加工信息的能力是有限的，因而对外界大量的信息需要进行过滤和调节。过滤按照"全或无"的原则，只允许一条通道上的信息经过并进行加工，其余通道则全部关闭。

二是"衰减模型"。由美国心理学家特瑞斯曼（Treisman）提出。她认为过滤器并不是按照"全或无"的原则工作的，信息在通路上并不完全被阻断，而只是被减弱，其中重要的信息可以得到高级的加工并反映到意识中。双耳听音实验发现，被试者能觉察出追随耳中87%的词以及非追随耳中8%的词。这表明，被试者可以同时注意两个通道的信息，但信息有不同程度的衰减。目前，人们倾向于把上述两个模型合并，称为过滤器－衰减模型。

三是"容量分配模型"。由心理学家卡里曼（Kahneman）提出。他把注意看成资源和容量，而这种资源和容量是有限的。这些资源可以灵活地分配去完成各种各样的任务，甚至同时做多件事情，但完成任务的前提是所要求的资源和容量不超过所能提供的资源和容量。例如，在无人的高速公路上，熟练的汽车司机可以一边开车，一边和车内的人说话。他之所以能够同时进行两种或两种以上的活动，是因为这些活动所要求的注意容量没有超出他所能提供的容量。若在行人拥挤的街道上开车，大量的视觉和听觉刺激占用了他的注意容量，他也就不能再与同伴聊天了。

（三）注意的品质

1. **注意的广度**　又称注意的范围，是指在同一时间内所注意的对象数量。一般成人在0.1秒的时间内只能注意到8~9个黑色圆点，或4~6个互不联系的外文字母。同一时间内所能注意到的对象数量越多，注意的范围就越大，反之则越小。

2. **注意的稳定性**　指注意长时间地保持在某种事物或活动上。如外科医生能在手术过程中高度集中注意数小时，就是注意稳定性的表现，其相反状态是注意的分散，它是由于无关刺激的干扰或单调刺激的长期作用，使注意中心离开当前注意对象。

3. **注意的分配**　指在同一时间内，把注意指向不同的对象或活动。如有人能够边看电视边织毛衣。护士在进行护理技术操作的同时，能够同时对患者进行病情观察。这些都是"一心二用"，体现了注意的分配。

4. **注意的转移**　注意的转移是指根据新的任务，主动地把注意从一个对象转移到另一个对象上。如当看完感人至深的电影，进入教室后，不受电影精彩内容的干扰，及时地把注意力集中到课程内容上来。注意的转移有别于注意的分散。前者是有意识地支配自己的注意，使其迅速地从一个对象转移到另一个对象，并稳定下来；而后者是注意需要保持稳定时却表现出一种无目的、无明确方向、飘忽不定的状态，是缺乏注意力的表现。

五、认知过程与心理护理

（一）感觉与心理护理

1. **从护理工作人员的角度看** 感觉的敏感性高低可以影响护理工作的整体效果。例如感觉灵敏的护士可以及时闻到异常的味道或察觉到患者细微的体温变化，及早发现并处理患者的异常病情。另外，在给患者吃药时或者给患者打针时，可以运用感觉对比的原理，以减少患者的痛苦感觉。

2. **从患者角度看** 由于疾病的影响，患者可能会出现主观感觉异常等现象，尤其是一些精神、神经系统疾病患者，可能会出现某些感觉障碍。

3. **从医疗环境的角度看** 可以针对不同病情的患者设计不同的护理环境，以满足不同患者的需求，提高患者的满意度，从而促进患者的身心康复。儿童病房可以设计为粉色调，减少儿童对医院的恐惧感；而对大部人成人病房的设计可以偏向冷色调，让人感觉到宁静，不容易感到烦躁和疲劳。

（二）知觉与心理护理

1. **从护士角度看** 护士应有敏锐的观察力，注意观察患者病情的变化，要尽可能为患者创造一个安静、清洁、舒适的感知环境。

2. **从临床观察的角度看** 观察病情是护理工作的一项重要内容，它是获取信息做好护理工作的基础。护士与患者接触最密切，患者病情的细微变化、疾病恶化的先兆、药物不良反应的发生、患者不良心理的产生等，都需要护士去及时发现。观察病情是一项比打针、发药更难的基本功。因此，护士从一开始就要有意地锻炼自己的观察能力。护士的观察能力，实际上是广泛的知识、熟练的技术和高尚的情操的结合。护士要使自己具备良好的观察力，必须做到：①不断学习医学理论知识；②将知识融会贯通；③注意积累临床经验、教训；④掌握观察的方法，多问、多看、多想；⑤观察中，善于思考；⑥随时做好观察记录，及时分析、总结观察结果。

（三）记忆与心理护理

记忆与临床护理工作的关系比较密切：

1. **从护士角度看** 护士要有良好的记忆品质，要通过记忆掌握有关疾病的护理知识；要有良好的动作记忆，随时"稳"、"准"、"快"地进行护理操作；要善于记住患者的诊断、症状及用药剂量和要求，以便出现异常情况能及时向医生反映。

2. **从患者角度看** 患者对自身所患疾病预后效果好坏的记忆，会影响其患病后的情绪、对康复的信心和求生的欲望。如两位同是有家族史的乳腺癌患者，一位亲眼目睹阿姨、母亲因患乳腺癌实施根治手术而躯体形象严重破坏的后果，辅助性化疗出现的不良反应，以及最后不幸相继去世的现实；另一位也亲眼目睹多人手术后躯体形象严重破坏的后果，辅助性化疗出现的不良反应，但最后她们不仅有幸生存，而且愉快地生活着的现实。由于对疾病的预后效果存在着不同的记忆，前者患病后情绪低落，对治疗效果不相信，对康复绝望，甚至不愿配合治疗而等待死亡。相反，后者情绪适应良好，对康复充满信心，配合治疗并积极有效地做体能锻炼。护士要了解患者的这些体验，给予不同的心理指导。不同患者的记忆特征不一样，特别是有些精神疾病患者、老年患者常有记忆障碍，护士在对他们进行护理工作时，要区别对待。

（四）思维与心理护理

1. **培养护士良好的思维能力**　及时、正确地解决常规问题和突发问题，对患者的护理要有针对性，而针对性的护理措施应是在对患者的观察、思考、推理的基础上制定的。

2. **培养护士的批判性思维**　批判性思维是指善于从实际出发，严格根据客观标准和规律评定事物是非优劣的一种极其重要的思维品质，其主要特点是具有分析性、全面性和独立性。目前有些临床护理仍停留在经验护理阶段，已不能适应新的医学模式的需要。面对知识更新，护士需要在知识技能、行为和态度等方面进行转变。

3. **要观察患者的思维特点**　一些患者有思维障碍，特别是精神疾病患者，护士要给予特别注意和特殊处理。

（五）想象与心理护理

从患者的角度看，患者对自身疾病后果的想象，以及对疾病过程的推理直接影响他们的情绪、行为。大多数患者由于疾病导致了消极情绪，而在这种消极情绪下进行的思考和推理多半是"灰色"调的。因此，护士应多给予甚至是不厌其烦地给予积极的引导，让患者更多地从积极方面想象。想象还可以作为一种心理治疗手段应用于护理临床，比如护理临产前的患者，护士通过语言、态度给孕产妇良好的暗示，指导孕产妇通过想象放松，从而改善孕产妇内脏的调节功能，提高孕产妇疼痛阈值，消除紧张、恐惧、不安的心理，从而稳定情绪，减轻痛苦。

（六）注意与心理护理

1. **从护士的角度看**　护士要具有良好的注意品质，在护理工作中要保持高度的注意，不要分心，同时处理好注意稳定、注意分配、注意转移的关系。如值夜班时，在整个值班过程中要把注意力稳定在病房的患者身上，同时要把注意分配在几个重病号上，但是，一旦有新的情况出现，要主动把注意集中在新问题上等。

2. **从患者的角度看**　注意也是患者诸多心身不适的心理原因。由于患病，人们将注意从外在世界收回并集中到自身，包括自身的心理和生理，即注意内化，因而容易出现主观感觉异常、内脏神经官能症等。如患者集中注意体验疼痛，疼痛就会比正常情况下剧烈，而疼痛会进一步集中注意。因此，护士如何对患者的注意进行心理干预，就成了心理护理的一个重要组成部分。以手术患者疼痛为例，主要措施有：①通过指导患者做深呼吸来转移注意；②积极活动以分散注意，如术后帮助患者按摩身体，以增加舒适感；③采用视觉分散和听力分散来转移注意，如让患者看感兴趣的电视节目，听喜欢的音乐等。总之，护士需要保持敏锐的观察力，仔细观察患者术后的面部表情和生命体征，及时了解患者的感受并做好记录，要根据实际情况采取不同转移注意的方法，减轻患者疼痛。

第二节　情感过程

一、情绪和情感概述

人非草木，孰能无情？人生活在社会中，为了自身的生存和发展，就要不断地认识和改造客观世界。人们在变革现实的过程中，必然遇到得失、顺逆、荣辱、美丑等各种情境，因而有时候感到高兴和喜悦，有时候感到气愤和憎恶，有时候感到悲伤和忧虑，有时候感到爱慕和钦佩等。这里的喜、怒、哀、乐、忧、恨、憎都是情绪和情感的不同表现形式。

（一）情绪情感的概念

人对客观事物是否满足自己的需要而产生的态度体验称为情绪情感。客观事物，如能满足人们的需要，就会使人产生趋向这些事物的态度，即满意、愉快、喜爱、赞叹等；如不符合人们的需要，则使人产生避开这些事物的态度，即不满意、烦恼、忧虑、厌恶等。因此，需要是情绪情感产生的基础，只有和人的需要相联系的事物，才能引起情绪和情感。

情绪（emotion）和情感（feeling）是由独特的主观体验、外部表现和生理唤醒 3 部分组成的。

1. **情绪的主观体验**　主观体验是个人对不同情绪和情感状态的自我感受，喜、怒、哀、乐等每一种情绪都有不同的主观体验，都代表了人们对特定事物的不同感受，也构成了每个人情绪和情感的心理内容。

2. **情绪的外部表现**　外部表现是指情绪发生时，在姿势表情、面部表情、语调表情等方面的表现。

身体姿态包括身体动作与手势。身体动作是表达情绪的重要方式：高兴时的手舞足蹈、前仰后合、载歌载舞；紧张时的手足无措、坐立不安；惊恐时的双肩紧缩、瑟瑟发抖；愤怒时的咬牙切齿、昂首顿足。手势通常是作为一种辅助性语言而使用的，往往被用于弥补口头言语表达方面的某些不足，用于表达同意或否定、拒绝或接纳、喜欢或厌恶等思想或情感。有时，手势也可单独用于表达情感、思想、做出指示等，如举手表决、挥手示意等。

面部表情是以面部肌肉活动为主的一种情绪表达方式，如愁眉苦脸、喜形于色、眉飞色舞、眉目传情、横眉冷对等。

❖科学导航：面部表情与识别

心理学家发现，人类至少有6种与生俱来的原始面部表情：喜悦、悲伤、厌恶、愤怒、惊讶、恐惧。通常在两岁之前，儿童就已经能够用相同的脸部表情来表达这些原始情绪（即使是一个又盲又哑的儿童，仍旧会有这些情绪表情）。人类看脸色的功力也是自幼就养成的，在4~5岁时，就能辨认一半的面部表情，到了6岁左右，看脸色的正确度就达到了75%。

加拿大麦吉尔大学和不列颠哥伦比亚大学的科学家研究发现，老鼠与人类相似，也能够通过面部表情表达痛苦的感觉。通过构建小鼠痛苦表情指数，可为人类提供一个测量疼痛层级的系统，并改善实验室动物的生存状况。

语调表情也是情绪表达的重要形式之一。例如，爽朗的笑声、痛苦的呻吟都表达了不同的情绪状态；人们在紧张时，声音尖锐而急促；平静时，语音平缓而沉着；悲痛时，语调悲切、深沉而惋惜。

3. 情绪的生理唤醒　生理唤醒是指伴随情绪与情感发生时的生理反应，它涉及一系列生理活动过程，如神经系统、循环系统、内分泌系统等活动。任何情绪都伴随着一系列的生理变化，这种生理变化使得我们产生独特的情绪体验。

❖科学导航：情绪的生理实时测量

在当代对情绪的研究中，少不了对生理的实时测量。过去的大量研究也已经证明了生理反应是有效的情绪指示器。刘易斯（Lewis）（2002）在其论文综述中道，人类有机体引发情绪反应的同时，必定会伴随着低级自主神经系统（心率、呼吸、皮温、汗腺等）一系列生理指标的变化，以及一系列高级生理反应信号（流泪、颤抖等）。对情绪这种动态的心理现象的评价来说，生理测量的一个优点便是它的客观性，即自主神经系统不受任何有意识的主观因素影响。其中皮肤电反应和EMG肌电图测量，是情绪反应中最常用的测量指标。

（二）情绪与情感的联系与区别

情绪与情感是同一类心理过程不同的两个侧面，有时统称为情绪，具体可以按以下理解：情绪主要指个体需要与情景相互作用的过程，常与机体的生理性需要是否获得满足相联系，是人与动物共有的；情感常用来描述那些具有稳定的、深刻的社会意义的情绪，是指与社会性需要是否获得满足相联系的一面，见表2-2。

表 2 - 2　情绪与情感的区别

情　绪	情　感
与生理性需要相关联	与社会性需要相关联
发生早、人与动物共有	发生晚、人类独有
具有外显性、情境性、激动性、暂时性	具有内隐性、稳定性、深刻性、持久性

（三）情绪与情感的功能

在人类生活中，情绪情感具有重要的作用。

1. **情绪情感的动机作用**　情绪与动机的关系十分密切，主要体现在两个方面：①情绪具有激励作用：情绪能够以一种与生理性动机或社会性动机相同的方式激发和引导行为。有时，我们会努力去做某件事，只因为这件事能够给我们带来愉快与喜悦。从情绪的动力性特征看，分为积极增力的情绪和消极减力的情绪。快乐、热爱、自信等积极增力的情绪会提高人们的活动能力，而恐惧、痛苦、自卑等消极减力的情绪则会降低人们活动的积极性。有些情绪同时兼具增力与减力两种动力性质，如悲痛可以使人消沉，也可以使人化悲痛为力量；②情绪被视为动机指标：情绪也可能与动机引发的行为同时出现，情绪的表达能够直接反映个体内在动机的强度与方向。所以，情绪也被视为动机潜力分析的指标，即对动机的认识可以通过对情绪的辨别与分析来实现。动机潜力是在具有挑战性环境下所表现出的行为变化能力。例如当个体面对一个危险的情境时，动机潜力会发生作用，促使个体做出应激的行为，对这个动机潜力的分析可以由对情绪的分析获得。当面对应激场面时，个体的情绪会发生生理的、体验的、行为的 3 方面的变化，这些变化会告诉我们个体在应激场合动机潜力的方向和强度。当面临危险时，有的人头脑清晰，沉着冷静地离开，而有些人则惊慌失措，浑身发抖，不能有效地逃离现场。这些情绪指标可以反映出人们动机潜能的个体差异。

2. **情绪情感的调控功能**　情绪情感对于人们的认知过程既具有积极作用，也具有消极作用。大量研究表明：适当的情绪情感对人的认知活动具有积极的组织功能，而不当的情绪情感对人的认知活动具有消极的瓦解功能。①促进功能：良好的情绪情感会提高大脑活动效率，提高认知操作的速度与质量。耶尔克斯－道森定律说明了情绪与认知操作效率的关系，不同情绪水平与不同难度的操作任务相关。如图 2 - 11 所示，不同难度的任务，需要不同的情绪唤醒的最佳水平。在困难复杂的工作中，低水平的情绪有助于保持最佳的操作效果。在中等难度的任务中，中等情绪水平是最佳操作效果的条件；在简单工作中，高情绪唤醒水平是保证工作效率的条件。总之，活动任务越复杂，情绪的最佳唤醒水平也越低。我们了解了情绪与操作效率之间的关系，就能更好地把握情绪状态，使情绪成为我们认知操作活动的促进力量。②瓦解作用：情绪对认知操作的消极影响，主要体现在不良情绪对认知活动功能的瓦解上。一些消极情绪，如恐惧、悲哀、愤怒等，会干扰或抑制认知功能。恐惧情绪越强，对认知操作的破坏就越大。考试焦虑就是一个典型例子，考试压力越大，考生考砸的可能性越大。一般来说，中等程度的紧张是考试的最佳情绪状态，过于松弛或极度紧张都会瓦解学生的认知功能，不利于考生正常水平的发挥。当一个人悲哀时，会影响到他的工作或学习状态，导致注意力不集中，易分神，思维流畅性降低等。

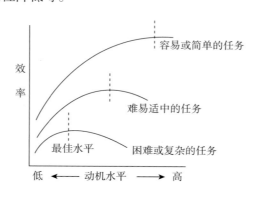

图 2 - 11   耶尔克斯 - 道森定律

由此可见，情绪的调控功能是非常重要的。情绪的好坏与唤醒水平会影响到人们的认知操作效能。

3. **情绪情感的健康功能**   人对社会的适应是通过调节情绪来实现的，情绪调控的好坏会直接影响到身心健康。常听人们叹息"人生苦短"，在一般人的情绪生活中，常是苦多于乐。在喜、怒、哀、乐、爱、恐、恨中，正面情绪占 3/7，反面情绪占 4/7。情绪对健康的影响是众所周知的。积极的情绪有助于身心健康，消极的情绪会引起人的各种疾病。我国古代医书《内经》中就有"怒伤肝，喜伤心，思伤脾，忧伤肺，恐伤肾"的记载。许多心因性疾病与人的情绪失调有关，如溃疡、偏头痛、高血压、哮喘、月经失调等。有些人患癌症也与长期心情压抑有关。一项长达 30 年的关于情绪与健康关系的追踪研究发现，年轻时性情压抑、焦虑和愤怒的人患结核病、心脏病和癌症的比例是性情沉稳的人的 4 倍。所以，积极而正常的情绪体验是保持心理平衡与身体健康的条件。曾有人说过，一个小丑进城胜过一打医生，就非常形象地说明了情绪对人身体健康的影响。

4. **情绪情感的信号功能**   情绪是人们社会交往中的一种心理表现形式。情绪的外部表现是表情，表情具有信号传递作用，属于一种非言语性交际。人们可以凭借一定的表情来传递情感信息和思想愿望。心理学家研究了英语使用者的交往现象后发现，在日常生活中，55% 的信息是靠非言语表情传递的，38% 的信息是靠言语表情传递的，只有 7% 的信息才是靠言语传递的。表情是比言语产生更早的心理现象，在婴儿不会说话之前，主要是靠表情来与他人交流的。表情比语言更具生动性、表现力、神秘性和敏感性，特别是在言语信息暧昧不清时，表情往往具有补充作用。人们可以通过表情准确而微妙地表达自己的思想感情，也可以通过表情去辨认对方的态度和内心世界。所以，表情作为情感交流的一种方式，它被视为人际关系的纽带。

二、情绪和情感的分类

（一）原始情绪

又称基本情绪，是人和动物共有的与本能活动相联系的情绪。它包括 4 种基本类型：

1. **快乐**　是指个体的生物性需要得到满足时产生的情绪体验。快乐的程度取决于需要满足的程度。从程度上看，快乐又分为满意、愉快、欢乐、狂喜等。

2. **愤怒**　是指个体需要受到外界干扰而产生的情绪体验。愤怒的程度取决于干扰的程度、次数及方式并受个性心理影响。愤怒按照程度不同可分为不满、愠怒、大怒、暴怒等。

3. **悲哀**　是指需要的对象遗失、破裂或幻灭时所产生的情绪体验。悲哀的程度取决于需要对象的价值。根据程度不同，悲哀可分为遗憾、失望、难过、悲伤、极度哀痛等。

4. **恐惧**　是指个体为了摆脱某种危险情境的需要而又无能为力时产生的情绪体验。引起恐惧的刺激因素是多方面的，但关键因素还是主体自身缺乏处理可怕情境的能力。恐惧按照程度不同可分为惊讶、害怕、惊骇、恐怖等。

（二）情绪状态

根据情绪发生的强度、速度、紧张度和持续性，可把人的情绪状态分为 3 类：

1. **心境**　心境是一种微弱而持久的情绪状态，它构成了人的心理活动背景，影响着人的整个精神活动。心境通常被人们称为心情，它具有广延、弥漫、持久的特点。它不是关于某一事物的特定体验，而是某一特定情绪发生后的持续时间内，人把这种特定情绪投射到其他事物上面，使这些事物都带上先前情绪特点。当人具有了某种心境时，这种心境表现出的态度体验会朝向周围的一切事物。比如，一个在单位受到表彰的人，觉得心情愉快，回到家里会悠然自得，遇到邻居会笑脸相迎，走在路上也会觉得天高气爽；而当他心情郁闷时，在单位、在家里都会情绪低落，无精打采，甚至会"对花落泪，对月伤情"。古语中说人们对同一种事物，"忧者见之而忧，喜者见之而喜"，也是心境弥散性的表现。患者由于患病，要面对不良的身体状况、要面对暂时的工作放弃、要面对经济的付出等，通常会出现消极的心境。心境产生的原因是多方面的，工作的好坏、学习成绩的优劣、生活习惯的改变、人际关系的融洽程度，甚至季节的变化等，都可能成为引起某种心境的原因。但是，在很多情况下，人们并不能意识到引起心境的原因。由其生活道路和早期经验所造成的个体独特的、稳定的心境，叫做主导心境。主导心境决定着一个人的基本情绪面貌。

♡ 心灵故事会：悲观与乐观

有一对性格迥异的双胞胎，哥哥是彻头彻尾的悲观主义者，弟弟则像个天生的乐天派。在他们 8 岁那年的圣诞节前夕，家里人希望改变他们极端的性格，为他们准备了不同的礼物：给哥哥的礼物是一辆崭新的自行车，给弟弟的礼物则是满满的一盒马粪。

拆礼物的时候到了，所有人都等着看他们的反应。

哥哥先拆开他那个巨大的盒子，竟然哭了起来："你们知道我不会骑自行车！而且外面还下着这么大的雪！"正当父母手忙脚乱地希望哄他高兴的时候，弟弟好奇地打开了属于他的那个盒子——房间里顿时充满了一股马粪的味道。出乎意料，弟弟欢呼了一声，然后就兴致勃勃地东张西望起来："快告诉我，你们把马藏在哪儿了？"对于一个悲观的人来说，天下没有一张适合他的凳子，对于一个快乐的人来说，即使天空下着雨，他的心空也是明媚的。

2. 激情　激情是一种强烈而短暂的、爆发式的情绪状态。这种情绪状态通常是由对个人生活有重大意义的事件所引起。成功后的狂喜、惨遭失败时的绝望、亲人突然死亡引起的极度悲痛、突如其来的危险所带来的异常恐惧等，都是激情状态。激情发生时往往伴有生理变化和明显的外部行为表现，如盛怒时人全身肌肉紧张、双目直视、怒发冲冠、咬牙切齿、紧握双拳等。狂喜时眉开眼笑、手舞足蹈。激情状态下，人的认识活动范围缩小，自控能力减弱，以致不能正确评价自己行动的意义及后果。在临床中，也常能见到激情状况下出现的斗殴伤人现象。

♡ 两巴掌的代价——一则来自台湾的故事

一天，吴太太发现皮包内的钱少了 1000 元，百寻不着，就很生气地质问先生："是不是你又偷了我的钱，拿去赌博？"

"没有啊？我没拿呀？"吴先生说。

夫妻就为了"1000 元不见了"而大吵一架，两人气得一整个晚上都没睡好。

隔天，吴先生去保姆家接女儿小玲，听保姆说："今天我帮小玲洗衣服时，发现她的口袋里有一张纸，我把它打开一看，竟然是一张 1000 元的钞票。"吴先生马上怒不可遏地对着小玲"啪！啪！"重重地打她两个巴掌，并骂道："你这个死囝仔，竟然这么小就会偷钱。"

小玲可爱的两个小脸颊顿时红了起来，哇哇大哭。两三天后，吴太太发现小玲还"经常哭闹"，而且反应比较"迟钝"。

> 吴太太赶紧抱着小玲到医院，检查过后，医生无情地宣告，"小玲的耳膜破裂，一个耳朵全聋，另一个耳朵半聋！"
>
> 吴太太几乎不敢相信，这么可爱的小玲，居然"耳膜破裂"，变成"聋子"了？
>
> 现在，小玲已经是国中二年级的学生，身材高，脸蛋依然甜美可人。虽然她个子高，却都坐在教室第一排，因为她左耳朵完全听不见，右耳朵必须戴着助听器，才能听到老师上课的讲话。
>
> 在教室里，小玲十分乖巧，但是个性相当内向、封闭，大概与"觉得自己残缺、耳聋"有关吧！
>
> 吴先生万分自责，竟然在女儿两岁时把女儿打成"耳聋"，几乎是亲手把活泼、可爱女儿的一生给毁了！

3. 应激 应激是出乎意料的紧急情况所引起的高度情绪紧张状态。突发事件、意外事故、过强的精神刺激都可导致应激状态。应激可使人的肌张力、血压、内分泌、心率、呼吸及代谢水平发生剧烈变化。身体各部分机能的改变，导致个体发生不同的心理行为变化。在应激状态中，人可能有两种行为反应，一种是身心紧张，精力旺盛，思维敏捷，急中生智，摆脱困境，化险为夷；另一种是行为紊乱，思维混乱，分析判断能力减弱，感知和记忆力下降，忙中出错，不能准确地采取符合当时目标的行动。

（三）情感的分类

1. 道德感 是人们根据一定的道德标准，评价自己和别人的言行、思想、意图时产生的一种情感体验。道德感是人们对客观事物与自身所掌握的道德标准相比较而产生的情感体验。当思想、行为符合这些标准时，人们就会产生肯定的情感体验，感到满意、愉快。反之，则痛苦不安。当别人的思想、意图和行为、举止符合这些标准时，人们就会对他肃然起敬；反之，则对他产生鄙视和愤怒的情感。另外，不同历史时期、不同国家和民族、不同阶级的道德评价标准也是不同的。职业道德就是道德感在不同行业的表现。

2. 理智感 是人们认识和追求真理的需要是否得到满足而产生的一种体验。理智感与人的求知欲、认识兴趣、解决问题等社会需要相联系的。人在认识过程中有新的发现时，会产生愉快感和喜悦感；在不能做出判断而犹豫不决时，会产生疑感；在科学研究中发现未知的现象时，会产生怀疑感或惊讶；在解决了某个问题而认为依据充分时，会产生确信感，这些情感都属于理智感。理智感是在认识事物的过程中产生和发展起来的，它是人们认识世界的一种动力。理智感在人的认识和实践中起着重要的作用，任何学习活动、科学发明、艺术创作都与理智感分不开。

3. 美感 是对客观现实及其在艺术中的反映进行鉴赏或评价时所产生的一种体验。

美感是由一定的对象引起的，包括自然美感、社会美感和艺术美感3种。自然美感是人们在欣赏自然景观时产生的一种美好的情绪体验；社会美感是人们对国家社会制度、生活方式、社会风貌等进行欣赏评价时体验到的一种美；艺术美感是人们在欣赏评价各种艺术作品时产生的美感。

三、情绪和心理护理

几乎所有心理现象，一旦涉及生理，就一定会涉及情绪。情绪被认为是心身相互作用的桥梁。因此情绪与健康密切相关，护士了解情绪与健康的相关知识，并帮助患者管理好情绪，已是不可或缺的护理工作。

1. 情绪与疾病的关系 情绪与疾病是复杂的双向关系，情绪是疾病的病因，也是疾病的产物。

（1）*情绪是疾病的诱因* 情绪可以作为疾病发生的前提条件而起作用。一方面，情绪与疾病的关系可以是直接的，如冠心病是受情绪直接影响的。经常的敌意、紧张情绪会加剧神经内分泌反应而影响心血管系统活动，血压、心率上升，并导致动脉损伤或动脉硬化，并且情绪所导致的血压升高，还有可能使动脉壁增厚，发生心肌梗死或中风等病症，一旦被生活中的突发负性事件所刺激，会危及心血管系统。

另一方面，情绪与疾病的关系也可以是间接的，如情绪的激活导致行为改变而引发疾病。例如，抑郁能从多方面导致个体产生刺激和风险行为，如吸烟和酗酒等。而吸烟和酗酒被认为是产生生理改变而导致严重慢性病的病源。例如，酗酒破坏肝脏，吸烟导致细胞变异，随之而来的可能是肝硬化和肺癌。

（2）*情绪也是疾病的结果* 疾病导致身体机能下降并打乱日常生活，可使压抑的心境延续。一些危及生命的疾病更是消极情绪的起因，例如，癌症患者、做心脏搭桥手术的患者会出现绝望、抑郁等情绪。

2. 护士可以利用情绪进行心理护理 虽然情绪是心身疾病的病因之一，情绪也是治病的方法之一，通过调节情绪也可以起到调节生理的作用，继而达到治病的功效。

（1）*通过放松训练、冥想练习管理情绪、治疗疾病* 许多研究都表明，冥想作为一种有效的干预手段，它对人的多种心理问题（如失眠、易怒、抑郁等）均具有很好的疗效。大连理工大学的唐一源等人（2007）发现，短期的冥想练习（被试进行了5天的冥想练习，每天只练习20分钟左右），可以增加个体对自己生活压力的控制力，降低个体的焦虑感、抑郁感、愤怒感和疲乏感等。

（2）*通过认知治疗矫正不合理的信念从而改善情绪、治疗疾病* 比如，运用认知治疗糖尿病。已有研究者创建了几种认知行为治疗模式，用于糖尿病的治疗，如拉扎勒斯（Lazarus）和弗克曼（Folkman）创建的应激应对模式，这一模式的治疗重点在于提高患者应对应激的能力。另一种用于糖尿病治疗的认知治疗模式是健康信念模式，该模式主要强调的是，患者对自己、对疾病以及治疗的信念等认知评价会严重地影响患者对疾病所采取的应对行为，从而影响糖尿病的控制。运用认知治疗可以有效地采取应对行为，达到治疗糖尿病的作用。

第三节　意志过程

一、意志的概念与特征

意志（will）是指能够自觉地确定目标，并根据目标去克服困难、实现目标的心理过程。在达到目标的活动过程中，并非都是一帆风顺，往往会遇到一些困难，需要毅力和决心去克服困难，才得以实现自己的目标，这就是意志。

意志是人类所特有的心理现象，是人类意识能动性的集中表现。它一方面推动人们克服困难，实现预定目标；另一方面能制止、改造与目标不符的愿望和行动。由于意志总是在行动中体现，对行动起着调控作用，因此，意志也被称为意志行动，意志行动具有以下的特征：

1. **明确的目的性**　自觉地确定目标是意志的第一个特征。人一切无意识的行动都不是意志行动，离开了自觉的目标，意志便失去了存在的前提，就没有意志可言。意志行动的目标越明确、越高尚、越远大，意志水平就越高，行为的盲目性和冲动性也就越小。

2. **与克服困难相联系**　克服困难是意志的核心所在。目的的确立与实现，通常会遇到各种困难，克服困难的过程就是意志的过程。一个人能够克服的困难越大，表明这个人的意志越坚强。

3. **以随意运动为基础**　人类的行动可分为随意运动和不随意运动。不随意运动是指不以人的意志为转移的、自发的、控制不了的运动，如手碰到火立即自动缩回来等。随意运动是指由人的主观意识控制的、完成活动的最基本的活动技能。随意运动是意志行动的必要条件，没有其存在就不可能实现其行动目标。

♡心灵小故事：你有两个选择

杰瑞是美国一家餐厅的经理，他总是有好心情。当别人问他最近过得如何时，他总是有好消息可以说。他总是回答："如果我再过得好一些，我就比双胞胎还幸运啰！"

当他换工作的时候，许多服务生都跟着他。

有一天我到杰瑞那儿问他："我不懂，没有人能够老是那样地积极乐观，你是怎么办到的？"杰瑞回答："每天早上我起来告诉自己：我今天有两种选择，我可以选择好心情，或者我可以选择坏心情。即使有不好的事发生，我可以选择做个受害者，或是选择从中学习，我总是选择从中学习。"

"但并不是每件事都那么容易啊！"

"的确如此!"杰瑞也这样说,"生命就是一连串的选择,每个状况都是一个选择,你选择如何回应,你选择人们如何影响你的心情,你选择如何过你的生活。"

我从他身上学到,每天你都能选择享受你的生命,或是憎恨它。这是唯一一项真正属于你的权利。没有人能够控制或夺去的东西,就是你的态度。如果你能时时注意这些愉快的事情,你就会因此而变得心情愉快。

现在你有两个选择:你可以遗忘这故事,也可以将它传递给你关心的人。我选择了后者,希望你也是如此!

二、意志的品质

意志品质是指个体比较稳定的意志特点,它包括以下4个方面:

1. **自觉性** 意志的自觉性是指一个人有明确的行动目标,并能充分认识行动的意义,使自己的行动自觉地服从正确目标和社会要求的品质。有良好自觉性的人,目标明确,并能够自觉地采取行动,坚决地执行决定,直到最后胜利。

与自觉性相反的意志品质是盲目性和独断性。盲目性是指易受外界影响,轻易改变行为的目的。独断性是指既未掌握客观规律,又不听别人的忠告,武断地做出决定并一意孤行。

2. **果断性** 意志的果断性是指一个人善于明辨是非、抓住时机、迅速而合理地采取决定并执行决定的一种品质。

与果断性相对的是优柔寡断和武断。优柔寡断的人在采取和执行决定时总是前怕狼后怕虎,患得患失,犹豫不决。武断是指缺乏足够的依据就做出决定,往往使决定不符合实际,甚至错误。

3. **自制性** 自制性是指善于控制和调节自己的情绪和行为的品质。在意志行动中,困难不仅来源于外部客观条件,也来源于自身的心理过程,如不良的情绪就会影响一个人目标的实现。为了实现目标,必须控制和约束这些不良的情绪,这就是意志的自制力。

与自制性相反的品质是任性和怯懦。前者是对自己的情绪和言行不加约束、随心所欲、放任自己;后者则是在行动上畏缩不前、遇到情况惊慌失措、不能自控。

4. **坚韧性** 坚韧性是指在执行决定时能顽强地克服各种困难,坚决地实现预定目的的意志品质。具有坚韧性的人,在意志行动过程中能长久地保持旺盛的精力和胜利的信心,在困难面前不畏缩,在压力面前不屈服,在引诱面前不动摇,始终如一,不达目的不罢休。

与坚韧性相反的是顽固性和动摇性。顽固性是指不能正视现实,明知行不通,仍然我行我素,固执到底。动摇性则是见异思迁,虎头蛇尾,遇到困难便望而却步。这两者都属于消极的意志品质。

三、意志与心理护理

(一) 从护理工作角度看

"一切以患者为中心"的整体化护理模式，强调了人生物的、社会的、心理的各方面的完满状态。护理工作是一种复杂而具体的工作，会遇到各方面的问题，困难、委屈、挫折或误解、甚至会遇到难以想象的问题。面对各类患者，尤其是特级护理或特殊患者（如不合作患者），遇到难以处理的人际关系，意志力是护士必须具备的心理品质。在遇到困难和挫折时，护士要以顽强的意志力，将患者生命及健康放在首位，排除干扰，约束自己的言行，克服种种困难，必要时还需帮助患者建立起顽强的、与病魔作斗争的意志。

(二) 从患者角度看

许多疾病的诊断和治疗与患者的意志不无关系，包括他们是否能适时而果断地就诊、治疗。疾病的康复更与意志力有关，如糖尿病患者长期的饮食控制、身体锻炼；癌症患者与疾病和各种治疗带来的不良反应的斗争等。护士应帮助患者培养良好的意志力，具体包括：

1. **树立明确的目标** 人的意志活动，总是指向一定的目标的。目标的性质决定人的意志力。患者只有确立与治疗紧密相连的奋斗目标，才能具有坚忍不拔的意志力。目标必须明确而适当，目标越明确、越具体、就越能有的放矢、始终如一、坚持到底。过高或过易的目标都不利于培养和锻炼患者与困难作斗争的毅力。

2. **制定切实的计划** 目标一经确定，就必须拟定切实可行的行动计划。这里包括行动的步骤、方法和手段的选择。在制订计划时，要正确分析实现计划的主客观条件，以及采取手段的有效性和合理性。只有理智地分析各种因素，权衡利弊，才能确定既能达到目标、又适合个人实际条件的可行计划。患者意志力坚强与否，能从其执行计划的过程中，得到如实的反应。

3. **培养迎难而上的精神** 一般说来，困难来自以下几个方面：在执行计划的行动中，要克服个人个性中原有的消极品质（如懒怠、保守、不良习惯等），要忍受由行动带来的种种不愉快的体验等。要克服来自主客观的种种困难，患者就需要具有迎难而上、坚忍不拔的精神，否则，就不能到达胜利的彼岸。

4. **坚持不懈** 俗话说："善始容易，善终难。"意志力的锻炼，必须具有持之以恒、善始善终的品质。大凡有志者均是数十年如一日，专心致志，锲而不舍的意志坚韧者。在执行计划的过程中，常有与既定目的不符合的、具有诱惑力事物的吸引，这就要学会控制自己的感情，排除主客观因素的干扰，目不旁顾，使自己按照预定方向和轨道坚持到底。那种见异思迁、半途而废的行为，正是意志薄弱的表现。"无志者常立志，有志者立志长"，正是对意志强弱的生动写照。

同步训练

一、名词解释

1. 感觉

2. 知觉

3. 记忆

4. 思维

5. 想象

6. 注意

7. 情绪

8. 情感

9. 意志

二、思考题

1. 注意品质有哪些？如何应用它提高心理护理？

2. 情绪作为一种心理过程，它由哪几部分组成，主要功能有哪些？

3. 意志的品质有几种？并举例说明。

第三章　个　性

学习目标

掌握：个性、需要、动机、能力、气质、性格的概念，马斯洛需要层次理论。

熟悉：动机冲突类型，影响挫折承受能力的因素。

了解：气质类型及心理行为特征，影响能力形成和发展的因素，影响性格形成和发展的因素。

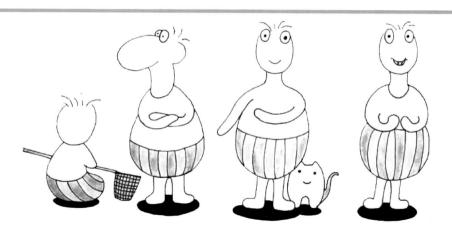

图 3-1　看似相同的人，心各有不同

　　找同一颗树上的任何几片叶子，将这些叶子的轮廓和叶脉走向画下来，你一定无法找到完全一样的两片叶子。这也许就如同人一样，没有两个人是一模一样的。如图 3-1，看似相同的人，心各有不同。本章从心理的层面探讨人与人的不同以及不同的组成成分。

第一节　概　述

一、个性的概念

　　个性（personality）是指一个人在日常生活中所表现出来的相对稳定的个性心理倾

向和个性心理特征的总和。前者是指推动人从事各种活动的动力系统，包括需要、动机、兴趣、信念、价值观等。后者是指一个人在进行各种心理活动时，所表现出来的个人特征，包括能力、气质、性格等。

二、个性的特征

1. 个性的整体性 个性是一个完整的统一体，一个人的个性心理倾向、个性心理特征和心理过程都是有机地结合在一起，互相影响和制约。个性心理特征和个性心理倾向只有在心理过程中才能体现出来。比如意志品质中的坚韧性，在有些人身上可能表现为刻板机械、墨守成规，而在另一些人身上则会表现出坚忍不拔、顽强奋争。同样，一个人在完成某项工作任务时，不仅可以表现出思维的敏捷性，能力的高低等，同时也可表现出他的动机、兴趣、态度以及整个精神面貌。

2. 个性的稳定性 个性是在人的社会化过程中逐渐形成的。个性一经形成便具有相对稳定性，所谓"江山易改，本性难移"就是这个意思。正因个性具有稳定性的特征，才能把一个人与他人在个性上区分开来，并预测一个人在特定情境中的一般表现。从个性的表现来看，个性是那些经常出现的，而不是一时的、偶然表现出来的心理现象。

个性的稳定性随着个性的成熟逐渐加强，但并不是一成不变的，而是可塑的。由于现实生活的复杂多变，已经形成的个性心理会随着生存环境的变化而变化。个性的可塑性程度并不是任何年龄的人都一样，少年儿童较之成年人具有更大的可塑性。因此，少年儿童时期是培养良好个性的最佳时期。

3. 个性的独特性 人各有独具的精神面貌，也就是个性的个别性。所谓"人心不同，各如其面"，强调的就是个性差异。每一个人都有不同于其他人的个性特征，即使是同胞兄弟、孪生姐妹，他们的心理面貌也不可能完全相同。

4. 个性的社会性 指体现在个人身上的社会化程度或一定的角色行为。人的本质属性是人的社会性。一定文化的影响，社会对各种角色行为的规范和要求必然在个性中有所体现，使其成为一个符合该社会要求的成员。

个性的社会性并不否定个性的自然属性，我们在强调个性的社会性时，也不否认个性发展的生物制约性。人的自然生物特性构成个性形成的物质基础，影响着个性的形成和发展。

第二节 个性心理倾向

个性心理倾向是反映人对事物的态度、行为和积极性的心理倾向和行为趋向的个性成分，是人的个性结构中最活跃的因素，也是人进行活动的基本动力，它决定着人对现实的态度和对认识活动对象的趋向和选择。

个性心理倾向主要由需要、动机、兴趣、理想、信念和世界观等构成。其中，需要又是个性心理倾向乃至整个个性积极性的源泉。因此，个性心理倾向也被认为是一个以需要为基础的动力系统。

一、需要

（一）需要的概念

需要（need）是个体生理需求和社会需求在人脑中的反映，表现为人对某种目标的渴求和欲望。个体通过满足需要的活动，使自身和外部环境保持平衡，以维持其生存和发展。

需要是人心理活动和行为的原始动力，是个体活动积极性的源泉。需要一旦被意识到，就形成一种寻求满足的力量，驱使人朝着一定的对象去活动，以满足这种需要。一般来说，需要的强度越大，活动积极性越高；需要的强度越小，活动的积极性越低。也就是说，没有需要，心理活动和行为也就失去了目的和意义。

（二）需要的分类

人的需要是多种多样的，可以大致将它们按以下标准进行归类。

1. 根据需要产生的根源分类

（1）生理性需要 又称自然需要，是人脑对生理需求的反映。它是人类最原始的和最基本的需要，主要指保存和维护机体生命和延续种族所必需的要求。如饮食、睡眠、运动、休息、排泄及性的需要等，是人与动物共有的。但是，人类的生理性需要与动物的本能需要按其心理实质来说，二者有本质区别，这是因为人的这些自然需要都带有社会历史的烙印。一方面，人能按自己的意愿，通过创造性劳动来满足各种需要，而动物只能依靠生存环境中现有的自然条件来满足需要；另一方面，人在满足需要的方式上，受到社会环境及人类文明等条件的制约，而动物为了满足需要则表现出随意性。生理需要不能得到满足时，将严重地影响个体的身心健康。

（2）社会性需要 是人脑对社会需求的反映，是人类在社会活动中逐渐形成的高级需求，是人类所特有的。它是在生理需要的基础上，在社会政治、经济、文化、教育等因素广泛影响下形成的，如劳动的需要、交往的需要、成就的需要等。社会性需要得不到满足，就会使人产生焦虑、痛苦的情绪。

2. 根据需要指向的对象分类

（1）物质需要 是指个体对社会物质生活条件的需要，如对衣食住行的需要和对日常生活对象的需要等。物质需要中，有的属于生理需要，有的属于社会需要。物质需要是人生存的基础性需要，它随社会生产力的发展、社会的进步而不断发展。

（2）精神需要 是指人对社会精神生活及其产品的需要。如求知的需要、学习的需要、交往的需要、爱的需要、尊重与荣誉的需要、审美的需要、成就的需要等。与他人进行交往的需要，是人类最早形成的精神需要，它在人类历史发展过程中是十分重要的。即使在现代社会，交往的需要仍然是人的精神发展的最重要条件。精神需要是人类所特有的需要。

（三）需要的层次理论

人的需要与人的其他心理一样，是不断发展变化的。一般来说，个体需要的发展经历着一个由生理性需要向社会性需要、从低级需要向高级需要的发展过程。在这方面美国著名的人本主义心理学家马斯洛（Maslow）提出的需要层次理论比较有影响。马斯洛认为，人的一切行为都是由需要引起的，他把人的多种多样的需要归纳为 5 大类，并按照他们发生的先后次序分为 5 个层次（图 3 - 2）。

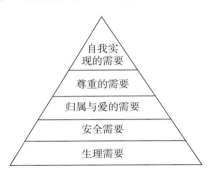

图 3 - 2　马斯洛需要层次理论示意图

1. **生理需要**　生理需要是维持人类生存和发展的最基本、最原始的本能需要。如摄食、饮水、睡眠、性及其他生理机能的需要。

2. **安全需要**　安全需要是对稳定、安全、秩序、受保护的需要。包括生命和财产的安全不受侵害，身体健康有保障，生活条件安全稳定等方面的需要。

3. **归属与爱的需要**　归属的需要主要是指个体需要参加和依附于某个组织和个人。爱的需要包括给予和接受爱，如人际交往、友谊、为群体和社会所接受和承认等。

4. **尊重的需要**　尊重的需要包括自我尊重和受人尊重两方面。前者包括自尊、自信、自豪等心理上的满足感；后者包括名誉、地位、赏识等满足感。

5. **自我实现的需要**　指人有发挥自己的能力及实现自身的理想和价值的需要。这是最高层次的需要。对于自我实现，马斯洛曾这样描述："一位音乐家必须作曲，一位画家必须绘画，一位诗人必须写诗，否则他就无法安静，人们都需要尽其所能，这一需要就称为自我实现的需要。"马斯洛还说："自我实现也许可以大致描述为充分利用和开发天资、能力、潜能等。这样的人似乎在竭尽所能，使自己趋于完美。"自我实现的本质是人的潜力和创造力的发挥。

马斯洛认为，需要的满足是由低层次向高层次不断发展的，只有低层次的需要得到了满足，才能产生较高层次的需要。这与我国古代所谓"衣食足而知荣辱"的思想颇为一致。

马斯洛还提出，人在不同的年龄阶段需要的主题不同。如婴儿期主要是生理需要占优势，而后这种需要逐渐减弱，安全的需要，归属与爱的需要依次递升，到了青少年初期，尊重的需要逐渐强烈，到青少年晚期，自我实现的需要开始占优势。这是一种波浪式的递进，低一层次的需要不一定需要完全得到满足，就可以产生高一层次的需要。

（四）患者的需要

♡心灵故事：我的闺蜜好友

　　闺蜜玲玲在10年前癫痫发作，之后的10年中，几乎隔一段时间都会因为疾病的问题来找我疏泄情绪。我是一个心理医生，无法解决她的疾病本身，却能帮助到她的心理，也正因为此，她才在困惑、抑郁的时候来求我的帮助。

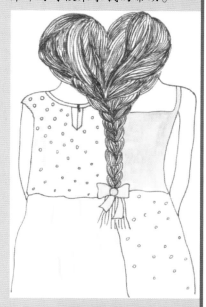

　　她总是抱怨医生不能给她一个明确的答案："我的病什么时候能够痊愈？药要吃到什么时候才是尽头（信息的需要）？自从我生病以来，一直在应主任那里看病，吃了这么多药，可每年还是发作几次，我是要换一个医生呢，还是继续在她那里看？换医生的话，我又觉得会因为不了解我的病史而看不好，可是如果不换医生，我又觉得她的医疗技术不怎样，要不我早该好了（康复的需要、安全的需要）。生病这么多年，吃了这么多药，我总觉得记忆力下降好多，身体的体能也在退步，我好担心再这么下去我会越来越差（生理的需要）？我离婚都快15年了，这么多年不是没有男人追求我，也有好几位对我很好，可我总担心要是他们知道我患有这样的病会离我而去，所以这么多年我没有让自己有接近男人的机会（尊重的需要），其实内心还是渴望能重新建立家庭（归属与爱的需要）。"

我的闺蜜好友

　　人生在世，生老病死是不可抗拒的法则，不同的人对疾病、衰老、死亡虽有各自不同的反应，也会出现各种各样的心理活动，但临床上，患者会有一些共同的心理需求。按照马斯洛需要层次理论，患者与一般人一样有各种层次的需要，还有一些需要是因为患病以后所产生的。

　　1. 康复的需要　患者的最大愿望莫过于尽快康复，健康是患者的第一需要，也是患者求医的最终目的。因此，患者希望医务人员采取最好的手段，最正确的方法，在最短的时间内全力救治他。

　　2. 生理的需要　对患者而言，保持躯体完整性是很迫切的需求。患病以后，保持躯体完整体和保住性命之间的矛盾，常常导致患者的焦虑和不安。

3. 安全的需要 疾病对患者的生命安全造成了威胁，所以安全的需要比一般人更强烈。在治疗疾病过程中，患者往往会面临一些影响安全的因素，如医源性交叉感染，手术麻醉意外，药物副作用等。还有一些患者对医护人员的责任和技术产生怀疑，怕误诊误治，恐惧的心理加重，安全的需要更迫切。

4. 信息的需要 患者进入医院需要及时了解有关信息，如疾病诊断及现状，诊疗安排，医药费用，如不及时了解这些相关信息，会使患者产生茫然感和焦虑。

5. 归属与爱的需要 由于患者角色的特殊性，一时间丧失了各种社会角色，离开熟悉的工作与生活环境，加上疾病的折磨，更容易比常人表现出情感脆弱，更需要家庭、社会及医务工作者的支持。患者会产生强烈的归属与爱的需要，希望得到医务人员的接纳、认可，安抚；需要有人与之"同病相怜"、"患难与共"；希望家人及亲友能对自己体贴入微、关怀备至。

6. 尊重的需要 每个人都希望得到别人的尊重，尤其是人在生病的时候对自己的评价较低，对别人态度极为敏感，自尊心极易受到伤害。这是因为疾病对人的尊严会造成一定的威胁，所以患者迫切希望被认识、被重视、被尊重，希望获得医护人员的特别关注，得到较好的治疗待遇。例如，患者就医时找熟人、找关系、显地位等都是希望得到医护人员的关照。

7. 环境的需要 医院环境相对于社会大环境，显得狭小、单调，患者活动空间受限。患者到医院初期感到茫然，有的患者病情严重时各种活动兴趣会减退，但一般不会消失，只是暂时被压抑，一旦从重病中解脱出来，就会对环境有要求，希望在一个安全、宁静、有序、受控的环境中接受治疗。疾病打断了人们的自我计划，因此有的人患病后，往往对工作、事业、成功表现出强烈的欲望。

二、动机

（一）动机的概念

动机（motivation）是激发和维持个体进行活动，并使活动朝向某一目标的内部原因和动力。人的一切活动都是由一定的动机所引起的，动机是人活动的直接动力，是引起或消除人行动的一种内部动力（内驱力）。而人的绝大部分动机都是需要的具体表现，需要和动机是紧密联系的，但需要不等于动机。当人有了某种愿望但仅停留头脑中，并没有立即付诸行动，那么这种需要就不能成为行为的动因，所以处于静态的需要，还不是动机。只有当人的愿望或需要激起人进行活动并维持这种活动时，需要才成为活动的动机。

有机体活动并不仅仅由内驱力的驱使才被迫行动，外在的刺激也能引起机体活动。如因为饥饿而求食固然是一般现象，但不饥饿而美食当前时，也可能会使人食欲大振，因为美食就是诱因。凡是能引起机体动机行为的外部刺激（包括人、事、物、情境等）即称为诱因。诱因又可分为正诱因和负诱因。凡是引起个体趋近或接受并由此获得满足的刺激，称为正诱因。凡是引起个体躲避或逃离并因此获得满足的刺激，称为负诱因。

（二）动机的功能

动机在人的行为活动中具有以下功能：

1. **激发功能**　人的活动都是由一定的动机引起或发动的，动机对活动起着启动作用。动机的性质和程度不同，对行为影响作用的大小也不同。

2. **指向功能**　在动机的支配下，人的活动总是指向一定的目标或对象，行动朝着预定的目标进行。动机不同，个体活动的方向和追求的目标也不同。

3. **维持功能**　行为从发动到达到目的，需要一个或长或短的过程。动机是保持行为持续进行的动力。

4. **调节功能**　动机对个体行为活动的强度、时间和方向不断进行调节，才使得行为能够达到既定目标。

在具体活动中动机功能的表现形式是很复杂的。不同的动机可以通过相同的活动来表现，不同的活动也可能由相同的或近似的动机所支配，甚至人的活动常常可以由多种动机所支配。所以，考察人的行为必须揭示其动机，只有这样才能对他的行为做出客观的、准确的判断。

（三）动机的冲突

在同一个时间内，个体的多种需要不可能同时满足。因此当多个动机同时存在，但不可能同时满足，特别是这些动机又表现为相互矛盾的状态，此时个体难以取舍，表现为行动上的犹豫不决，陷入了一种动机冲突状态。动机冲突主要有以下 4 种类型：

1. **双趋冲突**　双趋冲突（approach – approach conflict）指对个体具有同样吸引力的两个目标同时出现，但由于条件限制、必须选择其中之一而要放弃另一个时所引起的冲突。如"鱼与熊掌不能兼得"，但又难以取舍，因为二者均是所需要的。双趋冲突对个体心理困扰的程度，取决于两个目标对个体吸引力的大小和做出选择所需的时间。两个目标的吸引力越大，选择所需时间越长，对个体的影响越大。

2. **双避冲突**　双避冲突（avoidance – avoidance conflict）指对个体将产生威胁的两个目标同时出现时，个体必须接受其中一个，才能避开另一个，所谓"前有悬崖，后有追兵"。左右为难，进退维谷的处境造成的心理冲突称为双避冲突。

3. **趋避冲突**　趋避冲突（approach – avoidance conflict）指个体对某一目标产生两种相反的动机而产生的内在冲突，一方面希望接近它，另一方面又厌恶而想回避它。这种既想图其利，又想避其弊的动机冲突，被称为趋避冲突。所谓"想吃鱼又怕腥"，想吃甜食又怕发胖，既想又怕，就是这种冲突的表现。

4. **双重趋避冲突**　双重趋避冲突（double approach – avoidance conflict）是双趋冲突与双避冲突的复合型，即当两个目标同时存在着性质相似的利和弊时，便有几乎相同的吸引力和排斥力。对个体而言，如果在这种情况下，既想兼得其利，同时又想避其弊，面对这种情况的选择便是双重趋避冲突。例如一个患者，一方面希望能住院治疗，但又怕影响自己的工作，若在门诊治疗，可以兼顾工作，但又怕效果不好耽误了有效治疗时间，从而犹豫不决，这便是该类冲突的表现。

（四）患者的动机冲突

♡心灵故事会：她该如何选择

小王是一个美丽的白领，35 岁，夫妻恩爱，孩子活泼可爱，这样的状况令大多数女性羡慕。可是最近的体检却似晴空霹雳，她被诊断为乳腺癌早期。怎么办？医生建议，要么接受比较保守的乳腺全切除手术，要么接受目前比较流行但可能无法全部切除肿瘤的局部摘除手术。

如果接受第一个建议，小王将面临的是，失去"少年时让她亭亭玉立、青年时美丽风韵、做母亲时养育孩子的女性特征——乳房"，她千般地不愿意。如果接受第二个建议，小王将会使自己处于，癌细胞未被彻底清除、更容易复发的危险境地，她也是万般不情愿。

她该如何选择？

人在患病以后，保持机体的完整和保住性命之间的矛盾，常常会导致动机冲突和选择的困难，进一步引起患者的焦虑和不安，甚至恐惧。有些慢性疾病患者，病情经常反复发作，屡次住院，既恐惧死亡，又怕麻烦别人，进而产生求生不能、求死不行的动机冲突。伤残和毁容者，体貌受到威胁，怕失去生活自理能力，以及工作和被爱的权利，产生既盼望早日康复，又怕终身残废连累别人，进而产生既想接触社会，又羞于见人的种种心理冲突。

三、挫折

（一）挫折的概念

在动机驱动下，个体为了实现既定目标，采取相应手段或行动，但由于主、客观条件的限制，行动可能受到阻碍，从而导致预期目标无法实现。在这种情况下，个体便会产生相应的认识偏差和情绪反应，如失望、自责、后悔、紧张、焦虑、抑郁、沮丧等。心理学上将这种因指向目标的行动受阻而无法达到预期目标所产生的认识偏差和情绪反应称为挫折（frustration）。

（二）引起挫折的主要原因

1. **外在因素**　产生挫折的外在因素可归类为自然因素和社会因素两大类。自然环境的变迁、自然灾害以及时间、空间因素等均可成为阻碍动机实现的自然因素。个体的经济地位、社会地位、家庭环境、自己以及家庭成员的人际关系等，均可成为阻碍实现既定目标的社会因素。此外，文化背景、宗教信仰、社会制度、种族等社会因素在动机实现过程中也起到很重要的作用。在外界因素中，社会因素对个体所造成的挫折往往大于自然因素。

2. 内在因素　包括生理因素和心理因素等。由于先天遗传或后天的原因所导致的某些生理缺陷均是阻碍动机实现的生理因素。如身材不好，不可能成为一个好的舞蹈演员；视力不好，不可能成为飞行员；色盲不可能为成为画家等，这些都是生理因素对预期目标产生制约的例子。个体的个性特征、智力水平等则是引起挫折的心理因素。个体的兴趣爱好、理解力、判断力、观察力等特征对达成预期目标起着重要作用。

（三）影响挫折承受能力的因素

1. 生理因素　男性和女性对挫折的承受能力是有区别的，身体健康者承受能力强于体弱多病者，青壮年对挫折的承受能力强于老年和儿童等，均体现了生理因素对挫折承受能力的影响。

2. 心理因素　人格健全者对挫折的承受能力强于人格明显有缺陷者，兴趣、爱好广泛者承受挫折的能力强于兴趣、爱好较少者。

3. 社会因素　从个体自身来看，受教育程度较高者，其承受挫折的能力一般强于文化程度较低者；生活经验丰富者强于生活经验较少者；过去经历过较大挫折者其承受能力相对也较强。从个体所处的家庭和社会环境来看，家庭和社会支持系统完好者，承受挫折的能力强；相反则承受能力弱。

（四）患者的患病挫折

♡心灵故事会：《鼓舞》

2008 年 12 月一段名为《23 岁地震断腿美女为家乡义演》的视频一次次感动着每一个点击的网友，几天之内点击量迅速超过 10 万人次。视频播放的是，在汶川大地震中失去了她深爱的女儿和双腿的廖智的故事。

廖智是德阳市天天好舞蹈学校的一名舞蹈老师。2008 年 5 月 12 日午饭后，廖智和婆婆在家逗孩子玩，突然，地震来袭，她眼睁睁看着自家一半的空间垮掉，几秒钟后她和婆婆、女儿一起随垮塌的房屋掉了下去……在那场灾难中，她失去了深爱的女儿和婆婆。

廖智在废墟里挺过 26 小时后获救，但却面临截肢的现实。没有了腿以后怎么再跳舞？失去双腿的廖智并没有放弃舞蹈梦想。在重庆治疗期间，她总在脑海里想象自己重返舞台的样子。6 月底的一天，她突然想编一个舞蹈出来，想再上一次舞台。于是，她跟以前一起跳舞的姐妹开始研究舞蹈动作并决定开始练习《鼓舞》。

练习的过程是艰辛和痛苦的，廖智也曾想过放弃，"因为太疼了"。她的坚持最后使得《鼓舞》成功演出。廖智认为，《鼓舞》有两层意义：一是鼓上跳的舞；二是可以鼓舞跟她一样遭遇不幸的灾区人们。

个体遭受挫折后，会产生一系列生理、心理与行为变化。个体受挫后的情绪反应主要是一种失败感，以及由此而产生的沮丧、苦闷、丧失自信心等情绪体验，以及由失望、痛苦、紧张、焦虑、悲伤、恐惧等感受交织在一起的一种复杂而消极的情绪状态。遭受挫折的个体，不仅会产生不良情绪的反应，而且也会产生行为上的消极反应，如攻击、退化、固执、冷漠、孤独等。个体挫折后的生理变化，主要是由挫折后的挫折情境所导致的情绪变化引起的。在强烈、持续的消极情绪作用下，人的神经系统、内分泌系统、心血管系统、消化系统等，均会发生一系列不同程度的反应。

四、个性心理倾向与心理护理

（一）需要与心理护理

需要是人的个性心理倾向乃至整个个性积极性的源泉，因此，充分满足人的各种合理的需要是个体全面发展的一个重要条件。如人的生理需要不能得到满足，将严重影响个体身心健康；社会性需要不能得到满足时，就会使人产生焦虑、痛苦的情绪。只有人的基本需要得到满足后，才会促使更高一级需要的出现和发展。如果没有其他条件的调节而过分容易地满足人的各种需要，这不但不会使个性得到丰富、充实和全面发展。相反，这将会使个体变得懒惰、贪婪。

（二）动机与心理护理

在日常生活中，动机冲突经常发生，有时还会相当激烈，此时个体会表现出紧张、焦虑。过分的紧张、焦虑情绪会影响到个体身心健康。而动机源于个体的需要，因此，正确处理好动机冲突，使需要和自身以及所处社会环境相适应，对维护身心健康十分重要。

（三）挫折与心理护理

人生逆境十有八九。不论社会文明如何发达，个体权位、威望如何高，也不论个人能力有多强，古往今来，没有人能完全实现其动机和抱负。实际上，对个体而言，受挫总是难免的。患病本身就是重大挫折，尤其对慢性疾病、危重疾病患者而言，更是如此。在面对挫折时，如果个体的认知和行为能及时作出相应的调整，就可以提升低落的情绪，减轻挫折对自身工作与生活的影响程度。

护士自身，在工作中也可能遭遇各种各样的挫折，如面对患者的生命消亡、和患者出现纠纷、护理工作得不到认可等。如何应对工作和生活中的挫折，这是护士需要锻炼的一项重要能力。

第三节　个性心理特征

个性心理特征是人在心理过程中经常表现出来的稳定的心理特点，它集中地反映了人的心理面貌的独特性、个别性，因此它被认为是个性结构中的差异系统，具体包括能力、气质、性格等。

一、能力

（一）能力的概念

能力（ability）是指个体顺利完成某种活动所必备的个性心理特征。能力与活动密切相关，个体的能力总是在一定的活动中形成、发展和表现出来。要顺利地完成某项活动，单凭一种能力往往是不够的，必须有多种能力的共同参与，多种能力的有机结合称为才能。例如，作家要有敏锐的观察力、丰富的想象能力和准确的语言表达能力等，这些能力的有机结合就构成了作家的写作才能。同样，要成为一名合格的护士，在护理过程中，必须具备敏锐的观察力和熟练的护理技术操作能力等。

多种才能的高度完善与创造性的发展称为天才，它使个体能够创造性地完成某项或多项活动。天才并非天生的，它是在良好的先天素质的基础上，通过后天环境、教育的影响，加上自己主观努力发展起来的。

人的能力与智力密不可分。能力概念的范畴更大些，一般而言，能力具体包括观察力、记忆力、想象力、注意力、思维力等。能力包含人的整体功能（如，运动力需要外周运动系统的参与），而智力则更多地偏重于脑的功能，其核心是抽象思维能力和创造力。

（二）能力的分类

能力一般可分为两类：即一般能力和特殊能力。

1. **一般能力** 是指人们从事任何活动都必须具备的基本能力，如观察力、记忆力、思维力、想象力等，即我们通常所说的智力，其中思维力是智力的核心。一般能力具有普遍意义，学习、工作、发明、创造等活动的顺利完成都离不开一般能力。

2. **特殊能力** 是指人们从事某种特殊专业活动所需要的能力，如外科医生的手术能力、护士的护理能力、演员的模仿能力、画家对色彩的鉴别能力等。

（三）能力的个体差异

由于人的遗传素质、后天环境和从事的实践活动不同，人与人之间在能力上存在着个别差异。这种差异表现在以下几方面：

1. **能力的类型差异** 人的能力类型上的差异主要表现在感知、记忆、思维等几个方面。①在感知方面的差异表现为，有的人属于综合型，这种人进行观察时具有较高的概括性和整体性，但分析能力较弱；有的人属于分析型，对事物细节感知清晰，但对事物的整体知觉较差；还有的人属于分析综合型，兼有上述两类的特点。②在记记方面的差异表现为，有视觉记忆型、听觉记忆型、运动记忆型和混合型等类型。③在思维方面的差异表现为思想活动的敏捷性、深刻性、灵活性和独创性等方面。有的人思维敏捷、反应迅速，有的人则思维迟缓；有的人思路清晰、深刻、逻辑性强，有的人则思路零乱、模糊、浮浅、缺乏条理性；有的人善于独立思考、有创新精神，有的人则依赖性强、易受暗示、过于保守。

2. 能力的水平差异　人的能力有大小，智力水平有高低，在工作、学习、解决问题等方面就出现了差异。表现在学习上，能力强的人接受知识快而且牢固，能力差的人既接受的慢又记不牢。一般来说，能力的高低可以影响一个人在事业上的成就，也就是说，一个人在事业上表现出比另一个人有较高成就，表示他具有较高的能力，反之则较差。但这只是一般而言，一个人在事业上是否成功，受影响的因素很多，能力只是其中的一个重要因素。

3. 能力表现的早晚差异　能力就其表现出来的时间性而言，有早有晚，特别是某些特殊能力或称专门能力更为明显。我国古代学者王充曾说过："人才早就，亦有晚就。"有的人儿童时期就表现出了非凡的智力与特殊能力，如唐代诗人白居易 5 岁会写诗；奥地利作曲家莫扎特 3 岁学琴、5 岁作曲、12 岁创作大型歌剧；控制论的创始人维纳，4 岁读专著、11 岁写出论文、14 岁大学毕业、18 岁获得哈佛大学哲学博士学位。与能力的早期表现相反，有些人的优异才能表现得较晚，甚至到晚年才表现出来，被称为"大器晚成"。如我国著名画家齐白石，40 岁才表现出他的绘画才能；著名生物学家、进化论创始人达尔文，少年时被认为智力平凡，可在 50 岁时著成《物种起源》。

（四）影响能力形成和发展的因素

能力的形成受多方面因素的影响，遗传因素、环境和教育的影响，实践的经验以及个人的主观努力，都对能力的形成和发展具有不同的作用。

1. 遗传因素　指那些与遗传基因联系的、人与生俱来的解剖生理特点，如机体的构造、大脑的结构、神经系统活动的特点等。它是能力形成和发展的自然基础，决定着能力发展的可能性。

2. 环境和教育　家庭环境、学校环境和社会环境，都会对能力的形成和发展产生重要影响。尤其是良好的早期环境，可以明显地促进智力的发展。家庭教育的好坏直接影响儿童能力的发展。研究表明，家庭环境、生活方式、家庭气氛、家庭的教养方式以及家庭成员的职业、兴趣、爱好、才能，都对儿童的能力形成和发展具有极大的影响。

学校教育对能力的形成和发展起主导作用。学校通过有计划、有目的、有组织的系统教育，不仅使儿童掌握必备的知识和技能，而且发展了他们的能力及其他的心理品质。对儿童和青少年来说，发展能力是与系统学习和掌握知识、技能分不开的。

❖科学导航：奇妙的印刻现象与早教

1937年，奥地利科学家劳伦茨（Laurence）用孵化器孵了一窝鹅蛋，小鹅孵化出来后，第一眼看见的就是劳伦茨，以后就总是跟在劳伦茨的身后。劳伦茨走到哪，小鹅就跟到哪里，甚至在见到它们真正的母亲鹅妈妈时也不理不睬。在受到惊吓时，他们也总是向劳伦茨跑去。劳伦茨把这种现象叫做"印刻"（Stereotype）。

劳伦茨认为，许多动物都存在印刻现象，人类同样也存在印刻现象，且一般发生在婴幼儿时期。因此，婴幼儿期被认为是人类学习的"关键期"。关键期也被称为敏感期。人类6岁前有许多的敏感期，儿童在不同的发展阶段，学习不同的内容敏感程度是不一样的。比如3~4个月的儿童最喜欢做的事情就是什么都拿起来咬，这是"口腔探索"时期，这个时期的儿童是通过口腔来探索外部世界的。孩子在6个月以前，一个玩具猴放在他面前，他很高兴，伸手去拿，可是如果你用纸板把它遮住，孩子并不会去找，他认为这个玩具不存在了。到了一岁半，你又可以观察到孩子有一个奇怪的表现，就是你叫他做的事情他偏不做，你不准他做的事情他就偏要做，这是"自我意识"开始出现的时期。科学研究表明，不同年龄段的儿童有着不同的认知发展特点，教育不可违背儿童身心发展的客观规律。过度的早教，存在着"拔苗助长"的危险。

3. **社会实践活动**　环境和教育的作用不是机械地、被动地为人所接受，必须通过人的实践活动来实现。人的各种能力是在社会实践活动中逐渐发展起来的。虽然掌握知识对于能力发展是重要的，但越来越多的实践表明，个人直接经验的积累在人的能力发展中有着不可替代的重要作用。

4. **主观努力**　环境和教育等作为影响智力发展的外部条件，是十分重要的，但如果缺少人的主观能力和勤奋，即使上述诸因素具有优势，也无法使能力得以顺利发展并取得成就。一个人追求的目标越远大、付出的努力越多、人生阅历越丰富，他能力的形成和发展也越快、越好。

二、气质

（一）气质的概念

气质（temperament）一词应用的领域较多，在不同的领域中有不同内涵。心理学中的气质是指一个人心理活动动力特点的总和。所谓心理活动的动力，是指这样一些心理特点：一是心理过程的速度和稳定性，如知觉的速度、思维的灵活程度、注意集中时间的长短等；二是心理过程的强度，如情绪的强弱、意志努力的程度等；三是心理过程的指向性，包括外倾性和内倾性。有的人心理过程倾向于外部事物和人，从而获得心理需求的满足；有的人心理过程倾向于内心世界，经常体验自己的情绪，分析自己的思想。

气质是个性心理特征之一，在现实生活中人们所说的"脾气"是气质的通俗说法。由于人们心理活动的动力特点不同，因而反映出人的不同个性。例如，一个人的情绪和活动发生的快而强，表现非常明显；另一个人的情绪和活动发生的慢而弱，表现很不明显；第三个人的情绪和活动发生的快而弱，表现非常明显；第四个人的情绪与活动发生的慢而强，表现却不明显。这4个人就各有不同的气质，气质会使一个人的全部心理活动的表现都染上一种独特的色彩，从而体现出这个人的个性。

♡心灵万花筒：气质的四种类型

苏联心理学家达维多娃（Davydova）曾进行过一次实验：被试者4人，分别是4种气质类型的典型代表。实验的前提条件是看戏迟到了。结果，被试者表现出了不同的处理方式。

胆汁质的人：一到剧场就与剧场守门人吵了起来，并分辩说自己的表是不会错的，分明是剧院的表走快了，并试图推门而入。

多血质的人：一看情形立刻明白，争辩也是白费口舌，守门人根本不会放他进去，于是转而想办法溜进去。

黏液质的人：看看没有希望，就自我安慰了一下，"反正第一场不会太精彩。我先到小卖部转转，待到幕间休息的时候再进去吧"。

抑郁质的人：看看不让进去，很失落地说，"我总是不走运，偶尔来看一次戏，竟然还如此倒霉"，于是悻悻离开剧场回家去了。

（二）气质的特征

1. **气质具有先天性的特征**　气质的生理基础是神经系统类型，气质类型就是高级神经活动类型在人的活动中的表现。因此，气质同遗传因素有关，具有先天性的特点。在现实中，在人的身上可以看到与生俱来的秉性。孩子在很小的时候，就可以表现出差别，有的文静安稳，有的生性好动，有的则十分倔强等。儿童的这些特点反映出人的气质天生的一面。

2. **气质是典型的稳定的个性特征**　气质总是表现出一定的类型特点，这些特点在人的身上是典型和稳定的。有的人总是聪明、伶俐、乐观、活泼；有的人总是威严、傲慢、厉害、暴躁；有的人总是四平八稳、反应缓慢，火烧眉毛不着急；还有的人总是马马虎虎、毛手毛脚。

3. **气质随年龄和环境条件的变化而具有可塑性**　气质虽具有稳定的特点，但也具有可塑性。年龄、生活环境、文化教育及主观努力都是影响气质变化的因素。比如，不同的年龄常会有不同的气质表现。青少年时，血气方刚，表现出活泼、好动、敏捷、热情、积极、急躁或轻浮；壮年时，阅历渐深，表现出坚毅、机智、沉着、踏实等。环境变化也会引起气质的改变，热情活泼的孩子常会因家庭变故而变得冷漠、孤僻。

（三）气质的类型

关于气质的类型，古今中外有许多不同的学说，其中影响最为久远的是体液说，比较科学的是高级神经活动类型说。

1. 气质的体液学说　气质是一个古老的心理学问题，早在公元前 5 世纪，古希腊著名医学家希波克拉底（Hippocrates）就提出了 4 种体液的气质学说，他认为人体内有 4 种体液，分别是血液、黏液、黄胆汁、黑胆汁。不同的人体内占优势的体液不同，在体液中，血液占优势的为多血质，黏液占优势的为黏液质，黄胆汁占优势的为胆汁质，黑胆汁占优势的为抑郁质。

虽然用体液解释气质的方法缺乏科学依据，但是后来的心理学者发现在日常生活中确能观察到它所描述的 4 种气质类型，所以体液说一直被沿用下来。多血质、胆汁质、黏液质和抑郁质 4 种气质类型（表 3 - 1）的基本特征是：

表 3 - 1　气质类型及主要特征

气质类型	主要特征
多血质	活泼开朗　好动　善交际　健谈　兴趣多变　外倾
胆汁质	精力充沛　动作快　有力　性情变化激烈　情绪不稳定　易冲动　严重外倾
黏液质	安静沉着　善忍耐　情感不外露　固执　情绪稳定　内倾
抑郁质	敏感　怯弱　孤僻　多愁善感　情感深厚而持久　行动迟缓　严重内倾

（1）**多血质**　又称活泼型，属于敏捷好动的类型。这种气质类型具有很强的耐受性、敏捷性、可塑性强，反应速度快。在行为上，这种气质类型的人热情、活泼、敏捷、精力充沛、适应能力强、善于交际、常能机智地摆脱窘境。在工作和学习上常常表现出机敏的工作能力和较高的办事效率，对外界事物有广泛的兴趣，具有明显的外向性。

（2）**胆汁质**　又称不可遏制型，属于兴奋而热烈的类型。这种气质类型的人感受性较弱，耐受性、敏捷性、可塑性均强，兴奋比抑制占优势，性格外向，行为表现常常是反应迅速、行动敏捷，在言语、表情、姿态上都有一种强烈的热情，在克服困难上有坚忍不拔的劲头，但情绪易冲动。

（3）**黏液质**　又称安静型，属于缄默而沉静的类型。这种气质类型感受性弱，敏捷性、可塑性、兴奋性也弱，唯有耐受性强。这种类型的人行为表现为缓慢、沉着、镇静有自制力、有耐心、刻板、内向。他们不易接受新生事物，不能迅速地适应变化的环境，与人交往适度，情绪平稳。

（4）**抑郁质**　又称弱型，属于呆板而羞涩的类型。这种气质类型的人感受性很强，往往为一点微不足道的事而动感情，耐受性、可塑性、兴奋性和敏捷性都较弱。他们的行为表现为孤僻，避免同陌生的、刚认识的人交往，在新的环境容易紧张、惶惑不安，在熟悉的环境里表现很安静，运动迟缓、软弱，情绪体验深刻，善于观察细节，多愁善感、内向。

2. 高级神经活动类型说　前苏联生理学家巴甫洛夫提供的高级神经活动学说认为，神经活动的基本过程是兴奋和抑制。兴奋和抑制这两种基本过程有 3 个基本的特性：即兴奋与抑制过程的强度、平衡性和灵活性。巴甫洛夫根据这 3 种特性的不同结合，把高级神经活动分为 4 种类型：兴奋型、活泼型、安静型和抑制型。这四种基本类型与体液说的 4 种气质类型有相对应关系见表 3 - 2。

表 3 - 2　高级神经活动类型与气质类型对照表

高级神经活动类型	神经过程基本特征			气质类型
	强度	平衡性	灵活性	
兴奋型	强	不平衡		胆汁质
活泼型	强	平衡	灵活	多血质
安静型	强	平衡	不灵活	黏液质
抑制型	弱			抑郁质

（1）强而不平衡类型　这种类型的特点是兴奋过程比抑制过程占优势，以易激动、奔放不羁为特点，巴甫洛夫称之为"兴奋型"。

（2）强、平衡、灵活型　这种类型的特点是兴奋抑制都较强，两种过程易转化，它以反应灵活、活泼，能迅速适应变化了的外在环境为特征，故称为"活泼型"。

（3）强、平衡、不灵活型　这种类型的特点是兴奋和抑制都较强，两种过程不易转化，它以坚毅、迟缓为特征，故称为"安静型"。

（4）弱型　这种类型的特点是兴奋和抑制过程都很弱，而且弱的抑制过程占优势，以胆小、经不起冲击、消极防御为特征，故称"抑制型"。

巴甫洛夫指出，纯粹属于这 4 种气质类型的人并不占多数，多数人属于 2 种或 3 种类型结合的中间型。

高级神经活动类型和气质并不是同一个东西。气质是心理现象，高级神经活动类型是生理现象，高级神经活动类型是气质的生理基础，气质是高级神经活动类型的心理表现。

此外，关于气质类型还有血型说、体型说、激素说、阴阳说等。

三、性格

（一）性格的概念

性格（character）是个体对现实比较稳定的态度和习惯化了的行为方式。这里所谓的现实是指社会现实，包括自己、他人、集体、社会、工作、生活等，而习惯化了的行为方式是和这种对现实的态度相匹配的。

性格在个性中处于核心的地位，它是一个人区别于其他人的独特心理特点。

（二）性格的特征

性格是由许多个别特征所组成的复杂心理结构。

1. **性格的态度特征**　指人在对客观现实的稳固态度方面的特征，具体表现在以下 3 个方面：①对社会、集体、他人的态度；②对工作、学习、劳动的态度；③对自己的态度。

2. **性格的意志特征**　指人在调节和控制自己行为方式方面的特征，主要表现在个体行为的目的性、自制性、果断性和坚韧性等方面。目的性特征是指具有明确的目的性还是盲目蛮干，是具有独立的意见还是易受暗示等。自制性特征是指持之以恒还是见异思迁，是自制还是放任等。果断性特征是指沉着冷静还是惊慌失措，是果断勇敢还是胆小怯懦等。坚韧性特征是指有恒心、坚忍不拔，还是动摇、半途而废。

3. **性格的情绪特征**　指情绪活动的强度、稳定性、持久性和主导心境等方面的特征。比如有的人情绪很强烈，易受情绪支配，难以自控；有的人情绪比较微弱，他们的活动受情绪影响较小，这属于强度性特征。有些人情绪稳定，有些人情绪容易起伏波动。有些人情绪比较持久，而另一些人的情绪很容易减弱、消退。有的人开朗、乐观，而有的人抑郁、消沉。

4. **性格的理智特征**　指人们在认知过程中表现出来的认知特点和风格的个体差异，也称性格的认知特征。例如，在观察事物时，有人注意细节，有人注意整体。在解决问题时，有人倾向冒险，有人倾向保守等。

性格的几个特征不是独立存在的，而是彼此间紧密联系、相互影响的，共同构成性格结构的整体。

（三）性格的类型

性格的类型指某些性格特点的独特结合，常见的性格类型有以下几种：

1. 根据理智、情绪、意志三者在心理功能方面哪一个占优势，可把人的性格分为理智型、情绪型和意志型。理智型人的通常用理智来衡量一切，并支配自己的活动。情绪型的人情绪体验深刻，言行举止易受情绪影响；意志型的人意志占优势，行为目标明确、主动自觉、勇敢、果断、自制力强、不易受外界因素的干扰，但有的人会显得任性、轻率或鲁莽。

2. 按照心理活动指向于外部世界还是指向内部世界，可以把人的性格分为外向型和内向型。外向型的人心理活动指向外部世界，表现为活泼开朗、热情大方、不拘小节、情绪外露、善于交际、反应迅速、易适应环境的变化、不介意别人的评价。内向型的人心理活动指向于内部世界，一般表现为以自我为出发点、感情比较深沉、办事小心谨慎、多思但见之于行动的少、反应缓慢、不善交往、适应环境的能力较差、很注重别人对自己的评价。

3. 按照个体活动的独立程度，把人的性格分为独立型和顺从型。独立型的人具有坚定的个人信念，善于独立思考，能够独立地发现、分析和解决问题，自信心强，不易受他人的暗示及其他因素的干扰，在遇到紧急情况和困难时，显得沉着冷静。顺从型的人，做事缺乏主见，易受他人暗示，容易不加分析地接受或屈从他人的观点，遇突发事件，常表现为束手无策或惊慌失措。

4. 根据人们在时间上的匆忙感、紧迫感和好胜心等特点，可将人的性格分为 A 型、B 型和 C 型 3 种性格。A 型性格指个性急躁、求成心切、善于进取、争强好胜的一种性格，这类人往往是一些智力较高、能力强的人。B 型性格的人是非竞争型的人，他们个性随和、生活较为悠闲、对工作要求较为宽松、对成败得失的看法较为淡薄。C 型性格的人把愤怒藏于心里加以控制，行为上表现出与别人过分合作，原谅一些不该原谅的行为，生活和工作中没有主意和目标，尽量回避冲突，不表现负面情绪，屈从于权威等。

（四）影响性格形成与发展的因素

性格特征不是天生的，是在先天素质的基础上，通过后天的家庭、学校、社会环境的影响，通过儿童自己的实践活动逐渐形成和发展的。

1. 遗传　人的性格的形成与发展和先天素质有关，遗传因素是性格形成的自然基础，它为性格的形成和发展提供了可能性。人的神经活动类型即"气质"，在性格形成中有一定的作用，有人把气质比喻为最初人格发展的"起跑线"，它影响性格发展的特点。同时，一个人的身高、相貌、体重等生理特征会因社会文化的评价和自我意识的作用，影响到自信心、自尊感等性格特征的形成。但性格作为人对现实的态度及行为方式，主要是由社会因素决定的。

2. 家庭　家庭因素对性格形成与发展有重要影响。家庭是儿童出生后接触到的最初的教育场所。家庭所处的经济地位和政治地位，家长的教育态度和教育方式，家长的教育观念和教育水平，家庭的气氛，儿童在家庭中所处的地位及扮演的角色等，都对儿童性格形成有非常重要的影响。从这个意义上讲，"家庭是制造性格的加工厂"。

3. 教育　学校作为接受教育的主要场所，是家庭之外影响个体性格的又一重要场所，是将个体从家庭引向社会的一座桥梁。学校教育对学生性格的形成可起到直接指导作用，也可产生潜移默化的影响。教师对学生的态度直接关系到学生性格的发展。

4. 社会文化　社会文化对青少年性格的影响也是不可低估的。每一时代的学生，都具有那个时代的特点。

任何一种性格特征的形成，都是个体将所接受的外部的社会要求逐步转变为自己内部需要的过程。在此转化过程中，人的主体性起着越来越重要的作用。外在的环境因素，都必须通过个体的自我调节才能起作用。因此，从这个意义上讲，每个人都在塑造着自己。

四、个性心理特征与心理护理

一个人的个性在很大程度上决定了其对自己、他人以及社会的态度和反应方式，同样的外界刺激，不同个性的人有不同的反应强度和反应方式。因此个性会直接影响人的身心健康、活动效果、潜能开发以及社会适应情况。

（一）气质与心理护理

由于气质直接反映一个人的神经活动的速度、强度、稳定性、灵活性等特征，因此同样的事情发生在不同气质类型的人身上就会有不同的反应方式。所以，虽然气质本身没有好坏之分，但由于不同气质类型的人处理和宣泄自己情绪情感的方式不同，不同气质类型对人的身心健康有不同的影响。相对来说，胆汁质和抑郁质两种类型的人，更容易产生心理问题。强烈的愿望、过度的紧张和劳累往往会使胆汁质类型的人兴奋过程更强、抑制过程更弱，容易出现狂暴、躁怒、失控的现象，促使过度的兴奋而导致神经衰弱、躁郁性精神病或心身疾病。而神经活动类型属于弱型的抑郁质的人，在面对困难的任务、不顺的环境与过多的挫折时，则可能会感到无所适从，会导致强烈的焦虑、忧郁、恐惧甚至绝望等心理问题，最终导致癔症或强迫症等心身疾病。因此在维护身心健康时要特别注意自我调节，改善对健康不利的方面。可见，不同气质类型的人需要应对不同类型的心理问题。

首先，在日常生活和交往中，针对不同气质类型应该有不同的心理健康预防措施。比如对于抑郁质的人，在交往中更多注意保护其敏感的自尊心，尽量避免过分的玩笑等，以减少对抑郁质人有意无意的"伤害"。

其次，在临床实际工作中，也要观察分析患者的不同气质，做好系统化整体护理工作。如对于同样的疾病痛苦，多血质的人可能面部表情比较丰富，胆汁质的可能表现得无所谓，黏液质的人可能忍耐无声，而抑郁质的人则可能焦虑不安。通常多血质的人因其比较乐观健谈，对自身疾病的认识积极客观，因而医患关系较易沟通，语言劝往往能奏效。对胆汁质的人进行护理时，应稳定其情绪，要晓之以理，动之以情，不宜急躁。黏液质的人因情感不外露，且比较固执己见，对其要进行耐心、细致的引导，防止简单、粗暴的说教。而对抑郁质的人进行护理时，需防止怯懦、多疑、孤僻等消极心理现象的产生，从各方面给予更多关怀与帮助，言语要谨慎，杜绝医源性不良暗示。

（二）性格与心理护理

性格更多是在社会环境、教育以及个人经历等后天因素的共同影响下形成的，性格对一个人的影响首先表现在人际交往当中，同时性格与人的身心健康也息息相关。研究表明，A型性格的人容易得冠心病，其发病率为B型的2倍，而心肌梗死的复发率为B型的5倍。C型性格的人由于过多压抑自己的愤怒等负性情绪，从而使这种性格类型的人群癌症发病率远高于其他两种类型人群。

另外，性格中一些不良品质，比如自我中心、偏激、孤僻等都会在一定程度上影响人的心理健康，严重的会导致人格障碍。

我们常说"性格决定命运"，培养和塑造良好的性格能够让一个人更客观、更成熟地看待现实，更乐观的面对未来，同时也让一个人释放自身的潜能，保持心理和行为和谐统一，维护身心健康。

（三）能力与心理护理

能力是一个人在先天素质的基础上，在长期的生活过程中，在一定环境条件下逐渐形成的。由于人的先天素质不同，后天经历不同，能力的个体差异是客观存在的。因此，在同样的外界刺激下，应对能力强者与弱者相比较，强者自然较少发生致病性心理反应。另外，外界刺激的影响还与人的预期有关，所以人对客观事物能做出恰当的预期，使目标与能力相一致，也是维护身心健康的条件之一。

患者要认识自己、悦纳自己、接受现实的自己，选择适当的目标，寻求良好的方法，不随意退却，也不做自不量力的事。只有这样才能创造理想的自我，从而避免心理冲突和情绪焦虑，使人心安理得，达到心理平和。其次，要加强自信心的培养，明确自己的行为目标，对自己的能力有适当的评价，不随意说"我不行"或"不在话下"。只有正确认识自己，人的潜能才能得到最大的发挥。最后，患者要面对现实，适应环境。一个心理健康的人总能与现实保持良好的接触，他们力求发挥最大能力去改造环境，以求外界环境能符合自己的主观愿望；或在力所不及的情况下，又能选择别的目标或方法，以适应现实环境。

同步训练

一、名词解释

1. 个性
2. 需要
3. 动机
4. 双趋冲突
5. 双避冲突
6. 趋避冲突
7. 挫折
8. 能力
9. 气质
10. 性格

二、思考题

1. 个性具有的特征及其心理结构是什么？
2. 气质与性格有好坏之分吗？为什么？
3. 结合所学的需要理论，讨论患者的需要？

第四章　心理应激与临床护理

　学习目标

掌握：应激、生活事件、心理防御机制的概念，心理应激作用的过程。

熟悉：认知评价的过程，问题关注应对和情绪关注应对。

了解：生活事件的分类，常用的心理防御机制，应激的心理行为反应。

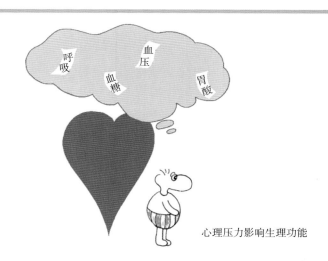

图4-1　心理压力可能产生的生理变化

　　心理应激（psychological stress）可谓是心理病因的一个部分。如图4-1，心理压力可以影响生理功能。研究表明：许多心身疾病都能发现发病前应激事件的存在，而病患本身又是一种应激事件，它会加重疾病或使疾病症状复杂化。本章主要介绍应激的概念，应激事件及其种类，应激的中间影响因素，应激反应以及在临床护理工作中如何进行应激管理。

第一节　应激总论

一、应激的概念

　　应激一词由英文"stress"翻译而来，日常生活中，也称为"压力"。20世纪30~

40 年代，美国哈佛大学著名生理学家坎农（Cannon）最先将其应用于社会领域。他认为，应激就是在外部因素影响下机体的一种体内平衡紊乱，在外部刺激（危险）未消失的情况下，机体处于持续的唤醒状态，最终会损害健康。1936 年，加拿大生理学家塞里（Selye）系统地提出应激的概念，他认为应激是人或动物有机体对环境刺激的一种非特异性性生物学反应现象。由于塞里的学说强调生物学反应现象，故人们把它称为"应激的反应说"。塞里的应激理论引发了心理学家对心理应激的关注和探讨，沃夫（Wolff）在《应激与疾病》（1952）一书中阐述了心理应激和刺激性生活变迁在人类疾病发病中的重要作用，不仅开启了早期心理学界对应激的刺激与生理反应研究的大门，而且也被后人称为"应激的刺激说"。20 世纪 50 ~ 60 年代，马索（Mason）、拉扎勒斯（Lazarus）等心理学家又将认知心理学引进应激研究，认为认知是影响应激的重要因素，所以也被称为"应激的认知说"。从"应激的反应说"到"应激的刺激说"再到"应激的认知说"不仅看到了人们对应激理解的变迁，也可以看出人们理解应激内涵上的扩展。

❖知识窗：塞里的应激三阶段

塞里（Selye）把应激分为 3 个阶段：警觉反应期、抵抗期和衰竭期。当生物体遭遇到体内或体外的应激源时，警觉反应就会发生，人体会产生一个低于正常水平的抗拒，这个短时抗拒会引发一系列防御反应。主要表现为心跳加快、肌肉收缩、呼吸频率增加等。如果这种反应有效，警戒就会消退。否则进入抗拒期，这时人体内会出现各种各样复杂的神经生理变化，提供更多的蛋白质应付各种紧张情况。如果这时候应激源仍然存在，就会进入衰竭期。这时人体能量耗尽，机体抵抗能力达到极限，表现为焦虑、头痛、全身不适、精神紧张持续加重，不久以后就有可能面临死亡。

目前，国内被广泛采用的应激定义是：应激是个体在察觉需要与满足需要的能力不平衡时倾向于通过整体心理和生理反应表现出来的多因素作用的适应过程。

可以这样理解该定义：①它是一种应激的认知论，它将察觉放在重要位置，包括察觉的需求和察觉能力；②个体的需要可以包括生理需要、心理需要、社会需要和文化需要；③能力包括自身的能力和可利用的能力；④当面对需要和能力不平衡或不匹配时个体就会做出心理和生理的反应；⑤反应的结果可能是适应性的也可能是不适应性的。

二、心理应激理论与心理护理

20 世纪 80 年代至今，国内的医学心理学相关教材中将应激和心理应激视为同一概念，把心理应激看作是由应激源（生活事件）到应激反应的多因素作用的过程。这也被称为现代心理应激理论。这一理论认为心理应激由生活事件引发，生活事件可以是生物的、心理的、社会的、文化的等，通过一些应激中间影响变量，如认知因素、应对方式、个性特征等个体内部资源，或社会支持等个体外部资源作用与个体本身，产生各种各样的生理、心理、行为反应。反应过强、持续时间过长就可能导致疾病，见图4－2。

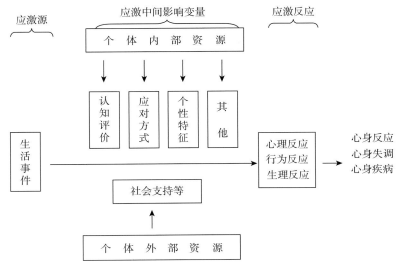

图4－2 心理应激作用过程示意图

以一位癌症患者被诊断为癌症这一事件为例说明整个心理应激过程。当医护人员把确诊为癌症这一事实（生活事件）告知患者时，患者认识到癌症会对生命造成严重威胁，可能带来经济地位、社会地位的变化等等（认知评价），而患者本身又性格内向、沉默寡言（个性特征），加上没有儿女（社会支持），这样癌症便成为患者的强负性事件并对其产生重大影响而出现各种各样的应激反应，如焦虑、恐惧、自我价值降低等心理反应；胃肠功能失调、失眠等生理反应；不断寻求诊断或无助等行为反应。

临床工作中，护士可以从多方面、多角度，从整体上认识患者的心理行为问题。结合心理应激理论，对患者提供有效的心理干预。例如，帮助患者回避一些可以回避的生活事件，如与危重病人的隔离；改变患者的认知评价，如护士发现病人对疾病的错误认知，鼓励和帮助他们重建合理的认知；让患者学会使用积极的应对方式，减少和消除消极的应对方式；通过调动合适的社会支持改善患者的生理心理；培养患者形成良好的个性、乐观的心态；教他们使用放松训练的技术以改善他们的生物学症状等以达到整体干预的目的。

第二节 生活事件

一、生活事件分类

生活事件（life event）是日常生活中经常面临的各种各样的问题，是造成心理应激并可能进而损害个体健康的刺激物。社会的快速发展、人们的压力越来越大，而压力大多来自心理社会方面，而生物学因素，如病患等依然是生活中存在的变量。在许多文献中，将生活事件和应激源作为同义词，它包括生物、心理、社会和文化等方面的刺激。以下从 2 个维度对生活事件进行分类，以便对生活事件有更明确的认识。

（一）按事件的内容分类

1. **工作情景**　包括工作环境，如高温、低温、噪声等；工作变化，如倒班，工作岗位经常变换等；工作压力，如过高的工作绩效考评等。

2. **家庭生活环境变化**　如恋爱、结婚、离婚、居丧、子女教育、照顾病重的家庭成员、变迁等。

3. **社会环境变化**　如社会动荡、都市化、交通拥挤、经济制度改革、下岗等。

4. **不良的人际关系**　如与邻里、同事、领导关系不佳等。

5. **经济方面的问题**　如经济上的困难或变故，包括负债、亏损、失业等。

6. **自身健康状况和自我实现等**

（二）按事件对个体的影响分类

1. **正性生活事件**　正性生活事件是指使个体产生愉快心情的事件，如结婚、晋升、中奖等。

2. **负性生活事件**　负性生活事件是指对个体心身都造成消极作用的事件，这些事件都具有明显的厌恶性质或给人带来痛苦、悲哀的心境，如居丧，人际关系不和等。

绝大部分正性生活事件有益身体健康，但是，一些引起过大情绪反应的正性生活事件也会对健康造成不良影响，如兴奋过度引发心肌梗死（乐极生悲）。负性生活事件一般都对心身造成负面影响。

二、生活事件的评定及与健康的关系

在研究生活事件评定的初级阶段，人们只注重较重大的生活事件，因而只统计某一段时期内较大事件发生的次数。次数越多表示遭受的精神刺激越强。1967 年美国心理学家霍尔姆斯（Holmes）和雷赫（Rahe）通过研究编制了社会再适应等级量表，量表中列出了 43 种生活事件，以生活变化单位（LCU）的大小表示每项生活事件对个体影响的严重程度。我国学者在国外研究的基础上，结合本国国情编制了生活事件量表，该量表列举了中国人常见的 65 项生活事件，包括职业、学习、婚姻和恋爱、家庭和子女、经济、司法、人际关系等方面，见表 4-1。

表 4-1　生活事件量表中的 65 项生活事件

1. 丧偶	14. 结婚	27. 子女就业	40. 好友去世	53. 学习困难
2. 子女死亡	15. 家属刑事处分	28. 怀孕	41. 法律纠纷	54. 流产
3. 父母死亡	16. 失恋	29. 升学就业受挫	42. 收入显著	55. 家庭成员纠纷
4. 离婚	17. 婚外两性行为	30. 晋升	43. 增减遗失重要物品	56. 和上级冲突
5. 父母离婚	18. 大量借贷	31. 入党入团	44. 留级	57. 入学或就业

6. 夫妻感情破裂	19. 突出成就荣誉	32. 子女结婚	45. 夫妻严重争执	58. 参军复员
7. 子女出生	20. 恢复政治名誉	33. 免去职务	46. 搬家	59. 受惊
8. 开除	21. 重病外伤	34. 性生活障碍	47. 领养继子	60. 业余培训
9. 刑事处分	22. 严重差错事故	35. 家属行政处分	48. 好友决裂	61. 家庭成员外迁
10. 家属亡故	23. 开始恋爱	36. 名誉受损	49. 工作显著增加	62. 邻居纠纷
11. 家属重病	24. 行政纪律处分	37. 中额借贷	50. 小量借贷	63. 同事纠纷
12. 政治性冲击	25. 复婚	38. 财产损失	51. 退休	64. 睡眠重大改变
13. 子女行为不端	26. 子女学习困难	39. 退学	52. 工种更动	65. 暂去外地

生活事件与健康的关系密切相关。生活事件的致病性与其性质有关，过度紧张的学习、工作会使情绪焦躁，不协调的人际关系也会带来身心上的问题，进而影响健康。一些伴有心理上丧失感的重大事件，如天灾、人祸、疾病导致的丧偶、家庭成员死亡等对健康的危害最大。生活事件的数量也决定其对健康的影响程度，当一个人在一定时期内连续遭受到多种严重生活事件，往往容易导致对健康的损害。

三、护士对患者生活事件管理的指导

患者的生活事件，尤其是负性生活事件对患者健康或多或少的造成影响。临床护理中，护士可以帮助患者管理生活事件，也可以指导患者对自己的生活事件进行良好的管理。有的生活事件是可以消除的，如因某一事件引发焦虑，继而使紧张性头痛发作的患者，护士可通过改变认知、放松训练等减轻患者的焦虑反应。有的生活事件是可以避免的，如当病区有病人离去时，护士对其进行屏风遮挡，以防对病区其他病人造成心理阴影；有的生活事件是无法回避而需要面对的，如对临终病人，护士应鼓励其面对死亡，更高质量地度过生命的最后阶段。

第三节　认知评价

一、认知评价的概念

认知评价（cognitive appraisement）指的是个体从自身的角度对遇到的生活事件的性质、程度和可能的危害做出的评估。中国有个成语叫仁者见仁，智者见智。说的就是同一个问题，不同的人从不同的立场或角度去看有不同的看法。对同样的生活事件，认知评价不同，所引起的应激反应也截然不同。所以，也有学者认为一件事是否成为应激事件，认知是关卡。

♡心灵故事会："棺材"一是福是祸

有两个秀才一起去赶考，路上他们遇到了出殡的棺材，其中一个秀才心里立即"咯噔"一下，凉了半截。心想：完了，真触霉头，赶考的日子居然碰到这个倒霉的棺材。于是心情一落千丈，走进考场，那个"黑黑的棺材"一直挥之不去，结果，文思枯竭，果然名落孙山。另一个秀才也同时看到了，一开始心里"咯噔"一下，但转念一想：棺材，噢！那不就是有"官"又有"财"吗？好兆头，看来今天我要鸿运当头了，一定高中。于是心里十分兴奋，情绪高涨，走进考场，文思泉涌，果然一举高中。回到家里两人都对家人说：那"棺材"真是好灵！

二、认知评价的过程

1984年美国心理学家弗克曼（Folkman）和拉扎勒斯（Lazarus）将个体对生活事件的认知评价分为两个阶段：第一个阶段为初级评价阶段，即评价当前面临的事件与自己是否有利害关系；第二个阶段为次级评价阶段，一旦通过认知认为事件与自己有关，此事件就成为生活事件。随后，个体会对生活事件是否可能得到解决进行评估。如果个体稍加努力，问题可以得到解决，那么心理应激反应就较弱，对心身影响也较小。反之，如果个体认为要付出很大努力才能解决或者尽管付出努力仍不能解决问题，心理应激反应就强烈，对心身影响也越严重。如一般感冒不易造成患者强烈的消极心身反应，是因为个体通过次级评价，认为感冒治愈的可能性很大；而肝癌患者却容易产生较强的消极心身反应，是因为在重症病人的次级评价里，认为疾病治愈的可能性很小，而且会在痛苦中死亡。

有些生活事件对个体产生威胁，不仅因为生活事件本身，也包括个体自身性格特征、生活状况、事件处理能力等多方面因素。如一个曾因工伤骨折的患者，那时候有女朋友的悉心照料，单位组织的关心、加上经济状况良好，骨折对他造不成较大威胁；而如今再一次骨折住院时，女朋友已分手，工作也丢了，没有组织关心，加上经济状况低下，这次患病对他的心身影响就大很多。

三、护士对患者认知评价的干预

临床护理工作中，通过改变患者的认知评价，可以有效地改变患者的情绪和行为，促进患者的身心健康。护士在与病人交流的过程中，要对他们对疾病的认知有所了解，帮助他们消除不合理或错误的认知，建立正确的认知评价，结合其他因素的综合改变，以便为病人更好的服务（见第六章第五节）。

第四节　应对方式与心理防御机制

一、应对方式的概念

个体在面临不同的情境时，一般采取 3 种认知和行为方式：①心理防御机制：即个体在遭受各种紧张刺激时使用的一种保护个体免遭挫折的无意识防御机制。②日常习惯行为：即面对一些可控制的、经常出现的情境，个体往往采取那些已被证实行之有效的习惯性行为。③应对：即个体面对困难的、不寻常的、超过自身资源负担的生活事件时，所采取的认知和行为措施。

应对方式（coping strategies）是现代心理应激理论的重要研究内容，也被认为是应激事件和应激心身反应的重要中介影响因素。

> ♡名人名言
>
> 良好的方法能使我们更好地发挥运用天赋的才能，而拙劣的方法则可能阻碍才能的发挥。
>
> ——贝尔纳（法国生理学家）

二、应对方式的分类

面对不同的生活事件人们会采用不同的应对方式，不同的人也有其自身独特的应对方式，应对方式的种类有许多，下面介绍几种分类方法和应对方式。

1. **按应对的指向性分类**　应对可以指向于问题也可以指向于情绪，前者称为问题关注应对，后者称为情绪关注应对。问题关注应对是指个体试图制定出具体的行为与计划，尽可能地解决问题。情绪关注应对是指个体通过调节，试图控制和减弱应激源带来的负性情绪。如护士小张 3 天后要参加护士资格考试，她这几天抓紧复习、认真看书，通过问题关注应对考试，同时，在白天看书后，她晚上回家洗个热水澡、边听音乐边看杂志，通过调节情绪的方式应对考试带来的焦虑。

2. **按应对的目的分类**　按目的也可以把应对分为二类，其一是通过解决问题的行为来应对应激源及其和患者的关系，如抗争、妥协、逃避等；其二是通过改变自己的活动来应对应激源，如使用药物、放松训练、分散注意力等。

3. **按应对的策略分类**　应对的策略有许多种类，主要包括①积极的认知应对：指个体希望以一种自信，有能力控制应激的乐观态度评价应激事件，以便在心理上有效地应对应激。②积极的行为应对：个体采取明显的行动，希望以行动解决问题。③回避应对：指个体企图回避主动对抗，或希望采取间接方式，如过度饮食、大量吸烟等方式缓解与应激有关的情绪紧张。

三、应对方式研究及评定的意义

许多研究表明，应对与各种应激有关因素存在相互影响和相互制约的关系。如癌症患者的应对方式影响了癌症转归、预后，也影响了患者的生活质量。通过了解个体的应对策略，研究应对在不同事件情境下的意义，可为临床护士指导患者如何在一定应激事件下，使用合理的、有效的应对策略提供理论依据。

四、患者应对方式的确立

患者应对方式的确立取决于多方面因素，如患者的个体特征包括年龄、性别、个性等，还包括疾病特征，如患的什么病，发病部位在哪，病情严重程度等。患者的个体特征决定患者的应对技能，如成年人比儿童的应对能力更好；女性患者在应对技能和方式上相对于男性较少；外向的人比内向的人更愿意选择积极的应对策略。早年的经验可能成为以后患病者首选的应对策略，有亲属死于该疾病的患者与亲属从该疾病康复的患者，前者对于该疾病的恐惧度更高，更可能采取无效的应对方式等。疾病的性质及其相关因素，也会影响患者采取何种应对策略。此外，社会文化背景，如对一些疾病的偏见和歧视也会使患者采取差异化的应对方式。

五、护士对患者应对方式的指导

护士在指导患者使用正确有效的应对方式前，首先要掌握应对的相关知识，了解哪些是积极的应对策略，哪些是消极不合理的，哪些是双重性的应对策略，它们分别在怎样的情境下具有积极和消极意义。其次，在教患者应对策略的技能如放松技术、决断力训练、恐惧脱敏、寻求社会支持等的同时，还要帮助他们建立较为健康的处世方式和人生价值观，除此之外，培养患者的娱乐爱好以缓解疾病带来的压力，指导患者建立和维持强有力的社会支持系统，学会幽默处理一些尴尬情境，培养乐观的人生态度等也是提高应对能力的重要方法。

❖想一想：你是哪一只青蛙

有个牧人将刚挤的一桶鲜奶放在墙下，墙上有 3 只小青蛙打闹时不小心全部掉进了奶桶里。就这样 3 只小青蛙游也游不动，跳也跳不出，如图 4-3。

第一只青蛙说：难怪早上眼皮就跳，好端端掉进牛奶里，我的命好苦啊！然后它就漂在奶里一动不动，等待着死亡的降临。

第二只青蛙试着挣扎了几下，感觉到一切都是徒劳，绝望地说今天死定了，我还不如死个痛快，长痛不如短痛，于是它一头扎进牛奶深处，把自己淹死了。

第三只青蛙什么也没说，只是拼命蹬后腿。

第一只青蛙说："算了吧，没用的，这么深的牛奶桶，再怎么蹬也跳不出去啊。"

"也许能找到什么垫脚的东西呢！"第 3 只青蛙说。

但是桶里只有滑滑的牛奶，根本没有什么可以支撑的东西，小青蛙一脚踏空，两脚踏空……时间一分钟一分钟过去，小青蛙几乎想放弃了，但是一种求生欲望支持着它一次又一次地蹬起后腿。它感到牛奶越来越稠，越来越难以游动……然而，慢慢的，奇迹出现了，他们脚下面的牛奶硬起来了—原来牛奶在它拼命搅拌下，变成了奶油块。在等死的那只小青蛙发现这一点，它兴奋地叫起来，这时它的同伴已经差不多精疲力竭，然而两只小青蛙还是奋力一跳，终于都跳出了奶桶。而它们的另一个同伴，却没能出来。

　　面对类似的压力，你会是哪一只青蛙？

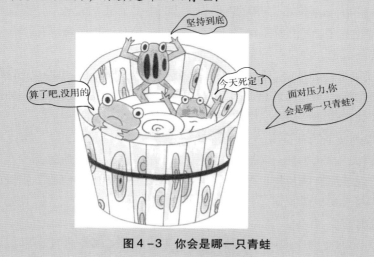

图 4 –3　你会是哪一只青蛙

六、心理防御机制

（一）心理防御机制的概念

心理防御机制（psychological defense mechanism）的概念最初是由精神分析大师弗洛伊德（Freud）提出来，指个体处于挫折与冲突的紧张情境时，其心理活动具有自觉不自觉地解脱烦恼、减轻内心不安，以恢复情绪平衡与稳定的一种适应性倾向。

现在通常认为应对是个体为了缓解应激对自身的影响而有意识、有目的采取的认知活动和行为。而心理防御机制，是无意识采取的应对应激情境的手段。心理防御机制更多取决于人体自身的特点（特别是人格），具有相对稳定性，较少随情境发生大的改变。尽管如此，心理防御机制和应对还是有一定的联系。许多应对方式经过长时间的使用后，就会变成个体无意识防御机制的一部分。许多防御机制也可以经过有意识的训练转变成习惯化的应对活动。

心理防卫机制的积极意义在于能够使主体在遭受困难与挫折后减轻或免除精神压力，恢复心理平衡，甚至激发主体的主观能动性，激励主体以顽强的毅力克服困难，战胜挫折。消极意义在于使主体可能因压力的缓解而自足，或出现退缩甚至恐惧而导致心理疾病。

（二）常见的心理防御机制

心理防御机制具体的种类有许多，根据性质可以将其分为5种：①建设性防御机制（如升华作用）；②攻击性防御机制（如移位作用）；③逃避性防御机制（如压抑和倒退）；④替代性防御机制（如补偿作用）；⑤掩饰性或伪装性防御机制（如文饰作用）。以下介绍常见的几种心理防御机制。

1. 压抑　压抑是各种防卫机制中最基本的方法，是个体受到挫折后，把那些不能被意识接受的欲望和行动不知不觉压抑到其潜意识中。如我们常说："我真希望没这回事"，"我不要再想它了。"由于压抑，表面上看起来我们已把事情忘记了，而事实上它仍然在我们的潜意识中，在某些时候影响我们的行为。

2. 投射　投射是指个体将自己内心某些不能为社会规范或自我良心所接受的感觉、态度、欲望、意念等转到外部世界或他人身上以掩饰自己，逃避或减轻内心的焦虑与痛苦的做法。如人们常说的"以小人之心度君子之腹"等。

3. 升华　指改换原为社会或自己的理智所不允许的冲动或欲望，用比较符合社会规范、具有建设性、有利于社会和本人的方式表达出来的一种心理防御方式。升华作用一方面转移和实现了原有的情感，达到了内心的平衡，一方面又创造了积极的价值。如一生命运多舛的西汉文史学家司马迁，因仗义执言，得罪当朝皇帝，被判处宫刑，但他撰写了著名的《史记》一书。

4. 合理化　又称文饰作用，是个体的目标或行为表现不符合社会常规的时候，为避免或减低因挫折而产生的焦虑或维护自尊起见，给自己的行为一种"合理化"的解释。这是一般人运用最多的一种心理防御机制。合理化有两种典型，一个是酸葡萄心理，一个是甜柠檬心理。酸葡萄心理是将把得不到的东西认为是坏的，如长的不漂亮的安慰自己就用"红颜命薄"；甜柠檬心理是将属于自己的不好的东西认为是好的，如比较贵重的东西丢了安慰自己说"财去人安"。人也常常用"酸葡萄心理"和"甜柠檬心理"使自己获得内心的安静和平衡。

♡经典故事：狐狸的合理化

一只狐狸走进葡萄园中，看到架上长满了成熟葡萄，它想吃，但因架子太高，跳了数次都摘不到，因而无法吃到葡萄，它就说那些葡萄是酸的，它不想吃了，如图4-4。其实葡萄是甜的，它因吃不到而说葡萄是酸的。那只狐狸后来走到柠檬树旁，因肚子饿了，就摘柠檬充饥，边吃边说柠檬是甜的，其实柠檬味道是酸涩的。

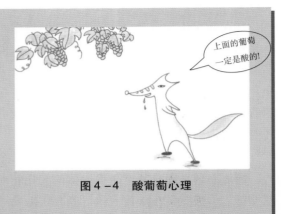

图4-4　酸葡萄心理

5. **倒退**　也称退行，指当个体遇到困难或挫折时，放弃已学到较成熟的应对方式和策略，反而使用早先较幼稚的方式应对困难或满足己欲。如一个成年人生病时，其行为常常退回到孩童时期，表现出如洗脸等都要别人帮忙、伺候，甚至撒娇。

6. **反向作用**　个体将潜意识中不能直接表达的欲望和冲动通过截然相反的方式呈现。这是一种"矫枉过正"的防御方式。如一位喜欢吃糖，但被告诫吃糖会蛀牙，每次和妈妈逛超市，总指着糖果对妈妈说："不可以吃糖，吃糖会蛀牙，妈妈不喜欢。"

7. **脱离**　指把一种不能为意识接受的冲动、观念或动作，部分地从其原来的感觉和记忆中脱离出来，以便消除与原来意识境界有关的紧张情绪。如人死了不能说"死"，要说"长眠"。

8. **代偿**　又称补偿，指个人因心身某个方面的缺陷不能达到某种目标时，有意识地采取其他能够获取成功的活动来代偿某种能力缺陷，从而弥补因失败造成的自卑感。如有些身体发育缺陷的人，因为自己的努力成为优秀的音乐家等。

9. **移位作用**　指把在一种情境下是危险的情感或行动，转移到另一个较为安全的情境下释放出来。例如，把对上级的愤怒和不满情绪，在家中对亲人发泄出来。

第五节　社会支持

一、社会支持的概念

社会支持（social support）是一种个体可利用的外部资源。1983 年威尔斯顿（Wallston）等认为社会支持是个体通过正式或非正式的途径与他人或群体接触，并获得信息、安慰及保证。在我国，人们更愿意把社会支持理解为来自社会各方面包括家庭、亲属、朋友、同事、伙伴、党团、工会等个人或组织所给予的精神上的和物质上的帮助和支援。

二、社会支持与健康的关系

早在 19 世纪，法国社会学家涂尔干（Durkheim）就发现社会联系的紧密程度与自杀有关。20 世纪的流行病学研究表明，社会隔离或社会结合程度低的个体身心健康水平较低，且死亡率较高，在各年龄组，缺乏稳定婚姻关系和社会关系较孤立的个体易患结核病、意外事故和精神疾病。当前的许多研究已经证明，社会支持是影响应激反应结果的一个重要的中介变量，它与应激引起的身心反应呈负相关，良好的社会支持可以减轻应激反应的负性作用，有利于身心健康。

三、社会支持对患者的意义

研究至少证实社会支持对患者的作用有以下几个方面：

1. **社会支持能减轻患者的心身症状**　患者患病初期，会有焦虑、烦躁、恐惧、不安等心理状态，这时候，外界的支持能帮助患者获得心理上的舒适，有了良好的心态，加上患者的配合，从而能有效地减轻生理症状。

2. 社会支持能帮助患者增加适应性行为　患者患病期间，由于角色和环境的改变，会感到或多或少的不适应。这时，单位的支持、领导的关心、家人的陪伴和医务人员的悉心照料有利于减轻患者的不适感，促进患者更好地适应。

3. 社会支持能促使患者更多地使用积极的应对方式　当患者有他人可以依靠时，他们能更好地处理疾病带来的困扰，社会支持能促进患者使用更多的积极应对策略。

4. 社会支持可以延长绝症患者的生存时间　研究显示，社会支持与患者的生存期有关。良好的社会支持能增加患者对抗病魔的决心，延长患者的寿命。

四、社会支持的分类和评定

通常可根据不同的研究目的和工作实际，从不同角度思考和评定患者的社会支持水平。最常见的有 3 种评定方法：

1. 社会支持的类型　威尔科克斯（Wilcox）在 1982 年将社会支持分为情绪支持、归属支持、实质支持，并编制了社会支持量表，以评定患者社会支持类型状况。

2. 社会支持的来源　绝大多数研究表明，患者的配偶、父母常常是社会支持的中心人物，但是有时也可能是小孩、家庭其他成员、朋友，甚至医务人员。表 4 - 2 列举了社会支持的主要来源。

表 4 - 2　社会支持的主要来源

社会支持来源	举例
亲属	配偶
	父母
	同胞兄弟姐妹
	子孙
	家庭其他成员
社会	朋友
	邻居
	领导
	同事
社区	服务机构
	"自我帮助"集体
	抗癌俱乐部
	宗教和社区机构
健康专业	健康专业人员
	医生、护士

3. 社会支持的数量和利用度　我国学者肖水源将社会支持分为 3 类：第一类是客观的、实际的或可见的支持，包括物质上的直接帮助和社会网络、团体关系的存在和参

与。第二类是主观体验到的或情绪上的支持，指的是个体感到在社会中被尊重、支持、理解的情绪体验和满意程度，与个人的主观感受密切相关。第三类是个人的利用度，指个体在遇到生活事件的时候，能够利用别人的支持和帮助的程度。根据这种分类他编制了社会支持量表，在国内已经得到广泛应用。

五、护理中社会支持方法的应用

不同的患者有着不同的社会支持需要，同一患者在不同的疾病发展阶段所需的社会支持也不同，护士在工作中应通过以下几个途径为患者提供多方面的社会支持：

1. **掌握有关社会支持及其与心身健康关系的知识** 护士作为患者的护理者、管理者、教育者、协调者等多种角色相结合的个体，不仅要了解社会支持对健康积极作用的一面，还要了解患者在不同的疾病阶段社会支持的变化等。比如患者入院初期更需要疾病相关信息的支持，临终患者更需要情感支持等。

2. **掌握对社会支持进行评价的手段** 护士与患者接触最多、最密切，护士能最直接准确地了解患者心理发生的变化。一般来说，护士可以通过观察、访谈，了解到患者社会支持的水平及其变化。有时还需要使用专门的测评工具，以更为精确地对患者的社会支持进行定量。

3. **协调多种社会支持** 首先，护士本身就是患者的社会支持，护理工作中可使用支持心理治疗，如劝导、启发、鼓励、支持、解释、积极暗示、提供保证等，鼓励患者表达消极的情绪。其次，护士试图营造一种积极向上的气氛，通过同一病房其他患者的正能量，做好示范作用，增加患者战胜疾病的信心。除此之外，医务工作者热情的服务，家属、朋友、同事的鼓励和探视都可以对病人的病情有改善作用。

4. **从患者需要出发提供社会支持** 护士应根据患者的不同特点协同家属相对地控制社会支持的类型和数量。不同个性特点的患者社会支持需要量不同，如性格外向、平日社会交往频繁的个体社会支持需要量较大，性格内向、平常喜欢静坐独处的人社会支持需要量较少。不同疾病阶段、不同身体状况影响患者的社会支持需要，如一些患者在疾病的诊断初期、甚至治疗期往往不愿意让别人知道，不希望太多的人来探视，而在疾病晚期或弥留之际，他们又希望见到许多想见的人，但此时他们接待探视者的精力已非常有限。

第六节 个性特征与应激

个性特征是指个体在心理发展过程中逐渐形成的稳定的心理特点。一个人的个性特征对其心理特点和行为方式有很大的影响。如一个性格外向的人会表现出主动与人交往、善于交际、热情、友好等方面的心理和行为特点。一个富于创造性的人会表现出想象力丰富、思维具有跳跃性、经常表现出新异的想法、观点和看法，或是新异的解决问题的思路、方法和策略等。一个内向和高聪慧性的人会表现出不善于与人打交道、沉默寡言、孤僻，同时又表现出乐于钻研、反应灵敏、善于发现问题和解决问题等心理和行为特点，对科学研究很可能表现出浓厚的兴趣等。个性的这些表现，影响着个体面对生活事件的方式，在某种程度上看，个性特征与生活事件、认知评价、应对方式、社会支持和应激反应等因素之间均存在相关性。

1. 个性影响生活事件 个性可以影响个体对生活事件的感知，有时甚至可以决定生活事件的形成。如负性事件对性格豁达开朗的、心境平和的、能力强的人影响不大，但消极悲观、自信不足的人却会将负性事件放大。

2. 个性影响认知评价 态度、价值观和行为准则，以及能力和性格等个性心理特征因素，都可以不同程度地影响个体在应激过程中的初级评价和次级评价。这些因素决定个体对各种内外刺激的认知倾向，从而影响个体对现状的评估。如性格脆弱的人容易判断自己做事失败。

3. 个性影响应对方式 个性特征在一定程度上决定着应对风格。不同的个性类型的个体在面临应激时可以表现出不同的应对策略。如外向个性心理特点的个体要比内向个性特点的个体更能表达消极情绪。

4. 个性影响社会支持 个体获得社会支持的多少取决于他的个性如何，如个性孤僻、不好交往的个体获得社会支持的程度要比个性开朗、善于交往的个体困难。

5. 个性影响应激反应 个性与应激反应的形成和程度相关。同样的生活事件，在不同个性的人身上可以出现完全不同的心身反应。

♡名人名言

不要因为害怕不可知的伤痛，而不感知现有的幸福。

——莫言

第七节 应激反应

一、应激反应的概念

应激反应是指个体经认知评价，感知到环境中存在威胁性应激源后，引发的各种生理、心理、社会行为方面的变化。应激反应涉及个体的身心两方面，故又称为应激的心身反应。心理应激反应在健康和疾病中具有两面性。一方面，应激反应并不总是对个体有害，应激反应是个体对变化着的内外环境所做出的一种适应。对个体来说，一定的应激反应不但可以看成是及时调整与环境的契合关系，而且这种应激性锻炼有利于人格和体格的健全，从而为将来的环境适应提供条件。但另一方面，若个体的能力和经验不足以应对应激事件，就会引发一些功能性疾病的症状，影响个体的健康。

二、应激的生理反应

应激事件主要是通过心身相互作用机制引起一系列的生理反应。根据心理生物学研究，应激事件是通过以下 3 个途径影响机体生理功能的。

1. **心理－神经中介机制**　机体生理机能的主要调节者是神经系统。当个体遭受各种刺激时，在神经系统的调控下会引起一系列的植物神经效应，如心率加快、血压升高、胃肠运动和分泌减少。一系列躯体效应，如肌肉紧张、手足发冷。以及一系列行为效应，如觉醒、警觉等。如果应激过强或持久，会使这些反应持续存在，导致疾病。

2. **心理－神经－内分泌中介机制**　内分泌一方面受神经系统的控制，一方面也接受激素自身的反馈调节。在应激状态下，内分泌也会出现相应的改变，导致生理活动的变化。如处于应激状态下，神经冲动作用于神经系统，促使下丘脑分泌促肾上腺皮质激素释放因子，促肾上腺皮质激素释放因子通过脑垂体门脉系统作用于腺垂体，促使腺垂体释放促肾上腺皮质激素，进而促进肾上腺皮质激素特别是糖皮质激素的合成和分泌，从而引发血糖升高、蛋白质和脂肪代谢增快等反应。

3. **心理－神经－免疫中介机制**　长期的心理应激可损害人体的免疫功能。由于心理应激会损害下丘脑功能，造成皮质激素的过多分泌，进而引起胸腺和淋巴组织退化或萎缩，抗体反应抑制，巨噬细胞活动能力下降，嗜酸细胞减少和阻断中性粒细胞向炎症部位移动等一系列变化。短暂微弱的应激一般对机体免疫功能不构成危害，当应激持续几周甚至几个月以上，由于免疫系统的损害，机体在各种疾病面前会变得脆弱不堪。

三、应激的心理行为反应

应激的心理反应主要从情绪及行为中表现出来，应激可以引发认知偏差、情绪激动、行为刻板等，应激甚至可以影响个体的深层部分，如性格、自信心等，但与健康和疾病最为密切的是应激的情绪反应和行为反应。

（一）应激的情绪反应

1. **焦虑**　焦虑是应激反应中最常出现的负性情绪，它是一种人们对即将来临的、预期会出现不良后果的事物所表现出来的复杂情绪状态，包含着紧张、恐惧和担心。比如手术前患者就会因为对未来的不可预知而出现焦虑。

2. **恐惧**　恐惧是一种企图摆脱已经明确的、有特定危险的会受到伤害或对生命有威胁的情景时的情绪状态。如癌症病人对自己疾病的情绪。

3. **抑郁**　抑郁表现为悲哀、寂寞、孤独、丧失感和厌世感等消极情绪状态，伴有失眠、食欲、性欲低下等症状。比如，入住 ICU 病房 3～4 天后患者可能出现抑郁。

4. **愤怒**　愤怒是与挫折和威胁有关的情绪状态。由于目标受到阻碍，自尊心受到打击，为排除阻碍或恢复自尊，常可激起愤怒。如护士对艾滋病患者的嘲笑和偏见，会引起患者的愤怒。

这些应激引起的负性情绪对个体的其他心理功能和行为活动也可产生相互影响，如使认知能力下降，表现为注意力不集中，判断是非能力下降。自我意识也可能发生相应的变化，如自信心不足，自我价值感下降等；行为表现也发生改变，如坐立不安等。

（二）应激的行为反应

伴随应激的情绪、认知等反应，个体的外在行为也发生一定的变化，这些行为改变实际上也是个体的行为策略，有些是适应性的，有些是适应不良性的，以下几种是个体应激状态下最常见的行为反应。

1. 逃避与回避　　逃避是一种在接触到应激源后采取远离应激源的行为。回避是在应激源将要出现而未接触之前就采取行动远离应激源。这两种行为方式，逃避具有更多的消极性，回避具有更多的积极性。如回避有矛盾的个体的接触使矛盾减弱或减少，逃避家属身患重病的事实会失去就诊的机会。

2. 退化与依赖　　退化是个体在遭受挫折时放弃成人的行为而倒退到儿童时期的行为来应付环境的变化。依赖就是事事处处依靠别人关心照顾而自己不去努力完成本应自己去做的事情。依赖是一种行为退化的具体表现，住院患者经常出现退化和依赖行为。

3. 敌对与攻击　　敌对是一种内心有攻击的欲望，以不友好、谩骂、憎恨或羞辱别人为表现的行为。攻击是个体以攻击的方式针对攻击的对象，攻击对象可以是别人也可以是自己。如患者不肯服药或拒绝治疗，或出现自伤行为。还比如，患者因患病这一生活事件无缘无故地谩骂或以其他方式攻击医护人员。

4. 无助　　无助是一种无能为力、无所适从、听天由命、被动挨打的行为状态。通常在经过反复应对不能奏效，感到无法控制时产生。包含了一定的抑郁成分。这种应激后的行为反应常见于疑难病患者、久治不愈的患者、绝症患者等。

5. 躁动　　应激状态下，许多人表现出活动增加、坐立不安，严重者可出现轻躁狂。比如，突发事件患者在手术室抢救时，亲人在手术室之外等候时的焦急、不安。

6. 转换行为　　人在应激状况下，也有可能出现某些特定行为。比如习惯性地饮酒、吸烟或服用某些药物等等。

同步训练

一、名词解释

1. 应激
2. 生活事件
3. 心理防御机制
4. 应激反应

二、思考题

1. 阐述心理应激的过程。
2. 个体的认知评价有哪两个过程？
3. 常见的心理防御机制有哪些？
4. 个体遭受应激后，通常有哪些心理行为反应？

第五章 护理工作中的临床心理评估

 学习目标

掌握：心理评估、心理护理评估、心理测验的概念、SCL-90、SDS、SAS 量
表的使用。

熟悉：临床心理评估的意义，心理测验的信度、效度、常模。

了解：心理测验的分类和常见的心理测验；心理评估者应具备的条件。

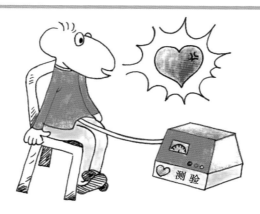

图 5-1 心理如同体重一样，是可以测量的

心理如同体重一样，是可以测量的，如图 5-1。在临床工作中，护士准确地把握
患者的心理状态，做出正确评估，是制定具有针对性的临床护理方案的基础。本章主要
介绍心理评估的方法，尤其是心理测验。重点介绍临床护理中常用的几种心理测验。

第一节 临床心理评估概述

一、临床心理评估的相关概念

（一）心理评估

心理评估（psychological assessment）指使用心理学的理论、方法和工具，对人的心

理状态、行为等心理现象进行全面、系统和深入的客观描述、分类、鉴别与诊断的过程。它能对各种正常或异常的心理进行客观描述，评定患者的认知水平、情绪活动、人格特征和社会功能状况等，为开展心理治疗、心理咨询提供重要依据。

（二）临床心理评估

指将心理评估的理论与方法运用于临床，以患者为主要对象，评定及甄别患者心理状态的评估手段和技术。与心理评估相比，临床心理评估所涉及的范畴、内容相对局限，接近于临床疾病诊断，可对有心理障碍或心理问题的个体做出心理特征的判定和鉴别。

（三）护理领域的临床心理评估

指以护理专业领域角度，动态地针对患者的心理健康状况，遵循心理评估的理论和方法，融合心理学、医学、护理学、社会学、科学评估技术进行的综合心理评估。它进一步限定临床心理评估的应用范围，以护理对象为侧重点，由护士参与并熟练掌握，排除精神异常人群，及时评估患者各方面的情况，尤其是心理变化。

二、临床心理评估的发展简史

临床心理评估的起源可以追溯到 1905 年，巴黎的比纳（Binet）和西蒙（Simon）进行了脑损伤测试和弱智儿童测验，这是较早的临床神经心理学评估。1921 年，瑞士精神病学家罗夏（Rorschach）在《心理诊断》一书中首次提出了"心理诊断"一词，他编制了一套心理评估的工具，称为罗夏墨迹测验，用于评估儿童行为问题和精神病人的心理障碍。随着临床心理学的发展，那些测量成人与儿童智力水平，以及测量各种偏离常模行为的工作都纳入了"心理诊断"范畴。1930 年以后，很多学者对人体的脑部活动进行了研究，他们运用心理测量的方法探讨脑部与行为之间特定关系的问题，临床心理评估有了很大发展，一些新的临床心理学测验技术频频出现。1966 年霍尔斯特德（Halstead）的学生雷坦（Reitan）对其测验进行了修正和扩展，形成了霍尔斯特德—雷坦神经心理成套测验（H－R 神经心理成套测验），主要应用于特定半球和脑叶损伤综合能力的评估、病程类型的评估、慢性脑损伤模式的综合鉴别及脑损伤类型的诊断等，H－R 成为临床心理学、神经心理学领域中常用的成套测验。

随着心理学的发展，临床心理评估的概念得到了不断地拓展和丰富，那些对成人与儿童智力水平、人格倾向、情绪状态、兴趣爱好、能力水平、心理健康状态以及各种偏离常模行为的测量，都纳入了临床心理学评估的范畴。

三、心理评估的基本方法

临床心理评估使用的方法较多，其中常用的方法主要有观察法、访谈法和心理测验法。护士在应用这些心理评估方法时，应根据实际情况将几种方法结合使用，取长补短，以获得全面而准确的信息，从而对患者心理做出正确的评估。

（一）观察法

1. **观察法的概念** 观察法（observation）是指护士有目的、有计划地直接或间接地观察个体的心理活动和行为，对所观察的结果加以记录和客观的解释，进而作出评定和判断的一种方法。它的主要目的是评估患者心理活动、监测患者行为变化，为进一步地详细诊断提供客观依据。观察法在临床护理中极为重要，护士通过对患者的动作、姿态、表情、言语、睡眠等的观察，可进一步发现患者心理与行为的变化。观察法操作简便、快捷，患者不受干扰，结果较客观真实，但是受护士个体水平的制约。

2. **观察法的应用** 为确保观察结果的客观性和科学性，在使用观察方案时，应考虑以下几个方面：

（1）确定观察的目标行为 在心理评估中，常见的观察内容有仪表、言谈、举止、注意力、兴趣、爱好、各种情境下的应对行为等。根据评估目的明确观察目标行为，准确观察并记录。

（2）充分考虑观察情境 对行为进行观察既可以在完全自然环境下进行，也可以在特殊环境下进行。在医院中对病人的密切观察大多属于特殊情境下的观察。在不同观察情境下，同一被观察者可能表现出不同的行为。例如，一位领导即使病得很严重，在工作单位的自然环境下仍然可以游刃有余地处理工作事宜，而当在家人的陪同下进入医院，就有可能退行到任何事都需要依赖别人。因此在评价时，应充分考虑观察情境对于结果的影响。

（3）制定观察时间 在观察开始之前应制定观察时间表，包括确定观察期、观察次数、间隔时间和观察持续时间。若观察期跨越若干天，则每天的观察次数和观察时间都应该保持一致，以便全面评估被观察者在不同时间及情境下的行为表现。每次观察的具体时间，必须根据影响目标行为的时间因素决定，并可借助一些间接手段（如录像、录音等）监测观察。

（4）明确观察资料的记录方法 ①叙述记录法：是常用的观察记录方法，可采用笔记、录音、录像或联合使用几种方法，也可以按照观察的时间顺序编制记录表，例如，"某某1小时内反复呕吐3次"；②等级记录法：根据评定量表的要求进行观察和记录，例如，意外创伤患者早期的"焦虑"、"抑郁"可分为无、轻度、中度、偏重、严重5个等级，观察者可根据观察到的情况按等级记录；③事件记录法：又称事件样本，记录在观察期间内目标行为或事件的发生频率。在自然条件下进行观察时常会发生一些特殊事件，如患者在住院期间，病情突然加重或受到外部因素严重干扰等，会不同程度影响患者的行为及心理活动，因此护士必须记录这些特殊事件对患者行为所产生的心理影响。

（二）访谈法

1. **访谈法的概念** 访谈法（interview）也称"会谈法"，是护士依据其调查研究所确定的要求和目的，通过个别访问或集体交谈的方式，系统而有计划地收集患者心理特征及行为数据资料的一种调查方法。在临床心理评估中，访谈的目的是：①建立良好的医患、护患关系；②获得患者的基本信息（包括与心理障碍有关的生物、心理、社会因素）；③证实通过观察法所获得的信息的真实性；④对病人的心理进行初步评估。

2. **访谈法的分类**　可分为结构式访谈、非结构式访谈、半结构式访谈。

（1）**结构式访谈**　根据准备好的提纲或问题表，按照评估要求，以比较固定的方式和顺序进行提问，比如胃溃疡的病人，问疼痛时间，有无吐酸水，是否按时进食，是否与气候变化有关，病人只要回答"是"或"否"。结构式访谈法重点突出、方法固定、省时、所取资料可靠，但由于方式比较简单、刻板，所以无法取得全面而深入的详细资料。

（2）**非结构式访谈**　医护人员可以不拘泥于固定的问题格式或顺序，与病人自由地交谈，特别是护士在为病人做各项护理时，病人毫无戒心地谈出自己的想法和感受。如家中有无亲属精神异常，在工作岗位中的人际关系是否紧张等。由于非结构式访谈法不受固定格式和顺序所限，容易掌握病人的真实心理体验，能掌握比较详细的资料，但所需时间较长。

（3）**半结构式访谈**　此法是将以上两种方法交叉结合应用。在晤谈中既按照预先准备好的问题进行，又不拘泥于固定方式和顺序，还可以根据病人的具体实际对其启发、暗示，进一步了解情况，临床上此法被广泛使用。

访谈时应注意：①与病人异常心理的发展过程相联系；②通过现象看实质，从病人表面谈吐及表现去洞察其内心的动机、欲望以及真实情绪情感；③客观、全面分析而非主观臆断，以客观的态度观察分析和了解患者谈话内容的本质和确切意义；④消除戒备心理，如果患者出现"抗阻"现象，不愿意泄露自己的隐私时，应加以说明和澄清，并注意保密。

❖知识窗：访谈的策略和技巧

（1）**与患者建立良好的信任、合作关系**　访谈的目的是创造一个可接受、温暖的氛围，使患者感到安全、被人理解且不担心受到评判。

（2）**倾听的技巧**　倾听既可以表达对患者的尊重，同时也能促进患者的表达，使之在比较宽松、信任的氛围下诉说自己的问题及宣泄情绪，探索解决问题的方法，实现自我发展与成长。

（3）**注意谈话的技巧**　尽量组织开放性的提问方式使谈话深入或推动来访者的自我剖析，提问常用"什么"（what）、"怎样"（how）、"为什么"（why），如"您近来感觉如何？"。为了进一步使讨论深入，鼓励患者继续表达想法和感受，护士需要在患者没有被干扰或打断的情况下，对患者进行鼓励和重复语句，如："嗯……"、"是吗？"、"多告诉我些。"访谈中还需对患者所述的事实、信息、思想、行为反应及情感加以总结，反馈给患者，验证对患者所讲的内容及情感的理解是否准确。

（三）心理测验法

（详见第二节）

四、评估者应具备的条件

1. **专业知识** 要做好临床心理评估工作，首先要具备心理学专业知识，经过专门的技能培训，具有专业上岗资格，掌握评估技术，能够鉴别正常与异常心理表现，并具有对结果的分析能力和应用能力。

2. **观察能力** 敏锐的观察能力是心理评估者应具备的基本能力。要善于捕捉被评估者表情、语调及姿势的微小变化，根据行为表现推测其心理活动。

3. **智力水平** 评估者智能的高低直接影响心理评估的质量和效率。如果评估者自身的智能水平有限，就会很难对具有较高水平的评估者做出准确的判断。

4. **心理素质** 格健康、观察能力强、乐于与人交往、乐于助人和尊重他人。

5. **职业道德修养** 对待心理评估必须严肃认真、科学慎重，能够保护病人的利益，保守病人的秘密，管理好心理评估工具。

第二节 临床心理测验

心理测验（Mental Test）是根据一定的法则和心理学原理，使用一定的操作程序对人的认知、行为、情感的心理活动予以量化。临床心理测验是心理测量工具，主要用于测评患者的情绪、行为模式和人格特点。当把心理测验用于临床护理时，护士应明确其功能和作用，了解心理测验的各种分类，并熟知常用心理测验，根据患者的具体情况选用恰当的心理测验量表，按正确的测验方法进行心理测验。

一、心理测验概述

（一）心理测验的定义

心理测验是依据心理学的理论，使用一定的操作程序，在标准的情况下，取出个人行为样本进行分析和描述，从而得到心理变化的数据，用以研究、判定心理特点个体差异的程度和性质的一种测量工具。心理测验是一种心理测量的技术，像尺测长短、秤称轻重、血压计量血压一样，都是为了获得所测对象的数量。

（二）心理测验的要素

1. **行为样本** 心理测验也同其他科学领域中的测验一样，所观察的范围只是一个经过精心设计、有代表性的行为样本，而不可能为全体。比如，不可能测验情绪，而只能测验情绪中的焦虑、抑郁等。

2. **标准化** 标准化指为测验建立一套统一的实施程序和方法、统一的评分标准，以及可供比较的常模。

（三）心理测验的特性

1. **间接性** 科学发展到今天，人们还无法直接测量人的心理活动，只能通过一个人对测验项目的反应来推断出他的心理特质。由于特质是从行为模式中推理出来的，所以心理测验永远是间接的。

2. **相对性** 在对人的行为做比较时，没有绝对的标准，有的只是一个连续的行为序列。所谓心理测量，就是看某个人处在这个序列的什么位置，由此测得一个人智力的高低、性格的内外向程度等。而这一连续序列是由某一团体或一群人的某类行为特点或心理特征构成的，所以每个人被测得结果都是与所在团体，或大多数人群的行为，或某种人为确定标准相比较。

3. **客观性** 指心理测验不受主观支配，测量方法是可以重复的，测量表的制定、测验步骤的实施、计分方法和测验结果的解释等都必须遵照客观程序进行。心理测验只有具备客观性，才能保证其测量结果的正确可靠，并对心理活动与行为表现做出正确评估。

二、常用的心理测验分类

（一）按测验材料的性质分类

1. **文字测验** 指测验项目和问题回答均用文字表达（口头或书写）的一类测验。如韦氏智力量表中的常识、相似、算术、词汇、领悟、背数均属此。

2. **非文字测验** 指测验项目不以文字表述，受试者不以语言或文字方式作答的一类测验。如韦氏智力量表中填图积木、图画排列、图形拼凑、译码、迷津等。

（二）按测验内容的结构方式分类

1. **结构测验** 是在建构测验的内容时，测验的条目结构和目的十分清晰，意义明确，标准答案也相对较集中的测验。目前大多数测验（如测量能力、神经心理、记忆、人格问卷和临床量表）均为结构测验。

2. **投射测验** 是在操作时让受试者任意想象、发挥，而且受试者也不易发现测验目的的测验。投射测验包括罗夏墨迹测验、句子完成测验、画人测验和房—树—人测验等，这类测验主要用于测量人格和发掘"潜意识"的内容。

（三）按测验对象的人数分类

1. **个别测验** 是每次测验时由一名主试者单独给一名被试者实施的测验。如韦氏智力量表、H－R 神经心理测验等。

2. **团体测验** 是一名主试者在同一时间内对多名被试者实施的测验。各种教育测验都是团体测验，还包括一部分智力测验。如瑞文推理测验也是团体测验。

（四）按测验功能分类

1. 能力测验　是心理测验中的一大类别，包括智力测验、特殊能力测验、儿童发展量表。智力测验主要用于评估人的一般智力水平，如比内－西蒙智力测验、斯坦福－比内智力量表、韦克斯勒儿童和成人智力量表等；特殊能力测验主要用于测量人的某些特殊能力或能力倾向，如音乐、绘画、机械技巧等，是职业指导咨询中的有效评估手段；儿童发展量表主要用于评估出生后到 3 岁左右婴幼儿的心理成熟水平，及早发现婴幼儿的心理发展障碍，便于早期干预。

2. 人格测验　是心理测验中的另一大类，主要用于测量性格、气质、兴趣、态度、情绪、动机、信念等方面的个性心理特征和病理人格特征，前者如卡特尔 16 项人格因素问卷、艾森克人格问卷；后者的代表是，明尼苏达多项人格调查表。

3. 神经心理测验　采用心理学的方法和技术探测大脑功能、脑与行为的关系，可用于评估正常人脑神经功能、脑与行为的关系，也可用于评定病人特别是脑损伤病人的神经功能，对于神经系统疾病的早期发现、评估康复和治疗效果发挥着重要的作用，如 H－R 神经心理成套测验。

4. 适应行为评定量表　用于评估人们的社会适应技能，包括主要用于评定正常社会适应技能的量表，如 Vineland 社会适应量表，以及用于评定异常社会适应能力的量表，如 Achenback 儿童行为量表。

5. 临床评定量表　根据特殊的"靶"症状而编制的，主要用于评估某些特殊的心身症状变化的程度，如抑郁、焦虑、强迫、偏执等，常常被精神科临床医生、临床心理学家以及其他专业人员所使用。目前较常用的有：90 项症状量表（SCL－90）、简明精神症状评定量表（BPRS）、抑郁自评量表（SDS）和焦虑自评量表（SAS）等。

6. 职业咨询测验　这是近 20 年来发展迅速的心理测验类别。由于许多年轻人希望在未来的竞争中既能发挥自己的潜能，又能结合自己的兴趣和爱好，因此在择业前求助于心理学家，寻求职业咨询。职业咨询中常用的心理测验有：职业兴趣问卷、职业性向测验和特殊能力测验等。

三、心理测验的必备条件

心理测验是一种标准化的测验。所谓标准化，就是指测验的工具必须按标准化的程序进行编制，并根据标准化的程序去使用，否则，就不能达到临床应用的目的和要求，甚至造成错误的评估结果，做出不当的心理干预措施。衡量一个心理测验及评定量表是否具有实际使用价值，须从以下几点进行考察：

（一）信度

信度（reliability）是指测量结果的一致性或可信性程度。如果一个测验在大致相同的情况下，几次测量的分数大体相同，便说明此测验的性能稳定，信度高；反之，几次测量的分数相差悬殊，便说明此测验的性能不稳，信度低。对信度的评估主要由重测信度、复本信度、内部一致性信度、评分者信度构成。

信度用信度系数表示，其数值在 −1 ~ +1 之间，绝对值越接近 1，表明测验结果越可靠；绝对值越接近 0，表明测验结果越不可靠。一般能力和成就测验的信度系数要求在 0.90 以上，人格、兴趣、态度、价值观等测验信度系数要求在 0.80 ~ 0.85 之间。信度系数在 0.70 以上的测验，可用于团体间测量和比较；信度系数在 0.85 以上的测验，可用于个人鉴别。

（二）效度

效度（validity）指一个测量工具能够测量出其所要测查内容的真实程度，它反映工具的有效性、正确性。一个测验无论其信度有多高，若效度很低也是无用的。效度越高，则表示该测验测量的结果所代表要测量行为的真实度越高，能够达到所要测量的目的。反之，则相反。反映测验效度高低主要是由内容效度、效标效度、结构效度 3 种具体指标构成。

（三）常模

有了可信而有效的测验，还需要采用常模来解释测验分数的意义，如通过焦虑测试获得 30 分，我们无法判断这代表是没有焦虑，还是轻度焦虑，或是中度焦虑或重度焦虑，只有有了常模做比较，我们才可以知道其具体的含义。常模（norm）是指某种心理测验在某一人群中测查结果的标准量，即可比较的标准。某项测验的结果只有与这一标准比较，才能确定测验结果的实际意义。当然，为了更明确测验结果的意义，要选择合适的比较标准，即合适的常模。常模有不同的种类，通常有年龄常模、地域常模、全国常模等。

（四）标准化测验

标准化是心理测验的重要条件。所谓标准化是指测验的编制、施测和计分以及测验结果解释的一致性。一项好的心理测验要求在测验时对每一个受试者给予相同的施测条件和相同的评分方法。否则，受试者的测验结果将不能互相比较。标准化心理测验的标准化主要体现在：实施和计分方法的标准化；常模样本的标准化；提供测量学分析资料等方面。

第三节　临床护理工作中常用的心理测验

一、智力测验

智力测验（Intelligence test）是临床心理评估中应用最广、影响最大的一种心理测验技术，它主要用于评估人的智力发展水平、智力功能损伤或衰退的程度，可在某种程度上反映出与患者有关的其他精神病理状况，对智力及大脑功能的诊断具有很重要的价值。常用的智力测验有：斯坦福—比奈量表、韦克斯勒智力量表、中国比内测验表等。

（一）智力的一般概念和单位

智商（Intelligence quotient，IQ）是智力测验结果的量化单位，用于衡量个人智力发展水平的一种指标。常用的智商有：比率智商和离差智商。

1. **比率智商**　斯坦福大学的推孟（Terman，1916）在比奈 – 西蒙量表的基础上修订成了斯坦福 – 比奈量表。它在心理年龄的基础上，以智商表示测验结果，即比率智商。其计算方法为心理年龄（MA）与实足年龄（CA）之比。为避免小数，将商数乘以100，公式如下：IQ = MA/CA × 100。如果一个儿童的心理年龄等于实足年龄，他的智商就为100。IQ 等于 100 代表正常或平常的智力；IQ 高于 100 代表发展迅速；IQ 低于100 代表发育迟缓。但实际上，人的智力发展到一定年龄之后就会稳定在一个水平上，此后随着年龄增加，智力反而下降，所以比率智商只适用于 16 岁以下的群体。基于这样的考虑，心理学家韦克斯勒提出了离差智商的概念。

2. **离差智商**　它将一个人的智力测验成绩和同年龄组的人相比较而得到的标准分数。它是表示智力高低的一种理想指标。其计算公式为 IQ = 100 + 15Z。Z 为参加智力测验的个体与同年龄组的人相比较而得的标准分。100 为各年龄组 IQ 的平均数，15 为各年龄组 IQ 的标准差。例如，测验一个人离差智商为 115，表示他的智商高于平均智商一个标准差，为中上智力水平。

（二）常用的智力测验

1. **斯坦福 – 比奈智力测验量表**　比奈 – 西蒙智力量表自 1905 年发表以来，经多次修订和转译，其中最有名的是美国斯坦福大学推孟 1916 年修订本"斯坦福 – 比奈量表"，目前，斯坦福 – 比奈量表的最新版本是第五版。中国曾在 1924 年和 1936 年进行了两次修订。1979 年，前两次的修订者之一吴天敏教授与几个地区的师范院校协作在全国取样，对比奈量表进行了第 3 次修订。吴氏修订本的适用范围是 2 ~ 18 岁的城市少年儿童，量表共 51 个试题，每一年龄段有 3 个试题，内容包括语义解释、理解、计算、推理、比较、记忆以及空间知觉等能力（如测 6 岁儿童则要求心算简单的加减法、说出常用形容词的反义词等。测 11 岁儿童则要求分割几何图形、心算分数或乘除运算等），记分方法是按正确通过试题的题数记分，最后在附表中根据受试者的实际年龄即可查到相应智商（IQ）值。

2. **韦克斯勒智力测验**　韦克斯勒（Wechsler）于 1939 年编制了 Wechsler – Bellevue量表（简称 W – BL），1995 年经修订后的 W – BL，成为目前被广泛使用的韦克斯勒成人智力量表（WAIS）。

韦克斯勒智力量表包括言语和操作两个分量表，而每个分量表又包含 5 ~ 6 个分测验，每一分测验集中测量一种智力功能。言语分量表包括常识、领悟（对一些问题的理解）、算术、相似性（测抽象概括能力）、词汇和数字广度等一些分测验，这些方面构成了一个人言语能力，根据测验结果可以得出言语智商。操作分量表包括数字符号（译码）、图画补缺、木块图形，图片排列、物体拼凑、迷津等分测验，测验结果可以得出操作智商，而两个分量表合并就可以得出总智商。

韦克斯勒智力量表和比奈量表一样，也是一种个别测验，测验程序虽然较复杂，但因量表的分类较细，能较好地反映一个人智力全貌和各个侧面，对于鉴别临床上脑器质性障碍与功能性障碍的病人有一定作用。此外，一些分测验（如数字、广度、数字符号、木块图等）成绩随衰老而降低，可作为脑功能退化的参数。

二、个性测验

个性测验（personality test），又称人格测验，是评定个性心理特征的一种测验，主要涉及情感或行为的非智力方面，通常包括需要、动机、兴趣、爱好、情感、性格、气质、人际关系等与社会行为有关的人格特征。人格测验在心理学和医学中应用较为广泛，对鉴别和诊断病态人格有非常重大的意义，具有广泛的临床应用价值。人格测验也常常应用于心身疾病的研究中，许多研究表明不同的个性特征有易患不同疾病的可能性，如 A 型行为易患冠心病，哮喘病患者内向而敏感等。常用的人格测验分二类：一类为有结构的客观测验，如艾森克人格问卷（EPQ）、卡特尔 16 项人格因素问卷（16PF）、明尼苏达多项人格问卷（MMPI）等；另一类为无结构的测验，如投射测验中的罗夏墨迹测验、主题统觉测验等。下面，我们主要介绍临床护理中最常用的 2 种人格测验。

（一）艾森克人格问卷（简称 EPQ）

艾森克人格问卷（Eysenck personality questionnaire，EPQ）是英国伦敦大学心理系和精神病研究所艾森克教授编制的，它是一种自陈量表，有成人和少年两种形式，问卷有 88 个项目，涵盖 4 个量表：E—内外向；N—神经质；P—精神质；L—掩饰或自身隐蔽。前 3 个量表代表人格结构的 3 种维度，人们在这 3 方面的不同倾向和不同表现程度，便构成了不同的人格特征。L 则是效度量表，用于评估测验的可信程度。由于 EPQ 具有较高的信度和效度，是目前医学、司法、教育和心理咨询等领域应用最为广泛的问卷之一。

EPQ 由 3 个人格维度和一个效度量表组成：

1. E（内外向）维度　分数高表示人格外向，可能是好交际、渴望刺激和冒险，情感易于冲动。分数低表示人格内向，可能是好静，富于内省，除了亲密的朋友之外，对一般人缄默冷淡，不喜欢刺激，喜欢有秩序的生活方式，情绪比较稳定。

2. N（神经质）维度　反映的是正常行为，与病症无关。分数高可能是焦虑、担心、常常郁郁不乐、忧心忡忡，有强烈的情绪反应，以至于出现不够理智的行为。

3. P（精神质）维度　并非暗指精神病，它在所有人身上都存在，只是程度不同。但如果某人表现出明显程度，则容易发展成行为异常。分数高可能是孤独、不关心他人，难以适应外部环境，不近人情，感觉迟钝，与别人不友好，喜欢寻衅搅扰，喜欢干奇特的事情，并且不顾危险。

4. L（掩饰性）量表　测定被试的掩饰、假托或自身隐蔽，或者测定其社会性朴实幼稚的水平。L 与其他量表的功能有联系，但它本身代表一种稳定的人格功能。

EPQ 结果采用标准 T 分表示，根据各维度 T 分高低判断人格倾向和特征。将 N 维度和 E 维度组合，进一步分出外向稳定（多血质）、外向不稳定（胆汁质）、内向稳定（黏液质）、内向不稳定（抑郁质）4 种气质类型，各型之间还有混合型气质。

EPQ 项目少，实施方便，既可个别施测，也可团体施测，是我国临床应用中，被广泛使用的一种人格测验。但由于其条目较少，反映的信息量也相对较少，故反映的人格特征类型有限。

（二）卡特尔 16 项人格因素问卷（简称 16PF）

16PF 是美国伊利诺州立大学教授卡特尔（Cattell）于 1949 年编制的。16PF 的理论基础是人格的特质论，卡特尔是该理论代表人物之一。卡特尔的基本假设是，整个人格系统所包含的行为都能用言语词汇加以描述；如果我们搜集描述行为的全部词汇，就可以描述整个人格系统了。根据这个基本假设，卡特尔在阿尔波特（Allport）等其他学者的研究基础上，找出了大量描述人格特质的词汇，并进行了因素分析，经不断的筛选和评估，最终保留了包含 180 多个题目的 16 个因素。16PF 量表包含乐群、聪慧、稳定、恃强、兴奋、有恒、敢为、敏感、怀疑、幻想、世故、忧虑、实验、独立、自律和紧张等因素，可对人的多个侧面的特征进行评估。

❖科学导航：投射测验

投射是人格测量中的一种常见方法。在心理学上，投射一词指的是个人把自己的思想、态度、愿望、情绪、性格等人格特征，不自觉地反应于外界事物或他人的一种心理作用，亦即个人的人格结构对感知、组织及解释环境的方式发生影响的过程。

投射测验和精神分析理论、人格的刺激反应理论和知觉理论有关。精神分析强调人格结构中的潜意识，认为必须在无结构化的刺激情境下，使潜意识中的欲望、要求等泄露出来，这正是投射测验的理论基础。刺激－反应理论和知觉理论认为个体是主动地、有选择地给外界刺激物加上某种意义，然后再表现出适当的反应，而人们的知觉事实上就是这样一种投射过程。基于这些理论基础，投射测验与其他人格测验相比有两个非常鲜明的特点，即使用非结构任务作为刺激材料和测验目标的隐蔽性。目前使用较多的投射测验主要有罗夏墨迹测验和默瑞主题统觉测验。

三、症状测评

症状测评是从心理计量学中衍化出来，用于对观察结果和印象进行量化的测量工具，它的应用范围已经从心理学扩展到精神病学乃至临床医学和社会学等领域。一般而言，评定量表结构简单、易于操作，评定者根据量表内容对自己进行评估。目前，国内外在临床诊疗护理过程中应用的评定量表有很多，其中，常用的有以下几种：

（一）90 项症状自评量表（简称 SCL – 90）

90 项症状自评量表（Symptom check list 90，SCL – 90）由吴文源修订，共包含 90 个评定条目（见实践二附 1）。每一条目按没有、很轻、中等、偏重、严重 5 个等级评分，分别以 1～5 分计算。量表共包含 9 个症状维度，包括躯体化、强迫、人际关系敏感、抑郁、焦虑、敌对、恐怖、偏执观念、精神病性以及一个其他反应睡眠和饮食的维度。通常人们把这 10 个维度称为 10 个因子。量表的统计指标分为两项，即总分和因子分。

1. 总分项目

（1）总分　90 个项目单项分相加之和，能反映其病情严重程度。

（2）总均分　总分/90，表示从总体情况看，该受检者的自我感觉位于 1～5 级间的哪一个分值程度上。

（3）阳性项目数　单项分≥2 的项目数，表示受检者在多少项目上呈有"病状"。

（4）阴性项目数　单项分 = 1 的项目数，表示受检者"无症状"的项目有多少。

（5）阳性症状均分　（总分 – 阴性项目数的总分）/阳性项目数，表示受检者在"有症状"项目中的平均得分。反映受检者自我感觉不佳的项目，其严重程度究竟介于哪个范围。

2. 10 个因子定义以及所包含的项目

（1）躯体化　共 12 个条目反映躯体化（1、4、12、27、40、42、48、49、52、53、56、58），该因子主要反映身体不适感，包括心血管、胃肠道和其他身体不适，如头疼、头昏、肌肉酸痛等。

（2）强迫症状　共 10 个条目反映强迫（3、9、10、28、38、45、46、51、55、65），该因子主要反映强迫观念和行为，如一些不必要的想法经常无端出现，总是担心门窗是否未关等。

（3）人际关系敏感等　共 9 个条目反映人际关系敏感（6、21、34、36、37、41、61、69、73），该因子主要反映在人际交往中的自卑感、心神不宁以及对人责备求全、与异性相处害羞或不自在等倾向。

（4）抑郁　共 13 个条目反映抑郁情绪（5、14、15、20、22、26、29、30、31、32、54、71、79），该因子主要反映受测者的忧郁苦闷的感情和心境，包括对生活的兴趣减弱，缺乏活动愿望，对异性兴趣减退、想结束自己的生命等。

（5）焦虑　共 10 个条目反映焦虑情绪（2、17、23、33、39、57、72、78、80、86），该因子主要反映受测者的焦虑、烦躁、坐立不安、神经过敏、紧张及焦虑的躯体症状，如出汗、发抖等。

（6）敌对　共 6 个条目反映敌对（11、24、63、67、74、81），该因子主要反映敌对的想法、情感和行为，如敌视他人、容易烦恼和激动、发脾气、不能自控等。

（7）恐怖　共 7 个条目反映恐怖（13、25、47、50、70、75、82），该因子主要反映恐怖情绪，如害怕空旷的场所或街道，怕单独出门等。

（8）偏执观念　共 6 个条目反映偏执观念（8、18、43、68、76、83），该因子主要反映偏执性思维的内容，如敌意、猜疑等，多表现为责怪别人制造麻烦，感到有人在监视自己或谈论自己等。

（9）精神病性　共 10 个条目反映精神病性（7、16、35、62、77、84、85、87、88、90），该因子主要反映精神病症状和行为，如感到有人控制自己的思想，以为旁人知道自己的想法等。

（10）其他　共 7 个条目（19、44、59、60、64、66、89），主要反映睡眠和饮食状况。

（二）抑郁自评量表（简称 SDS）

抑郁自评量表（self - rating depression scale，SDS）由美国杜克大学医学院的 Zung 于 1965 年编制，共由 20 个与抑郁症状有关的条目组成（见实践二附 2）。该量表用于反映有无抑郁症状及其严重程度，适用于有抑郁症状的成人，也可用于流行病学调查。

评分：每项问题后有 1～4 四级评分选择：①很少有该项症状；②有时有该项症状；③大部分时间有该项症状；④绝大部分时间有该项症状。但项目 2、5、6、11、12、14、16、17、18、20 为反向计分，按 4～1 计分。由受试者按照量表说明进行自我评定，依次回答每个条目。

总分：将所有项目得分相加，即得到总分。总分超过 41 分可考虑筛查阳性，即可能存在抑郁情绪，需进一步检查。抑郁严重指数：抑郁严重指数 = 总分/80。指数范围为 0.25～1.0，指数越高，反映抑郁程度越重。

目前国内使用的 SDS 常模是标准分，即相加得到的总分乘以 1.25，中国常模的分界值为 53 分，53～62 为轻度抑郁，63～72 为中度抑郁，72 分以上为重度抑郁。量表总分值仅作为参考而非绝对标准，应根据临床症状来划分；对严重的抑郁病人，评定有点困难。

（三）焦虑自评量表（简称 SAS）

焦虑自评量表（self - rating anxiety scale，SAS），共由 20 个与焦虑症状有关的条目组成（见实践二附 3）。SAS 用于反映有无焦虑症状及其严重程度，适用于焦虑症状的成人，也可用于流行病学调查。

评分：每项问题后有 1～4 四级评分选择：①很少有该项症状；②有时有该项症状；③大部分时间有该项症状；④绝大部分时间有该项症状。但项目 5、9、13、17、19 为反评题，按 4～1 计分。由受试者按照量表说明进行自我评定，依次回答每个条目。

总分：将所有项目得分相加，即得到总分。总分超过 40 分可考虑筛查阳性，即可能有焦虑存在，需进一步检查。分数越高，反映焦虑程度越重。

目前国内使用的 SAS 常模是标准分，即相加得到的总分乘以 1.25，中国常模的分界值为 50 分，50 ~ 59 为轻度焦虑，60 ~ 69 为中度焦虑，69 分以上为重度焦虑。量表总分值仅作为参考而非绝对标准，应根据临床症状来划分。

四、其他心理测评

其他临床护理中常用的心理测评量表还包括记忆量表、A 型行为量表、生活事件量表、应对量表、社会支持量表等。

同步训练

一、名词解释

1. 心理评估
2. 护理心理评估
3. 心理测验
4. 信度
5. 效度
6. 离差智商

二、思考题

1. 心理评估的基本方法有哪些？
2. 心理测验按测验功能可以分为哪几类？
3. 简述艾森克人格问卷？
4. SCL – 90 共有多少项目数？由哪些因子组成？是几级评分？

第六章　临床护理中常用的心理干预方法

 学习目标

掌握：心理干预的适用范围，强化疗法、暴露疗法、生物反馈疗法、认知疗法、行为自我管理、团体心理干预的概念，正强化法、示范法、生物反馈疗法、渐进性松弛法、团体心理干预方法。

熟悉：心理干预的含义，系统脱敏法，厌恶疗法，认知疗法的原理、步骤和适用证及在护理中的应用。

了解：心理干预的分类，暗示和催眠治疗，精神分析疗法，患者中心疗法。

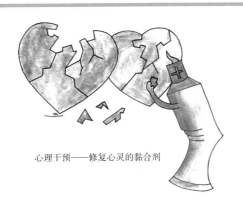

心理干预——修复心灵的黏合剂

图 6-1　修复心理的方法——心理干预

　　临床护理中的心理干预就是护士使用心理干预的方法帮助患者改变对健康不利的心理或行为因素，消除心理困惑和改进不良行为以促进康复，如图 6-1。当代心理学中有许多的心理治疗或心理咨询技术可应用于临床护理，本章主要介绍对临床护理工作有广泛应用价值的、具有实际可操作性的心理干预技能。

第一节　心理干预与心理治疗总论

一、心理干预与心理治疗概念

　　心理干预（psychological intervention）是在心理学理论指导下，有计划、有步骤地对一定对象的心理活动施加影响，使之发生预期变化的过程。心理治疗（psychological therapy）是心理干预的最常用的方法。心理治疗是以医学心理学理论为指导，以良好的医患关系为基础，运用医学心理学技术和方法，包括通过医护人员的言语、表情、行动或通过某些仪器以及一定的训练程序，改善患者的心理条件，增强抗病能力，从而消除心身症状，重新保持个体与环境之间的平衡。它主要包括 5 个方面的基本要素：①治疗者必须具备一定的心理学知识和技能；②使用各种心理学的理论和技术；③治疗要按一定的程序进行；④治疗的对象是具有某些精神、躯体或行为问题的人；⑤治疗的目的是通过改善患者的心理机能，最终消除或缓解其可能存在的各种心身症状，恢复健全的心理、生理和社会功能。非专业人员通过其良好的态度对患者进行安慰和劝告，虽然也可使患者的症状有所减轻，但这并不是心理治疗。心理干预的概念相对心理治疗而言，要更广泛得多。

护理工作的对象是人，且是患有疾病的人，其心理状况比正常人消极而复杂。由于心身的相互作用，复杂而不良的心理状况会阻碍疾病的康复。所以，面对心理问题较多而复杂的护理对象，要做好护理工作，就有必要选择对特定患者适用的心理干预方法，进行有效的心理干预，帮助他们解决一些心理问题。

二、心理干预的种类

（一）心理干预的种类

心理干预针对不同人群主要分 3 种：

1. **心理健康性干预**　健康干预也称一级干预。干预主要针对普通人群，主要采取宣传教育方式，目标是促进心理健康和幸福感，即在普通人群中建立适应良好的行为、思想和生活方式，增强自我控制，促进个性发展。如在学校开设心理卫生课或通过网络、电视、书报、板报等多种形式对普通人群传授心理卫生知识和技能。

2. **心理预防性干预**　预防性干预也称二级干预。干预针对高危人群，即有易感的个性因素和环境因素的个体，针对性地采取降低危险因素和增强保护因素的措施。干预方式有普遍性干预、选择性干预和指导性预防干预，目标是减少心理障碍的发生。如针对临床护士因特殊的工作环境和角色应激容易导致的焦虑、紧张、疲劳感和自信心不足等心身适应不良，可以采取建立互助小组和保持良好工作程序等措施来干预。

3. **心理治疗性干预**　心理治疗性干预即三级干预。干预针对已发生心理障碍的个体，主要采取心理治疗方法，目标是减轻或消除心理障碍。如针对酒瘾、啃指甲等不良行为患者采取厌恶疗法来治疗。

（二）心理治疗的种类

不同心理学派理论下的心理治疗方法各异，其适应对象也有所不同。在临床上最常用的心理学理论和心理治疗方法主要有以下几种：

1. **行为主义理论与行为矫正疗法**　行为主义理论认为，人的正常和病理性行为包括外显行为及其伴随的心身反应，都可通过学习过程而形成。行为矫正疗法就是以行为主义理论为基础，对个体行为学习各环节进行有效干预，达到矫正问题行为并治疗、预防心身疾病的心理治疗方法。常用的行为矫正疗法如强化疗法、厌恶疗法、暴露疗法、示范法等。

2. 精神分析理论与精神分析疗法　精神分析理论认为人的大部分行为由潜意识中的动机所支配，强调个人早期生活经验对人格发展的重要影响。精神分析疗法通过精神分析基本技术和手段（如自由联想、移情、释梦），分析个体潜意识中的动机，呈现早期生活经历，解决心理矛盾冲突，以达到治疗的目的。

3. 认知理论与认知疗法　认知理论在行为主义理论基础上，强调认知对心理和行为的产生和形成的影响作用，即人总是以自己独特的认知方式来感受、理解、评价和预测周围事物和自身，同时作出相对固定的行为反应方式。认知疗法重视纠正错误认知，以达到刺激 – 认知 – 情感 – 行为的协调一致。

4. 心理生物学理论与生物反馈疗法　心理生物学理论基于严格的实验设计、客观的测量手段和可靠的数据统计，揭示心身之间的相互关系。生物反馈疗法是运用生物反馈技术，即通过生物反馈仪器把个体各种活动变化的信息直观化，然后通过训练让个体有意识地自我调控这些生物活动，从而达到调节机体功能和防治疾病的目的。

5. 其他心理治疗方法　自我中心疗法，支持疗法，催眠暗示疗法等。

> ❖**知识窗：沙盘游戏治疗**
>
> 　　沙盘游戏治疗是目前国际上很流行的心理治疗方法。沙盘游戏通过来访者在沙盘上自由表现与创造，帮助来访者回归心灵的途径，从而达到调节身心、提高社会适应能力、纠正人格发展障碍等问题。沙盘游戏治疗工具简单，只需一盘细沙，一瓶清水，一架子各式各样的物件造型。治疗中，通过来访者在沙盘上自由塑形和创造，再加上治疗者的关注和投入，就能使来访者内心的世界得以呈现和回归，并得到充实和发展。

三、心理干预的方式

心理干预方式按治疗对象可分为个别治疗和团体治疗。

1. 个别治疗　个别治疗指医生与单个治疗对象接触，目的是了解治疗对象的特殊心理矛盾，触及其隐私，通过分析、解释、诱导、劝说、支持或其他技术，以解除其内心痛苦，矫正某种行为，重建健康心理和行为。

2. 团体治疗　团体治疗指医生将心理问题相近的治疗对象组织在一起，通过医生讲解相应心理问题及治疗方法，并借助个体间相互作用和影响来完成治疗。团体治疗人数以 15～20 人为宜。

四、心理干预的功能

人不仅是自然的人，也是社会的人。人是一个完整的系统，不仅有生理活动，还有心理活动。人作为一个整体，要对包括自然环境、社会环境、机体内环境随时进行适应性调节，才能保持健康水平。也就是说，在整个调整适应过程中，人是可以通过调整认识和行为，改变环境影响的性质和程度，从而达到防治疾病，保持健康的目的。

现代医学认为，不仅物理的、化学的、生物的因素可以致病，而且不良的心理因素也可以致病；同时不仅物理的、化学的、生物的因素可以治病，而且良好的心理状态也可以起到防病治病的作用。在医疗实践中，重视心理活动的作用，将起到事半功倍的作用。

心理干预对患者的心理、行为、躯体功能的积极意义主要可以表现在以下方面：

1. 改善不良情绪　心理干预能改善患者的不良情绪。如凯恩（Cain，1986）对个别干预组和集体干预组及对照组患者进行了研究，结果表明：在进行到第二周时，所有患者的抑郁与焦虑都比对照组低；而到第 6 个月时，无论是个别干预组还是集体干预组，患者的抑郁、焦虑都比对照组明显下降。

2. 增加有效的应对策略　心理干预可使患者增加有效应对疾病的策略，减少消极应对策略。沃顿比较了两种不同的问题解决干预，第一组是直接帮助患者解决相关的问题及情感；第二组是教会患者特殊的问题解决方法；第三组为对照组。研究表明，两个干预组比对照组具有更好的问题解决技能和更少的情绪问题。

3. 促使日常活动增多　患病之后，患者的日常活动会发生很大改变，有些患者因为疾病而引发习惯性卧床等。心理干预可以帮助患者改变不合适的日常活动方式。卡波尼对妇科肿瘤患者的研究获得类似的结果，即干预组患者重返工作的人数是对照组的两倍。另一个研究还表明，干预组患者的休闲活动也明显多于对照组。

4. 改善自我形象　一些疾病和各种治疗会带来的躯体形象的改变，如乳腺癌患者的乳房切除，骨癌患者的患肢截肢等，对患者的自尊感及自我概念产生严重影响。已有研究证明，对癌症患者的个别咨询或集体咨询能改善、增强他们的自尊感和完善自我概念。

5. 改善性功能障碍　患冠心病、高血压、性器官的疾病等都会因疾病本身或因对疾病的担忧而出现性功能障碍。已有不少研究探讨了心理干预能改善性行为及性满意感。卡波尼对妇科肿瘤患者在住院期间进行了情绪关注式的个别咨询及提供性康复指导，在随后跟踪的 3 个月、6 个月、12 个月中发现，许多干预组患者恢复了性功能，不少的患者回到了病前的性活动水平。

6. 获得更多的社会支持　社会支持作为心理应激的中间影响因素，对应激反应起到缓冲的作用。心理干预能帮助患者正确地认识到社会支持的作用，并主动地寻求各种社会支持，营造良好的社会环境，较多地表达情感，共同讨论解决问题的方法。

7. 减轻疼痛和治疗的副作用　疼痛是心－身复合物，疼痛体验与患者的心理社会因素有一定关系。心理干预技术（如放松训练、放松加想象、催眠技术等）已被证明能有效地帮助患者减轻疼痛和治疗带来副作用，减轻躯体症状及心理困惑。

此外，心理干预还能提高患者对疾病的自我控制感，增强患者战胜疾病的信心等。

五、心理干预的适用范围

现代心理治疗应用范围越来越广。心理治疗常用的适应范围有以下几方面：

（一）各种适应性心理障碍

正常人在生活中有时也会遭到难以应对的心理社会压力，从而导致适应困难，出现自卑、攻击、失眠、情绪问题等。诸如一个人未能处理好人际关系、遭受突然的生活事件刺激等，进而表现为心境不悦、自责、自卑、焦躁不安、悲观失望等，可选择支持疗法、应对技巧训练、认知改变技术等措施进行干预。

（二）综合性医院临床各科的患者

1. **急性疾病的患者**　此类患者特点是发病急切、病情较重，通常伴有严重的焦虑、恐惧、抑郁等心理反应，在给予临床紧急处置的同时，需要同时进行一定的心理支持疗法和放松疗法等进行心理干预，以帮助患者降低心理反应水平，增强患者治疗的信心。

2. **慢性疾病的患者**　这类患者往往因为长期处于患病状态而出现较多的心理问题，并因此导致疾病症状的复杂化，进一步影响疾病康复的进程。心理支持和行为疗法等手段，往往对他们会有很大的帮助。

3. **心身疾病的患者**　常见的心身疾病如冠心病、原发性高血压、支气管哮喘、消化性溃疡、溃疡性结肠炎、心因性肥胖症和偏头痛等，均可使用放松疗法、生物反馈疗法等进行干预治疗。

（三）精神科及相关患者

心理治疗在精神科及相关患者中应用较为广泛，包括强迫症、焦虑症、抑郁症等各种神经症及精神分裂症恢复期的患者。

（四）各类行为问题

各种行为问题的矫正，包括性行为障碍、烟酒瘾、口吃、遗尿、啃指甲等，可选择使用厌恶疗法、强化疗法等进行干预。

第二节　行为矫正疗法

一、行为学习理论简介

行为学习理论最早是由美国心理学家华生（Watson）提出的，并被称为早期的行为主义。他认为心理学属于自然科学，应该只研究能直接观察到的、并能客观地加以测量的刺激和行为。以斯金纳（Skinner）为代表的新行为主义者通过大量研究扩大了行为含义，将行为理解为包括心理活动和内脏活动在内的个体内在和外在的各种形式运动。班杜拉（Bandura）于 20 世纪 70 年代提出了示范学习理论，他认为人类的行为，无论是正常的行为还是病态的行为，不仅能通过直接强化形成，而且能通过观察和学习而获得。

行为学习理论认为观察和学习是人类行为发展的关键，决定了一个人的行为模式。如果对行为学习各个环节进行干预，可以矫正问题行为，进而治疗和预防疾病。

行为学习理论将行为获得分为 3 种基本形式：

（一）经典条件反射

经典条件反射学说由前苏联生理学家巴甫洛夫提出。在著名的经典条件反射实验中，食物作为无条件刺激，使狗产生唾液分泌反应即无条件反射；当铃声这一原本与唾液分泌无关的中性刺激不断与食物配对出现，它会逐渐成为食物的信号，以后单独的铃声也能引起唾液的分泌，这就是条件反射。经典条件反射理论强调环境刺激与行为反应的关系，即 S - R 的关系。认为人类除本能行为外，许多正常或异常的行为活动（反射），特别是一些内脏反应性行为，是经过这种学习过程获得的，即将无条件刺激与条件刺激反复结合就能在条件刺激和反应之间建立联系，形成条件反射。

（二）操作条件反射

操作条件反射理论是根据斯金纳等人的实验而建立起来的。20 世纪 50 年代，美国心理学家斯金纳进行了著名的操作条件反射实验。在后人以他的名字命名的"斯金纳实验箱"中，他设置了一个杠杆装置和一个食物盘，如果按压杠杆，就会有食物落入盘中。把一个饥饿的小白鼠放入箱中，小白鼠在饥饿刺激作用下，会产生一系列的行为反应（R1、R2、R3……R），其中的一种反应即按压杠杆（R）出现时，即可获得食物刺激（S）。食物刺激（S）对按压杠杆行为（R）起到奖励作用。这种在行为以后出现的刺激对行为本身是一种强化。小白鼠在按压杠杆行为一次次获得食物刺激的奖励后，逐渐学会主动地反复按压杠杆以获取食物，这就是操作条件反射。在这一操作条件反射中，小白鼠学会了按压杠杆获得食物，食物是对按压杠杆的奖励，因此，这也称为"奖励性学习"。任何与个人需要相联系的刺激，只要反复出现在某一行为之后，都可能对这种行为产生影响。由此可见，人的更多有意义的学习是通过操作条件反射而获得，而某些异常行为也可通过操作条件反射得以纠正。根据操作条件反射中个体行为反应之后所出现的刺激性质及其变化规律的不同，可将操作条件反射分为以下几种类型：

1. **正强化** 正强化（positive reinforcement）是指行为结果使积极刺激增加，从而使行为反应逐渐增加的过程，

即 $\overset{+}{\underset{R}{\uparrow}} \longrightarrow S$ （积极）↑。例如，疾病呻吟的结果获得了更多的社会支持，后者促进呻吟行为的巩固；又如，清晨锻炼体验到了身体的舒展、心情的愉快，使清晨锻炼

行为得到强化。

2. 负强化 负强化（negative reinforcement）是指行为结果使消极刺激减少，从而使行为反应逐渐增加的过程，

即 $\overset{+}{\underset{R}{\downarrow}}\longrightarrow\underset{S}{\vert}$ （消极）↓。例如，慢性疼痛患者上床休息使疼痛刺激减轻，后者使上床休息的行为逐渐得到加强。

3. 消退 消退（fadeaway）是指行为结果使积极刺激减少，从而使行为反应逐渐减弱的过程，

即 $\overset{-}{\underset{R}{\downarrow}}\longrightarrow\underset{S}{\vert}$ （积极）↓。例如，当患者寻求各种治疗方法减轻疼痛，而疗效逐渐失效时，他就会产生习得性失助和失望，从而放弃继续治疗的动机，不再寻求进一步治疗。

4. 惩罚 惩罚（punishment）是指行为结果使得消极刺激增加，从而使行为反应逐渐减弱的过程，

即 $\overset{+}{\underset{R}{\downarrow}}\longrightarrow\underset{S}{\vert}$ （消极）↑。例如，不遵医嘱使病情加重的结果，致使患者减少不遵医嘱行为。

（三）示范学习

示范学习（modeling learning）是一种社会学习理论，由美国社会心理学家班杜拉20世纪70年代提出。这一理论认为人类形成新行为不仅能通过直接刺激强化来获得，而且可以通过观察、模仿别人的行为形成新的行为，即不论是适应性行为还是不适应性行为都可以通过对一个具体模型的观察和模仿获得。示范学习包括4个过程：①注意过程。注意学习对象是观察学习的第一步。观察学习的方式和数量都由注意过程筛选、决定。注意过程受观察者心理特征、榜样的活动特征及观察者与榜样的关系特征影响。观察者与榜样之间的关系在某些方面更重要。如果观察者与榜样经常在一起，观察者就愿意并且容易形成榜样行为；②保持过程。要使榜样行为对观察者产生影响，观察者必须将榜样行为转换成记忆表象，然后记忆表象再转换为言语编码，表象和言语同时储存在头脑中，对学习者以后的行为起指导作用；③动作重现过程。学习者将记忆中的模型特征行为在自己的行为中表现出来；④强化过程。增加或减少这种行为的再发生次数。

建立在行为理论基础上的行为治疗，种类名称多，具有针对性强、易操作、疗程短、见效快等特点。

二、强化疗法

强化疗法又称操作条件反射疗法，是以操作条件反射理论为基础，系统地应用强化手段去增加某些适应性行为，减弱或消除某些不良行为的行为治疗方法。它包括行为塑造技术、代币强化技术、正强化技术等。这些技术从根本上都是运用强化手段，但在具

体操作过程中存在着程序等方面的差异，如行为塑造是建立当前还未曾有的适应性行为，而代币强化技术运用了条件强化物的作用等。

（一）正强化法

正强化法也称阳性强化法，运用操作性条件反射的正强化原理。强调行为的改变是依据行为后果而定的，其目的在于矫正不良行为，训练与建立某种良好行为。例如，每当儿童出现所期望的心理与目标行为，或者在出现一种符合要求的良好行为之后，采取奖励办法，立刻强化，以增强此种行为出现的频率，故又称奖励强化法。

（二）正强化法的步骤

首先要确定目标行为及子目标。

其次选择强化物，强化物可以是：①消费性强化物，如糖果、饮料水果等一次性消费物品；②活动性强化物，如看电视、看漫画书、郊游等；③操作性强化物，提供给个体个人竞技，如玩具、画图、跳绳、走迷宫等；④拥有性强化物，指个体可拥有享受的物或事，诸如穿喜欢的衣服、获得一辆新自行车等；⑤社会性强化物，如言语赞赏、拥抱、微笑等。

再者就是强化训练，即目标行为出现，给予强化。强化应该：①频率由高渐低；②由物质到精神；③由外部到内部；④注意泛化。

以患者脑中风后的行走康复训练为例：首先确定行走为目标行为，并确定围绕行走的子目标等级，如站立、扶物跨步、独自跨一步、独自跨三步等。再选用强化物，成人更多使用社会性强化物，包括赞美、激励、他人与患者同乐、对未来生活的遐想等。再就是当出现低等级子目标行为时就给予强化，当低等级行为巩固时，要求向高一级迈进，直至能独自行走。诸如此类的康复训练，子目标行为的确立很重要。子目标制定得太细，训练过程太慢；制定得太粗，患者不容易完成，影响其康复信心。

（三）正强化法的适用证

正强化法常用于矫正某些社会行为障碍，如孤独症、慢性精神病患者社会适应不良、某些慢性躯体疾病患者的习惯性卧床、建立遵医行为等。

（四）正强化法在护理工作中的应用

正强化法是一种在临床各科使用较多的行为治疗方法，尤其在儿科运用的比较广泛，例如：矫正儿童神经性厌食、偏食、遗尿、多动、沉默、孤独、学习困难等问题行为。

正强化可使用于各不同年龄阶段的患者。如在发达国家，行为治疗家已经设计了各种各样由儿童、父母、护士共同协商的鼓励计划，当儿童使用了治疗医生教给他们的技术时就能获得分数，达到一定分数就可获得儿童所希望得到的强化物。

三、厌恶疗法

（一）厌恶疗法的原理

厌恶疗法是运用经典条件反射的原理，设法使一个要消除的行为（这一行为是受到某种愉快反应的强化形成）与一种厌恶反应建立联系，从而使个体放弃或回避问题行为。

（二）厌恶疗法的步骤

厌恶疗法的第一步是找出要消除或减少的不良行为。

第二步是选择恰当的厌恶刺激，如物理刺激、化学刺激、环境刺激、想象厌恶刺激。

第三步是实施，即不良行为与厌恶刺激结合。

厌恶疗法是一种有效但要慎用的行为矫正技术，一般不主张用于儿童。它要求在专门的治疗机构由专业人员实施，而且往往要求在其他干预措施无效且被矫正者愿意的情况下选用。

（三）常用的厌恶刺激疗法

1. **物理刺激疗法**　常用的物理刺激包括电击、橡皮筋弹击手腕、掐手腕等。这些物理刺激因为致痛，可使患者产生惧怕心理。这些刺激又能在刺激和行为之间的时间上被准确地调节与控制，因而常被用作厌恶刺激。每当患者出现不良行为就不停地进行电刺激或拉橡皮筋引起疼痛作为负性刺激，以逐步消除不良行为。这种疗法对某些强迫性动作（如咬指甲等）治疗效果较好。巴克（Barker）（1968）在治疗强迫性赌博时采用瞬间电击刺激即电门一开即关，赌博 3 个小时电击 150 次，几次治疗，电击总次数达 672 次，赌博欲望消失。

2. **化学药物厌恶疗法**　化学药物厌恶疗法是应用化学药物（如催吐吗啡）作为非条件刺激物与烟酒等条件刺激物相结合，经多次强化后，建立厌恶性条件反射，以戒除或消除不良行为的行为治疗方法。临床主要用于消除烟、酒、毒品等成瘾行为。

3. **厌恶想象刺激疗法**　这是一种用语言提示使患者进入想象，在想象中将不适行为和厌恶反应联系起来进行的治疗。这种方法多见于矫正饮食障碍。当患者产生某种食欲时，立即让他想象一种能够引起恶心感觉的物质，或想象肥胖者行动不便和不受欢迎的场景。厌恶想象刺激有许多优点：安全，不会伤害求助者，而且不拘条件，随时随地可行。

❖科学导航：吃苹果馅的困惑

最先报告使用想象刺激进行厌恶治疗的是戈尔德（Gold）和诺伊菲尔德（Neufeld）（1965），后来 Cautela 将之命名为内隐致敏法。他用语言提示使患者进入想象，在想象中将不适行为和厌恶反应联系起来。例如，一位苹果馅上瘾者要戒除其上瘾行为求治于他，他让求治者全身放松，闭上眼睛，随着他的指令进入想象。Cautela 的指令是：想象你已经吃完了主食，又坐下来打算吃苹果馅。当你的餐叉插入馅饼时，你会感觉到胃有些奇怪的感觉。呵，那是恶心。胃里的食物渣已渐渐冒出来了，到了咽部，要呕吐啦。你把馅饼推开，便感觉好多了。你把馅饼扔进脏物桶，起身离开餐桌，一切便恢复如常。

（四）厌恶疗法适用证

厌恶疗法主要适用于各种不良行为的矫正，如酒瘾、烟瘾、毒瘾、多食肥胖、性变态行为等。

（五）厌恶疗法在心理护理工作中的应用

厌恶疗法在精神科专科医院和综合性医院的精神科应用较多，主要用于对不良行为的干预，如吸毒行为、尼古丁依赖、酒精依赖、性变态行为等。

在使用厌恶疗法中，注意厌恶刺激在不良行为发生时始终存在，同时保证厌恶刺激要产生足够的痛苦水平，治疗要维持足够时间，随时进行鼓励强化，直到不良行为彻底消退。

尽管有不少厌恶疗法矫正不良行为的成功报道，但目前尚有两个争议的问题：一是技术实施较难掌控，二是伦理方面的问题。所以，我们建议在护理工作中谨慎使用厌恶治疗。

四、暴露疗法

暴露疗法是指让患者暴露于各种不同的紧张性刺激情境中以便消除其适应不良行为的一种行为治疗方法，主要用于治疗由于害怕、恐惧所导致的焦虑。逃避诱发焦虑的境遇可能会反射性地强化了焦虑。暴露疗法鼓励求治者直接接触产生强烈焦虑的情景（或通过想象），不允许逃避，最后达到消除焦虑并预防条件性逃避行为的发生。

临床常用的暴露疗法主要有系统脱敏疗法和满灌疗法两种：

（一）系统脱敏疗法

系统脱敏疗法又称缓慢暴露法，也称交互抑制法。这种疗法主要是诱导患者缓慢地、渐进地暴露于引起焦虑、恐惧的刺激情境，通过放松来对抗这种焦虑恐惧的情绪，使已建立的不良条件反射消失，达到治疗心理和行为障碍的目的。

系统脱敏疗法的步骤：

1. **建立害怕事件的焦虑层次** 通过问卷、交谈了解引起患者焦虑的事件，并将焦虑层次进行分级。焦虑等级一般用主观不适单位（subjective unit of disturbance，SUD）划分，通常以五分制、十分制来评定。以五分制为例，心情极度不适时评最高分5分，心情没有不适评0分，其间按不同的心情不适程度评4、3、2、1分。如以人际交往恐怖症为例，见表6-1。

表6-1　某一人际交往恐怖症主观不适等级

刺激情景	主观不适单位
母亲	0
父亲	1
同事	2
领导	3
男朋友	4
男友父母	5

2. **放松训练** 让患者学会渐进性放松训练，要求患者在不良行为反应出现时，能适时地运用放松训练进行对抗，抑制被暴露于紧张性刺激情景时引发的焦虑反应。

3. **脱敏训练** 逐步按划分的焦虑等级由低等级向高等级脱敏，每一个等级的训练要到患者不再感到紧张焦虑时才结束该等级训练，并进入下一个等级的训练。系统脱敏训练除了实际接触情景外，也可使用图片、幻灯或进行情景想象。

治疗时要掌握几个要点：第一，帮助患者建立对治疗的信心，要求患者积极配合，坚持治疗；第二，在引起焦虑的刺激存在时，要求患者不发生任何回避行为或意向；第三，每一次暴露治疗后，要与患者进行讨论，并给予正强化。

（二）满灌疗法

满灌疗法又称冲击疗法，也称快速暴露法。这种疗法是患者在治疗者的陪伴下迅速、长时间暴露于最恐惧的情境中，直至消除心理障碍为止。

1. **满灌法的原理** 满灌法是一种在一开始就鼓励患者直接接触引起最高恐惧的情景，并坚持到紧张感消失的技术，如将广场恐怖症者直接暴露在广场中。

2. **满灌法治疗步骤** 向患者介绍治疗的原理和过程，尤其要如实地告诉他们在治疗中必须付出的痛苦代价。患者和其家属同意后应在治疗协议上签字，进行必要的体格检查和详细的精神状况检查，排除心血管病、内分泌疾病及癫痫等疾病；排除重性精神病。

这种技术若正确指导、实施得法，疗效良好、迅速。但由于此法忽视患者的心理承受能力，痛苦大，实施难，一般不首选。

3. **满灌法的适用证** 满灌法可运用于矫正各种患有情景焦虑、恐怖症状的患者。

（三）满灌疗法与系统脱敏疗法的不同之处

1. 疗法开始　在冲击疗法的开始，便让患者接触焦虑、恐惧最严重的刺激或情境。

2. 实施过程　在实施过程中当恐怖情境出现时，一般无须采用松弛或其他对抗恐惧的措施。

（四）使用暴露疗法的注意事项

由于暴露疗法可能引起强烈的恐怖情绪及其他心理、生理反应，特别是在治疗初期，患者常常会出现心动过速、憋气、出汗、发抖等生理不适感，部分患者还会因此产生回避行为，少数患者还可能出现抑郁发作或恐怖症状暂时加重的现象。

1. 采用暴露疗法前　采用暴露疗法治疗前，应做好必要的解释和疏导工作，消除患者的恐惧和顾虑。

2. 暴露疗法治疗中　每次暴露疗法治疗必须保证患者坚持到心情平静和感到能自制时为止。

3. 暴露疗法禁忌　由于暴露疗法会引起急剧的生理心理反应，故不宜用于严重的心、肺疾病的患者。

五、示范法

（一）示范法的原理

示范法是依据社会学习理论而形成的一种行为矫正技术。它通过给患者提供特定的模型范本进行行为示范，使患者愿意对榜样的行为进行观察学习并模仿，从而获得榜样的示范行为。示范作用的效果除了与使用的模型类型有关外，还取决于模型与患者在年龄、性别、文化、身份等方面的相似性及疾病各方面的匹配性。相似性越高，模仿学习的效果越好；匹配性越紧密，学习效果也越好。

（二）示范法的步骤

首先选择示范模型。示范模型一般可分为活体模型和象征模型。活体模型是指现实生活中活生生存在的具体人物，如生活中的肿瘤康复患者，病房中的一位情绪积极、配合治疗的患者，婆媳关系良好的邻里等。这种模型的示范称为生活示范。象征模型是指电影或录像中的某一人物。这种模型的示范称为替代示范。

第二步就是示范教育。若使用活体模型，就让"模型"与患者进行面对面的交流，现身说法。这期间，医护人员应对示范"模型"的行为表现加以关注和赞赏，以引起患者的注意、观察和模仿。若使用象征模型，则应给予患者一定的解释、提示，最终让患者模仿。

（三）示范法的适用证

示范法可应用于矫正不良行为，训练社会技能，消除临床患者的焦虑等。

（四）示范法在临床护理工作中的应用

示范法也是一种在临床各科使用较多的心理干预方法，只要选取的干预模型匹配性高，使用便利，效果就比较理想。示范法可用于不良行为的矫正、社会技能的训练，以及消除临床患者所表现的诸如手术前焦虑、临床各项检查焦虑等。对焦虑源越敏感的患者，示范的效果越好。

护理工作人员可以用示范法改善病房中患者的消极情绪气氛，如可以有目的的选择情绪积极乐观的同类患者作为模型，不时有意识地对这类患者的行为表现给予赞赏；或者让这一模型对其他患者作现身说法，从而使其他患者的情绪状态也逐渐转向积极。同样，护士也可以调动康复患者对其他患者作现身说法，看到与自己患同样疾病的患者康复，往往能提高患者矫正不良行为的信心，激发患者的康复信念和求生欲望。我国很多省、市民间组织—抗癌俱乐部，每年评选抗癌明星，并让抗癌明星在年度表彰大会上介绍抗癌体会，对其他癌症患者能起到很好的示范作用。

护理工作人员也可以用替代示范或生活示范，如看电影或看录像或观察其他患者的良好行为帮助患者克服对住院和手术的恐惧，并形成一系列的遵医行为，如配合检查、配合服药等。

❖科学导航：示范学习的魔力

班杜拉曾用示范法对惧狗儿童进行行为矫正。24 个惧狗儿童分为 4 组：

第一组儿童参加 8 个短暂的聚会，在每个聚会中他们都观看一个不怕狗的小孩。看他如何接近狗，和它一起玩，拍拍它等。这一组的整个过程可以说是在一个有"支持性"的聚会下进行。

第二组儿童观看以上内容的影片，然而是在普通的状况下，而不是在聚会中。

第三组儿童在聚会中看狗，没有孩子做示范表演。

第四组儿童只参加聚会，不看狗也不看孩子表演。

结果表明，第一、二组儿童恐惧狗的行为消除许多，后两组儿童惧狗基本没消除。

六、行为治疗在临床护理中的应用

行为与健康密切相关。研究已经表明，酗酒行为、吸烟行为、高盐饮食行为、A 型行为方式等不良行为，都对健康起到消极的作用。因此，在临床上如何减少或消除不良行为、建立健康行为是护理工作一项新型工作内容，而这部分工作可以运用行为治疗的方法。

（一）行为治疗过程

1. 行为评估　也称行为功能分析或行为分析，是收集、测量和记录有关不适应行为的信息，了解该行为的发生条件或维持条件的过程。

2. **行为治疗方法选择** 行为矫正是中心环节，从行为矫正的观点看，矫正行为无非是消除、改变一个不适应行为，或者塑造一个新的行为，或者二者同时进行。要完成这项任务，实际要做二件事：①确定目标行为，即明确要改变什么行为或要建立怎样的行为；②选择方法技术，即选择已被证明对要改变或要建立的行为行之有效的干预方法。

3. **开始治疗** 开始治疗前，治疗师要向患者进行如下的指导：①说明患者有什么不适应行为；②不适应行为产生的习得原因；③治疗前不适应行为的程度；④介绍行为因素与健康之间的因果关系；⑤详细说明将要采取的行为矫正技术的目的、方法、程序和成败的影响因素。

4. **疗效评估** 在治疗过程中，治疗师要注意治疗是否有成效。若无疗效或疗效不明显，首先要考虑患者是否执行了指令，其次考虑患者执行指令是否正确。若不存在患者对指令的执行问题，通常改用另一种行为矫正技术。

5. **维持疗效** 若治疗有效果，即患者可形成新的行为反应模式，要考虑在治疗程序中增加维持疗效的内容，如间歇强化技术的运用。

（二）行为治疗在临床护理中的应用

行为治疗是治疗者在对患者行为进行分析的基础上，为其制定治疗程序并对其进行指导和控制的一种方法。护士要对患者的不良行为进行治疗，首先要进行行为分析，以发现患者存在的一些习得性的危害健康或不利于康复的行为。如不良饮食习惯、卧床习惯、不适应性患者角色行为、医疗情景恐惧紧张、依赖退化行为等。对这些不良行为的矫正应该是疾病综合治疗的一个重要组成部分。然而，目前临床医务人员因各种原因，在治疗疾病的过程中很少涉及这些问题。所以，护士若能够掌握行为治疗技术，并在护理工作中进行运用，（如对冠心病患者进行 A 型行为矫正指导，对糖尿病患者的行为指导、对患者进行手术前教育和放松训练、利用康复患者的现身说法等）将大大提高患者的康复进程。

第三节　放松疗法与生物反馈疗法

一、放松疗法

（一）放松疗法的概念

放松疗法（relaxing therapy）也称放松训练，是一种在医生指导下，患者通过各种固定的训练程序，经过反复的训练，实现自己控制全身发生条件反射性松弛反应，从而对抗多种病理性的心身紧张症状的行为干预方法。

（二）放松疗法的原理

放松疗法的治疗原理是，通过长期反复的放松训练，可以形成条件反射性心、身松弛反应。患者在进入放松状态时，交感神经活动功能降低，表现为全身骨骼肌张力下降，即肌肉放松、呼吸频率和心率减慢，血压下降，并有四肢温暖，头脑清醒，心情轻松愉快，全身舒适的感觉；同时也加强了副交感神经系统的活动功能，促进合成代谢及有关激素的分泌。它不但对于一般的精神紧张、神经症有显著的效果，也可处理由于应激引起的心身反应，而且可以增加患者对疾病的自控感。这对于许多以心理紧张或以交感神经紧张（如头痛、心率过快）为主要症状的病患（如高血压、支气管哮喘、失眠、性功能障碍等），显然具有积极意义。

（三）放松疗法的方法

放松疗法的方法主要有渐进性放松法、松弛反应、松弛想象训练、冥想等，其中使用最多的是渐进性松弛法。

1. **渐进性放松法**　该方法由美国生理学家雅克布森于 20 世纪 20 年代提出。此法通过肌肉进行的反复"收缩—放松"的循环对照训练，使被试者察觉什么是紧张，并能更好地体会放松的感觉，同时能体验到自身肌肉的紧张和松弛的程度以及有意识地去感受四肢和躯体的放松，从而能使患者主动掌握松弛过程，然后进一步加深松弛体验。具体过程如下：

首先，让患者处于舒适体位（坐位或卧位），指导者先要求患者放松，并深而慢地呼吸，在深吸气后屏息数秒钟，然后缓缓呼气同时放松全身。如此重复几次，让患者完全安静下来。

第二，指导者用缓慢的语调令患者逐一收紧、放松身体各处的大肌肉群，先从手部开始训练，依次训练前臂、二头肌、头颈部、肩部、胸部、背部、腹部、大腿、小腿、脚部。每进行一块肌群的收紧和放松的同时，要求患者体验紧张和松弛的感觉。

第三，经过反复训练直至患者可以在任何情况下反射性地使自己放松。

2. **松弛反应**　该方法是美国本森（Benson）在 1975 年根据东方静默法的特点而制作的训练方法。他提出了 4 个必要因素：即安静的环境；肌肉放松；用一种手段，如听到重复的一种声音、一个词语或一个短语；一个随和的姿态。

具体的做法是：在安静环境中舒适地静坐、闭目、平稳地用鼻子呼吸。在每次呼吸的同时，默诵"1"字（或"松"、"静"字），将注意力集中在默诵的字上，保持一种随和的态度，并寻求超然的感觉。训练结束时，先闭目静坐几分钟，然后睁开眼睛。每次训练 20 分钟，每天进行 1～2 次。

3. **松弛想象训练**　松弛想象训练是一种在放松训练的基础上结合想象的治疗。患者按放松训练程序放松全身，在体验全身放松和舒适的同时，利用指导语暗示或使患者自己展开想象。患者除了想象局部肢体放松的同时，还要体验肢体发沉（肌肉深度放松的自我感觉）、发热（外周血管扩张的自我感觉）。护士可进行两种形式的想象指导：

其一是快乐景象的想象；其二是特异性想象，如肿瘤化疗患者想象自己的免疫系统杀伤肿瘤细胞的情景。

4. 冥想　冥想曾经是一种宗教方式，但随着现代心理生理学和神经心理学的发展，越来越多的研究借助生理指标观测工具来考察冥想训练后的一些生理指标，如脑电波、血流量等等。研究表明，冥想是一种有益于心身健康的训练方式。

很难给冥想下一个公认的定义，但姜镇英（2000）对冥想的解释可以让人们对冥想有一个比较全面的理解。他认为，冥想是一种综合性活动过程，这个过程可以分为3个阶段：①身体放松；②呼吸调节；③注意聚焦。从冥想的3个阶段可以发现，冥想不仅强调身体的放松，也强调认知和心理方面的放松。冥想的形式相对比较自由，有静坐式冥想、运动式冥想和躯体意象式冥想等，它们都有一个共同的目的，就是让患者通过心身的自我调节，在获得自我放松和平静的基础上，建立起一种特殊的心理活动机制以增加自身的心理能量。

❖科学导航：冥想研究广角镜

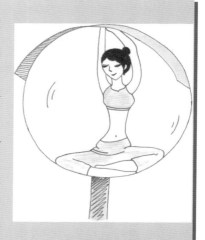

研究1：戴维德森等研究者（Davidson et al.）2003发现，冥想组被试体内的流感病毒抗体量明显高于控制组，冥想对免疫功能具有促进作用。

研究2：摩龙等人（Morone et al.）2008对一批患有慢性腰痛的老人进行了研究，发现8周的冥想训练之后，与未参加训练的老人相比，这些老人在慢性病痛评定问卷上的表现有了显著的改善。

研究3：哥登等人（Goldin et al.）2009对社会焦虑症患者进行了研究，结果表明，冥想具有明显降低焦虑的效果，尤其是对患有焦虑症的女性来说作用更大。一般来说，对轻度抑郁症的年轻人进行每周2次、连续5周的瑜伽训练，其生活中的日常抑郁就有可能得到一定的改善。

冥想调节

（四）放松训练在临床护理工作中的应用

渐进性放松训练可以单独使用，但更多见的是与其他行为治疗技术结合在一起使用，如作为系统脱敏法的一个组成部分或与想象治疗相结合等。

松弛反应适用于治疗和预防多种功能性和器质性疾病，如高血压、紧张性头痛、支气管哮喘、慢性腰背痛等，同时也可用于矫正一般的职业性紧张和焦虑症状。

松弛想象训练技术在临床上使用的也比较多，可用于治疗偏头痛、雷诺氏病等。西蒙顿首次将这一技术用于癌症患者，以后不断被证实，松弛想象训练技术不仅能减轻患者的心理困惑，增加患者对疾病的控制感，而且在减轻化疗引起的生理心理反应、增加机体免疫功能、抑制肿瘤细胞的增长方面，都具有广泛的使用价值。

冥想在高血压、慢性疼痛、艾滋病、癌症、失眠、抑郁、创伤后应激障碍等人群中的作用得到广泛的证实。它除了对各种心理、生理综合征起着一定的缓解和治疗作用之外，对正常人的心理发展功能也有很重要的影响。

放松训练由于其可操作性和安全性，已经引起了临床的广泛注意，也有越来越多的患者愿意接受这种治疗，但是并非所有的患者都可以从中获得很好的效果。对有以下 3 种情况的患者不宜使用：①有中枢神经系统并发症的患者（如谵妄，痴呆）；②有严重精神疾病的患者；③没有使用这一干预的动机、兴趣及积极性的患者。

二、生物反馈疗法

（一）生物反馈的概念

人体的某些心理、生理活动是不能直接观察到的，如恐惧时的肌电变化、紧张时的皮电变化、皮温变化等，这些活动的信号很弱，而且多为自主神经系统调节，所以患者无法察觉到。生物反馈（biofeedback）就是借助电子仪器将体内一般不能被感知的生理活动变化信息，如肌电、皮肤电、皮肤温度、血管容积、心率、血压、脑电等加以记录、放大并转换成为能被人们所理解的听觉或视觉信号，并通过对这些信号的认识和体验，学会在一定程度上有意识地控制自身生理活动的过程。生物反馈疗法就是利用生物反馈技术的一种行为治疗方法。

（二）生物反馈的原理

20 世纪 60 年代，米勒（Miller）等人用操作条件反射训练对各种内脏反应进行研究，发现许多内脏机能是可以经训练而改变的，如训练大白鼠可以使它们的心率、血压及肠道收缩频率发生变化。为此，米勒提出了内脏操作条件反射。后来，夏彼洛（Shapiro）和诺里斯（Norris）分别在人的身上也成功地得到验证，证实人的血压和脑电波可以经训练而发生变化。内脏操作条件反射则是生物反馈的重要原理。同时，20 世纪 40 年代兴起的"控制论"、"信息论"对机体的认识是生物反馈的另一原理。"控制论"、"信息论"认为机体本身就是一个"自动控制"系统，由其控制部分（中枢神经系统）发出的信息对受控部分（内脏等）的活动进行调节，受控部分也不断将信息反馈给控制部分，以不断纠正和调整控制部分对受控部分的影响。两者之间进行信息传递，才能达到精确的调节。

（三）生物反馈种类

目前临床应用的生物反馈种类主要有：①肌电反馈；②皮肤电反馈；③心率、血压反馈；④皮肤温度反馈；⑤胃酸反馈；⑥脑电反馈等。国内除了已生产单信息的单导生物反馈仪外，目前已研制出可以同时记录多种信息的多导生物反馈仪。

（四）生物反馈疗法

1. **生物反馈仪的选择** 生物反馈仪所提供的反馈信息可以分为特异性信息和非特异性信息两种。一般来说，特异性信息反馈的效果比非特异性信息反馈的效果要好。因此，如原发性高血压患者可选用血压反馈仪。

2. **患者和环境的准备** 选择病种和病例时，应对患者疾病的性质及可能恢复程度做出全面的估计，还要对患者的视力、听力、智力水平、自我调节能力、暗示性、注意力及个性特征等做全面的了解，选择适合进行生物反馈的病例。

生物反馈治疗的环境应是安静和舒适的，可在一个单独的或与周围隔离的房间中进行，避免受外界因素的干扰。

3. **治疗过程** 以肌电反馈为例。首先电极安放，电极安放的部位因人、因病而异。在电极安放前要用酒精棉球擦拭清洁皮肤，涂上适量导电膏；再进行生物反馈训练，训练在指导语的引导下进行；在训练的同时，可采用一些放松训练。每次训练之前，先测出患者的肌电基准水平值，加以记录，以便参考并作为疗效观察的依据。需要注意的是，预置放松目标不宜过高，以增加患者参加训练的信心。每一次训练后，让患者回忆放松的体会和总结经验，以便靠自我体验继续主动引导肌肉进行深度放松状态，最终取代生物反馈。

生物反馈放松训练一疗程一般需 4～8 周，每周 2 次，每次 20～30 分钟。

（五）生物反馈疗法在临床护理工作中的应用

生物反馈的适用证范围较广，一般包括①局部肌肉痉挛、抽动、不完全麻痹、卒中后肢体运动障碍等神经系统功能障碍及某些器质性病变；②高血压、心律失常、冠心病等心血管系统的心身疾病；③胃肠神经症、消化性溃疡等消化系统的心身疾病；④焦虑症、恐怖症等神经症，以及哮喘病、性功能障碍、紧张性头痛等。此外，它还可用于生活应激和心理训练，如运动员、飞行学员、学生等人的心理训练。生物反馈也可用于括约肌和骨骼肌的功能训练，以促进功能恢复。

第四节　行为自我管理技术

现代护理是系统地应用多学科的方法提供医学服务的过程。近年来随着医学模式的转变，心理行为学的方法在护理领域已经逐步得到重视。目前，行为自我管理技术在国内护理中还缺乏应用的经验，也很少有相关的书籍和教材加以介绍，我们想通过对该方法的介绍，使这一方法能在我国的护理实践中得到更好的应用，为提高护理质量而努力。

一、自我管理概述

自我管理的思想在杜拉克（Drucker）（1999）的《21 世纪的管理挑战》中得到了

系统的论述，他指出自我管理包括 7 个方面：①了解自身的长处；②懂得自己该如何表现；③了解自己的价值观念；④了解自己的归属；⑤了解自己应该贡献什么；⑥对关系负责；⑦管理好自己的下半生。由此可知，自我管理定位于个体自我的微观层面，涉及个体的个性、能力、特质、态度、价值观等心理学研究范畴。自我管理更多的涉及个体的自我意识、自我认知、自我控制、自我实现等心理学研究领域。因此，自我管理在管理学领域的研究与实践，需要进一步获得心理学领域的理论研究与实验支持。

郭海龙（2004）认为自我管理是在一定社会历史条件下，具有自我意识、自主意识和自由能力的个人在正确认识自己的前提下，通过合理的自我设计、自我学习、自我协调和自我控制等环节调节。

♡心灵故事会：与命运抗争的勇敢男孩

1919 年，在美国一个农场，一场凶猛的脊髓灰质炎袭击了一个 17 岁少年，令他陷入全身瘫痪之中，除说话和眼动外，他不能做任何事情。男孩的妈妈请来了 3 个医生，他们都对她说："没有指望了，你的儿子活不到明天了。"

这样的话对妈妈来说太残忍了。这个男孩对自己说："我一定不能让医生们的断言实现。"

于是，第二天医生们到来时，他不仅活着而且精神更好了。他们对此感到惊讶，但他们接着又对男孩的妈妈做了一个残酷的断言："你的儿子就算活下来，也永远站不起来了，他会终生瘫痪。"

同样，这个男孩子决心不让医生们的这个可怕的断言实现。经过了数年艰苦卓绝的努力后，他不仅站起来，还在一个夏天，靠一艘独木舟、简单的粮食和露营设备，以及一点点钱，独自一人畅游了一次密西西比河。

这个男孩的名字叫米尔顿·埃里克森（Milton Erikson），他就是不断地给自己制定目标，努力奋斗，提升自己，逐步地实现一个又一个梦想。后来，他成为了享有全球声誉的策略派心理治疗大师，也是催眠治疗这一神秘的治疗领域里无可争议的 No.1。

二、行为自我管理技术

行为自我管理（behavior self management）就是将一种行为落实成为一种习惯。它主要应用于：①增加目前减少的行为，如每天运动锻炼量等；②减少目前过度的行为，如抽烟、上网、喝酒等行为。

我国现行的医疗服务是一种医护人员对疾病的治疗和康复负有全部责任的被动式的服务方式。而事实上，最有效的方法是寻求广泛的医疗服务的同时，调动患者对自身疾病的管理的积极性，让患者对自身的健康和疾病康复负起责任。行为自我管理技术正好体现了这一原则和方法，它是一种积极主动的自我康复服务方式。它是国外学者依据行为学的原理和方法发展起来的一种的行为治疗方法。在国外，它被广泛地应用于疾病的治疗和对患者的护理。该技术应用于矫正行为已获得了令人满意的效果。如洛克斯卡（Rochaska）将这一技术用于戒烟，艾兹（Atz）将这一方法用于社区控烟。该技术用于躯体疾病的治疗也已取得了成功。如赛法鲁（Cefalu）对于 II 型糖尿病的治疗，贝曼（Beiman）等人对高血压的治疗。此外，研究还证实：它对腹痛、冠心病、背痛、癌症、失眠、焦虑、紧张性头痛、溃疡、肥胖等病症都有令人满意的疗效。

三、行为自我管理策略

行为自我管理涉及若干种行为医学干预技术方法。如生物反馈、放松、认知等。行为自我管理技术的中心思想是对行为自我控制，具体包括明确目标、自我监控、暗示策略、诱导性矫正和演练，且这 5 种具体策略是一个连续的过程。

1. **明确目标**　在行为自我管理方案具体实施前应该明确管理目标，并且贯穿于始终。只有明确的目标，才能谈得上如何实施和评估。如肥胖者的管理目标可选择以下 3 种之一：①自我监控每天的体重和饮食习惯；②通过自我监控和自我强化，逐步改变饮食习惯；③通过自我监控和自我强化，逐步改变体重。目标还有长期目标和短期目标之分，有时为了增加患者的信心，还可将长期目标分解为若干个短期目标分步骤实施。无论是长期目标还是短期目标，都应在建立良好的护患关系的前提下制定，这样可以取得患者的信任，准确掌握病情及有关信息，了解患者存在的主要问题及解决的可能性。同时还必须结合患者的需求，因为目标的具体实施和完成与患者的需求密切相关。护士应研究和激发患者的自我管理需求和动机。如解释行为自我管理在疾病康复中的作用，提供通过自我管理而使同一性质疾病康复的实例等。在制定行为自我管理步骤时，要考虑初始的目标应相对容易达到，以调动患者的信心和积极性，同时还要强调目标管理重点在于实施的过程而不是完成。

2. **自我监控**　自我监控在许多心理治疗中被强调，指的是患者在一定时期内对自己目标行为或反应进行的系统监控，也就是对先前事件和后果的系统观察和记录，包括对患者教育、行为改变的干预和干预效果的系统观察和记录。毫无疑问，自我监控的技术可以广泛用于治疗。但自我监控的目的不仅仅在于此，更重要的是它可以使患者意识到自己的问题所在，并对这种状况进行反馈和调节，对状况的改善十分有益。自我监控技术已被广泛地用于控制各种心身症状，包括外显性的，如头痛发作、疼痛和疼痛忍耐等；也包括内在性的，如疲劳、心理压力等。

自我监控需要一定的技巧来支持，需要学习和练习。首先让患者知道相关信息对于存在的问题改变是重要的，然后给予细心地解释和指导，使其能清楚监控的行为和反应应该达到什么目标，及如何达到目标。此外，还必须对问题有一个正确理解和熟悉，并掌握记录的方法。为使自我监控行为形成、巩固和定型，对练习进行不断地强化是必要的。自我监控记录的方法有多种，最简单的是用纸和笔，有时一些特殊的目标需要精心设计形式，如图表；有时需使用一些设备进行记录，如借助手腕计数器来记录行为和反应发生的频数，用生物反馈仪记录放松状况。当然，使用的设备应该是患者易于掌握的，并且叮嘱患者在行为和反应发生后应立即记录。

自我监控方案的设计，不但要考虑行为和反应本身，而且要考虑行为和反应发生的外部环境条件。如超食行为监控不但需要监控热卡摄入量，而且应记录行为发生的外部环境条件。再如对于高血压患者来说，所监控的应是高血压和导致高血压的行为。为确保自我监控所获资料的准确性，记录的内容要明确，方法应简单易行，并要求患者同意抽查验证，以便随时掌握患者的情况。自我监控是成功自我管理的一个关键步骤。

3. 暗示策略　行为发生的过程由先前事件、行为和行为后果构成。通过改变行为的先前事件和后果就可达到改变行为的目的。暗示策略是针对行为的先前事件。这种行为改变的方法一般指刺激控制，包括逐渐地减少和排除刺激。刺激是指环境事件，包括内部的和外部的。刺激可能影响行为，因为它与反应相关联。刺激也可作为一种情境信号，这样通过控制反应发生的情境条件就有可能克服不希望的反应，引发希望的反应。刺激控制首先要搞清诱导反应发生的环境，涉及行为易发生的时间和地点及相关事件，然后通过对这些环境刺激控制从而达到行为管理的目标。躺在床上对有些人可能是失眠的暗示，有些人喜欢在床上考虑问题、看书和看电视等，可以使用刺激控制治疗这种人的失眠问题，如将床的功能定位于只能用来睡眠和性活动，如果在床上 10 分钟内仍不能入睡则建议离开床。当患者对刺激具有高应答性的时候，更应持续改变刺激环境策略，如减肥者避免看食品广告、家庭不放零食和不逛食品店等。

4. 诱导性矫正　诱导性矫正指的是，通过对行为或反应的后果的改变而对行为或反应进行矫正，包括自我强化和自我惩罚的权变处理策略，尽管这里有两种方法，在实践中一般更重视前者，因为研究表明使用前者效果更好。如试图减肥的人与几个朋友组成慢跑小组，获得锻炼的社会群体的接纳、认同就是一种自我强化。自我强化包括外部强化刺激（金钱、礼物等）和内部强化（自我评价和自我肯定等）。诱导性矫正的实施首先应确定阳性强化条件，不同的个体阳性强化条件不同，这一般从患者或其家属的交往中能了解到。一旦确定了强化条件，我们就可帮助患者进行强化训练，使他们形成自我强化反应。

强化不良行为的消除与强化期望行为的启动和维持同样重要。如父母的过分关注与慢性病痛孩子对病痛的反应密切相关，消除父母的过分关注对缓解孩子痛苦无疑是有益的。个人的行为受外界环境刺激的影响，若能将外部环境刺激整合到自我管理方案中常常可起到事半功倍的效果。例如，护士告诉患者，"如果你能安静地坐着做静脉穿刺，我送一个你想要的洋娃娃"。这样除了能使患者忍受一个疼痛的治疗程序之外，还成功地完成了一个目标，也能提高患者的控制感和对问题的应对感，这样的经验对于患者接受下一次挑战是很有价值的。

5. 演练（rehearsal）　演练是指对自我管理操作系统的实践性过程，是自我管理极重要的方面。要实现的目标再有意义，方案再好，患者不会操作或不去操作也等于零。演练最基本的功能是形成和强化渴望的反应，最终使操作标准化和定型化。在方案开始实施前，治疗者可用口头结合演示的方法教患者如何操作，若能让其观察其他患者如何做，并互相交流是最好的。治疗者应建立系统的观察和评估，随时得到反馈信息，及时给患者以矫正。特别要强调对患者的操作进行直接评估，看患者有没有掌握每一个任务及其具体的操作技巧。如果患者没有掌握或掌握有误，则要告诉问题所在，让其反复练习和公开练习，使其动作熟练和定型。

四、行为自我管理在临床护理工作中的应用

冯克福（Vonkorf）等人指出，行为自我管理行为之所以对患者具有重要意义，是因为疾病管理技能是可以学习的，患者自己能够明确其行为方向。一个人对健康的动机和信心（即自我效能）能够直接影响到个人是否会取得成功。社会环境（包括家庭、工作场所、卫生保健部门等）会影响患者的自我管理行为。患者应当监控并对疾病症状、情感变化等做出反应，以此来提高自身对疾病状态的适应力。

实践研究发现，一些单纯提供信息和知识的行为自我管理教育对于改善患者自我管理行为收效甚微。实际上，患者完全可以通过自我管理来达到保持健康的目的。如科特斯（Coates）和布瑞（Boore）对所护理的 263 例 I 型糖尿病患者调查发现，他们有该病的相关知识并知道自己有责任控制自己的疾病，提示用自我管理的策略和方法对该病具有治疗效果。舒克伦（Schlenk）和贝姆（Boehm）对临床护理中的 117 例 II 型糖尿病患者的临床随机研究发现，以行为契约方法，通过改变与疾病有关的行为，从而改善了临床效果。

美国斯坦福大学患者教育研究中心首创的慢性患者自我管理项目，是以自我效能理论为理论框架进行设计，通过一系列措施，着重提高患者管理疾病的自信心，通过行为改善和情绪控制，最终改善患者的健康状况，提高其生活质量。研究表明，该项目在提高患者的自我效能感、增强患者的自我管理行为和对卫生资源利用等方面都有比较满意的效果。目前，慢性病自我管理项目已经在许多国家推广开来。在我国上海，较早地引入了"慢性病自我管理项目"，将原来属于卫生专业人员的一些权力下放给患者，让患者完成行为的自我管理。

虽然，行为自我管理模式强调患者自己对其健康的责任和努力，但是，医护人员也应对患者的疾病及身体状况有比较全面的了解，并且帮助患者对自身情况的把握。

第五节　认知治疗

一、认知治疗概述

认知治疗（cognitive therapy）是随着 20 世纪 60～70 年代认知心理学的兴起、发展而形成的一种心理治疗方法。所谓"认知"是指一个人对某个对象或对某件事情的认识和看法，如对环境的认识、对事件的见解，对自己、对他人的看法等。

拉扎勒斯等人认为，所有的外部刺激都要通过认知的评价后，才能影响情绪状态。由于人们的文化背景和原有经验不同，对同一刺激可能产生不同的认知评价，从而引起不同的情绪反应。如大学生开网店，有的大学生认为这是浪费宝贵的学习时间；有的大

学生则认为这是锻炼自己的能力。生活给予人们大量的信息，每个人以不同的认知方式选择、整理信息，并赋予信息不同的意义，做出不同的评价与解释，从而对同样的信息产生完全不同的情感体验及行为反应。卡耐基说："决定你幸福或不幸福的，不在于你有什么，或你是谁，或你在什么地方，或你在做什么，而在于你是怎么想。"所以，影响人们情绪和行为的主要原因不是事情本身，而是人们对事情的解释与评价。几乎所有的负性情绪都是由不合理的认知导致的，合理、恰当的认知，会让人们更加乐观地面对问题，积极地采取行动。

♡心灵故事会：生命的移栽

　　小缓是一名大三女生，一向开朗活泼。一天，她突然接到一位阿姨的电话。电话那头的阿姨告诉小缓，她才是小缓的亲生母亲。小缓懵了！"阿姨"还告诉小缓，她现在的父母因为当初没有孩子，所以抱养了小缓。"我是被抱养的，他们一直在欺骗、隐瞒我，我的亲生父母在我幼小的时候抛弃了我！"这样的想法瞬间占据了她。

　　小缓被突如其来的事困扰了，她无法安心学习，人也变得消沉。无奈之下，小缓走进了学校心理咨询室。

　　咨询师在听小缓的故事和困扰时，做了充分的同理共情，然后给小缓讲了"移栽"的故事：我们现在的校园是新校区，原来这里是一片荒草，现在成了美丽的校园。校园里的每一棵树、每一株花都是从别的地方"移栽"过来的，校园之所以这么漂亮，是因为这些树、这些花都很快适应了原本陌生的土壤和环境。它们愿意在这里扎根、发芽、成长。校园门口那几棵香樟和几株樱花是去年才被"移栽"来，历经一年就长出新叶、开出美丽的樱花……我们人也一样呢！从妈妈的子宫里"移栽"出来，从妈妈的怀里"移栽"到幼儿园，从幼儿园"移栽"到小学……长大了，若出国留学，就"移栽"到国外，女孩出嫁，要"移栽"到另一个家庭……每一次移栽，都会慢慢地适应，然后发展成长。我们有非凡的适应能力和无限的发展潜力，不管被"移栽"到哪，只要我们主动去适应、去接纳、去欣赏，就会获得滋养、获得力量、获得成长……

　　小缓似乎被"移栽"的故事吸引了，默默地说：我不过是在小时候被多"移栽"了一次，而且我一直长得挺好，现在我都这么大了，不管"移栽"到哪，我都会长得更好，我不必去怨恨曾经生育和养育了我的"土壤"……

　　小缓的生活又慢慢地恢复了往日的平静。她甚至能跟别人炫耀她有更多疼爱她的人和让她爱的人了。

　　这个案例中，事实没有改变，事实也不可能改变，但因小缓的认知发生了改变，不再认为被欺骗、被抛弃，她的情绪和行为也就发生了积极的变化。

（一）认知治疗的基本观点

人总是以自己独特的认知方式来感受、理解、评价和预测周围事物和自身，同时作出相对固定的行为反应方式。如果个人的认知评价中存在错误和歪曲的成分，就可能产生各种不适应行为和不良情绪，进而导致或加重心身症状。因此，帮助患者改变认知不合理成分，调整其错误、歪曲的思维、想象、信念，摆脱消极观念，接受新的、正确的思想，以消除不适应行为和不良情绪反应，就是认知治疗。

如果说行为矫正治疗是根据条件反射形成的原理，直接对个体的外部行为进行改造，不涉及个体的内部思想过程；那么认知治疗主要是针对患者的不良认知，并加以纠正，以达到治疗目的。

（二）认知治疗的种类

认知治疗种类很多，常见的有艾利斯（Ellis）的合理情绪疗法，贝克（Beck）的认知疗法，迈肯鲍姆（Meichenbaum）的自我指导训练，戈德弗雷特（Goldfried）的应对技能训练等。这些具体的认知治疗尽管在治疗程序、治疗原理及治疗重点上有所差别，但是治疗形式、原则具有一致性。

（三）认知治疗的原则

1. **目标**　错误的认知导致情绪困扰和行为适应不良，认知治疗的根本目标就是发现错误的观念及其赖以形成的认知过程，并加以纠正。认知治疗要解决的是错误的认知，而不是改变患者的人格。

2. **途径**　对患者进行心理行为评估的基础上，因势利导地运用外部积极有益的事例，调动患者潜在的解决问题的能力，解决自身的问题，消除不良认知。

3. **治疗者－患者之间的关系**　治疗者和患者必须在整个治疗过程中达成密切合作协议。在治疗目的、达到目标所使用的方法以及治疗时间等方面都要共同制订计划，提倡医患关系共同合作的模型。

4. **客观化**　在实施治疗时，关键是让患者对自己和外部世界采取一种较为客观的态度（贝克，1976），要设法使患者学会客观地看问题。

（四）认知治疗的适用证

认知疗法已经成功地应用于治疗抑郁症、焦虑症、恐怖症、强迫症等神经症及人格障碍、偏头痛、性功能障碍、酒瘾、某些特殊场合（如考试）的紧张状态等。同时，认知治疗也已被临床证实，对那些趋于稳定、但有明显抑郁症状的慢性患者，尤其是慢性疼痛持续存在的患者是有效的。拉什（Rush，1984）的研究表明，认知治疗对控制癌症疼痛、焦虑、饮食障碍及抑郁有积极作用。

二、合理情绪疗法

（一）合理情绪疗法的基本原理

合理情绪疗法（rational–emotive therapy）是艾利斯 20 世纪 50 年代创立，经过不断实践后而形成的一种认知治疗理论和方法。该理论认为，引起人们情绪困扰的并不是外界发生的事件，而是人们对事件的态度、看法、评价等认知内容，因此要改变情绪困扰不是致力于改变外界事件，而是应该改变认知，通过改变认知，进而改变情绪。艾利斯的理论也被称为 ABC 理论，A 是指诱发性事件；B 是指个体在遇到诱发事件之后相应产生的信念，即他对这一事件的看法、解释和评价；C 是指特定情景下，个体的情绪及行为结果。

合理情绪疗法的基本人性观认为，人既是理性的，也是非理性的。任何人都可能或多或少地具有某些非理性观念，只是在一些人身上表现得更为明显和强烈。合理情绪疗法的主要目标是，矫正不合理认知从而减少各种不良的情绪体验和行为。

艾利斯总结出日常生活中常见的 11 种不合理信念，并将其归纳和简化为 3 大类：①要求绝对化。如"我必须考上名牌大学，否则，我就毫无价值"。②过分概括化。如一位男青年被女朋友抛弃了，就认为再也不会有女孩子喜欢他了。③糟糕至极。当一个人做了一件没达到自己满意标准的事时，就认为会导致可怕的或灾难性的后果。

❖知识窗：11 种常见的不合理信念

1. 每个人绝对要获得周围环境，尤其是生活中每一位重要人物的喜爱和赞许。

2. 个人是否有价值，完全在于他是否是个全能的人，即在人生中的每个环节和方面都能有所成就。

3. 世界上有些人很邪恶、很可憎，所以应该对他们做严厉的谴责和惩罚。

4. 如果事情非己所愿，那就是一件可怕的事情。

5. 不愉快的事总是由于外在环境的因素所致，不是自己所能控制和支配的，因此人对自身的痛苦和困扰也无法控制和改变。

6. 面对现实中的困难，自己承担责任是件不容易的事情，倒不如逃避他们。

7. 人们要对危险和可怕的事随时随地地加以警惕，应该非常关心并不断注意其发生的可能性。

8. 人必须依赖别人，特别是某些与自己相比强而有力的人，只有这样，才能生活得好些。

9. 一个人以往的经历和事件常常决定了他目前的行为，而且这种影响是永远难以改变的。

10. 一个人应该关心他人的问题，并为他人的问题而悲伤、难过。

11. 对人生中的每个问题，都应有一个唯一正确的答案。如果找不到这个答案，就会痛苦一生。

（二）合理情绪疗法的步骤

合理情绪疗法一般历经以下 4 个步骤：

1. **心理诊断阶段** 这一阶段主要任务是根据 ABC 理论对患者的问题进行初步分析和诊断，通过与患者交谈，找出患者情绪困扰和行为不适的具体表现（C），以及与这些反应相对应的诱发性事件（A），并对两者之间的不合理信念（B）进行初步分析。例如：癌症患者的 A 就是被诊断为癌症这一事件；C 就是情绪消极抑郁，甚至拒绝治疗；B 就是患者认为只要身患癌症就必死无疑（糟糕至极）。

2. **领悟阶段** 这一阶段主要任务是帮助患者领悟合理情绪疗法的原理，使患者真正理解并认识到：第一，引起其情绪困扰的并不是外界发生的事件，而是患者自身对事件的态度、看法、评价等认知内容，是其信念引发了情绪及行为后果，而不是诱发事件本身。第二，要改变情绪困扰不是致力于改变外界事件，而是应该改变认知，通过改变认知，进而改变情绪。只有改变了不合理信念，才能减轻或消除目前存在的各种症状。治疗师需要帮助求助者达到 3 种领悟：①使他们认识到是信念引起了情绪及行为后果，而不是诱发事件本身；②因此，他们对自己的情绪和行为反应应负有责任；③只有改变了自身的不合理信念，才能减轻或消除目前存在的各种症状。

3. **修通阶段** 这一阶段的工作是合理情绪疗法中最主要的部分。治疗师的主要任务是运用多种技术（如与不合理信念辩论、合理情绪想象技术、合理情绪疗法的自助表和合理自我分析报告等家庭作业），使患者修正或放弃原有的非理性观念，并代之以合理的信念，从而使症状得以减轻或消除。

4. **再教育阶段** 这一阶段的主要任务是巩固前几个阶段治疗所取得的效果，帮助患者进一步摆脱原有的不合理信念及思维方式，使新的观念得以强化，从而使求助者在咨询结束之后仍能用学到的东西应对生活中遇到的问题，以便更好地适应现实生活。

三、认知治疗在临床护理中的应用

在医学临床中，一些患者因为存在不良认知不但给自身造成痛苦，且影响疾病的预后。所以，识别患者的不良认知，并帮助他们矫正不良认知也成为临床治疗不可缺失的重要组成部分。

在临床护理工作中很少使用完整的认知治疗过程，但掌握一些可以改变认知的具体方法，临床中还是很有效的。

1. **认知重建** 认知重建包括帮助患者改变各种不正确的认知和态度，特别是帮助矫正自我失败消极思维。例如，伴有抑郁症状的肿瘤患者，因其孤独、爱的失去、被他人拒绝、对病情无力控制、生活不满意等，从而迫使他过分关注自己的失败、孤独、失助和绝望等消极方面，并产生"治疗没有用，没有希望了"的不良认知。认知重建就是要建立对抗患者具体的消极思维的认知，例如通过康复患者的示范作用建立"癌症并不是绝症，只要医疗得当，精神不垮，加强自我锻炼，是可以战胜的"的积极认知。由于旧的不良认知经常会反复出现，新建立的认知在短时间难以巩固，因此，认知治疗往往需要多次耐心地进行。

2. **言语重构**　言语重构是指用具有积极作用的言语替代具有消极作用的言语，但并不改变说话内容的真正目的，从而使患者保持良好的情绪的策略。例如，对于一位结肠手术后的患者，帮助他认识到手术可以减少患癌的危险性，要比让他认识到手术引起了躯体结构的变化要好得多。同样，对于一位得不到配偶足够关心的患者，说"你需要他更多的、更好的关心"比"他不关心你"更能让人易于接受。

3. **角色转换**　角色转换是指站在对方的位置上，考虑对方的感受。不少患者，尤其是夫妻恩爱、家庭美满的患者，因考虑治疗费用的昂贵、家庭成员照料的艰辛以及对其家人工作、生活的不利影响，常常希望早些结束生命，甚至拒绝接受任何治疗。对这一类患者最好的办法就是角色转换，让患者考虑，如果他所爱的家人有了类似的病，他会如何对待。

4. **向下比较**　向下比较是指将自己的病情与比自己情况更糟的患者进行比较。这一技术可以使患者比较现实、而且较为积极地评价自己的病情。

5. **积极方面的关注**　选择性消极关注易产生抑郁情绪。临床上，一些患者过分关注药物及其他治疗的副作用。对这样的患者进行护理时，护士要放大药物或其他治疗的积极作用，同时对患者的任何一点向康复方向前进的微小进步，都要给予振奋性的积极反馈。

第六节　团体心理治疗

一、团体心理治疗的概念

团体心理治疗（group psychotherapy）又称集体心理治疗。顾名思义，它是相对于个别心理治疗而言，指的是由 1~2 位治疗者主持的、以团体为对象的心理治疗。治疗者运用各种技术，并利用团体成员间的相互影响，以达到消除患者的症状并改善其人格与行为的目的。

一般认为，现代团体心理治疗由普拉特（Pratt）首创。在 20 世纪初，肺结核尚没有特效药，患者终生带病且会传染给别人，被社会所惧怕和回避，因此患了肺结核而常年住院的患者大都意志消沉、心情抑郁。普拉特自 1905 年开始召集住院的肺病患者办班，给他们讲解有关肺病的常识、治疗与疗养方法，鼓励他们，激发他们的信心，并且组织讨论，还把班中取得明显进步者选作"明星"。普拉特的做法在患者中引起强烈的反响，他们纷纷报告受益匪浅。1919 年精神科医生马什（March）将普拉特的做法在住院的精神病患者中运用，改良精神病院的日常活动，使之变成治疗性的环境，马什成为环境治疗的先驱。第二次世界大战后，大批士兵因战争创伤出现心理问题，但当时精神病学家、心理学家的数量无法满足需要，而且普通士兵也无法承受个别治疗所需的费用，所以团体心理治疗因其经济、简捷和高效的特点而被广泛用于治疗士兵的精神病态或心理障碍。此后，各不同学派的治疗者根据各自学派的理论发展了各种各样的团体心理治疗的技术和理论，现在团体心理治疗已逐步在心理治疗领域中确立了自己的地位。

二、团体心理治疗的种类

1. 按团体心理治疗是否事先做好计划分类 一类是结构式团体，即在团体治疗前做好了充分的准备，安排固定程序的活动让成员来实施的团体治疗。此类团体有预定的目标，比较重视针对团体所要达到的目标，设计活动以引导成员参与团体活动。另一类是非结构式团体，即不安排固定程序的活动，治疗师配合成员的需要，根据成员的具体情况和团体中成员的关系来决定团体治疗的目标、过程和运作程序。

2. 按团体是封闭式或开放式分类 在封闭式团体治疗中，成员一旦确定下来就不再更换直至治疗结束，其优点是可以不断积累材料，整个治疗团体稳定可靠。在开放式团体治疗中成员可以随时变化，一位成员离开后，可以再补一位新的成员参加进来，治疗可以是不间断的连续体，其优点是新成员的进入往往会激起团体内的竞争意识，使整个团体显得较有生机，新成员在老成员的帮助下更容易接受治疗。

3. 按团体成员的同质性和异质性分类 同质团体是指成员的组织成分（包括性别、年龄、职业、性格、病种、问题等）部分相同或者相近，这种团体的治疗往往可以使患者获得同理，增强正性体验、相互鼓励等。异质团体是指成员的组织成分各不相同的团体，这样的团体问题复杂性高，差别性大，成员间就越有更多适合学习的模型。在综合性临床中，这种团体形式的心理治疗较多。

4. 按团体治疗依据的理论分类 心理治疗的理论和技术众多，因此以不同理论为指导的团体治疗也就有许多。例如有精神分析治疗团体、行为治疗团体、人本主义治疗团体、合理情绪治疗团体、完形学派团体、交互分析团体、心理剧团体等。

三、团体心理治疗的作用因子

团体心理治疗作为一种特殊形式的心理治疗，其疗效被广泛证实，但到底是什么因素起治疗作用？美国存在主义治疗大师亚龙（Yalom）在 1995 年曾提出被认同的 11 项团体治疗疗效因子：注入希望、普遍性、信息传递、利他性、早期家庭经验得到矫正性重视、社交技巧的发展、行为模仿、人际学习、团体凝聚力、情绪宣泄及存在因素。在此，就以上几个方面做一些解释：

1. 利他性 团体成员能通过向其他组员提供帮助，从而提升他们自己的自尊，将别人的需要放在自己之前，并且将自我的某些方面与小组其他的成员分享。

2. 团体凝聚力 凝聚力是指一种状态，在这种状态下，团体成员通过身处组中而感到温暖和平静，体验归属感，感到自己对于小组是有价值的，不论暴露自己的任何经历和隐藏的一面，仍能够得到小组中其他成员无条件的接纳和支持，不再感到孤独。相比其他地方，组员更能感到置身小组之中，犹如回到家里一般的温暖。

3. 普遍性 团体治疗使组员了解到，他并非唯一受某方面问题困扰的人，"我们是同舟共济的"。团体治疗使组员了解到，他的情况并不比别人更糟，了解到别人也有和自己同样的"坏"想法和不好的感觉；了解别人也有和自己同样不愉快和糟糕的生活背景；了解自己和其他人并非大不相同，从而使患者获得"属我族类"之感。

4. **人际学习**　人际学习源于团体成员间的互动，组员们发现在互动中，他们的言行对其他人的影响。通过领悟，他们能意识到他们是如何形成这种特定的行为交往模式，以及这些特有的交往模式是如何作用于他们现实生活的。通过团体成员间的坦诚相待、反馈和相互支持，组员可改善他们的行为交往模式。

5. **信息传递**　治疗师或组员对某一组员提供忠告或建议，或某个团体成员对其他成员的人生问题给予确切的劝解和建议，建议以不同的行为方式应对某个生活中的重要人物。

6. **宣泄**　宣泄是指将心中的紧张情绪释放，团体中的成员通过口头或非口头的方式表达他们的感受，从而缓解他们的痛苦。宣泄还可以指团体成员对自己获得的顿悟、自由之感加以表达。团体成员也可以通过哭啼、呐喊或写作等不同的形式表达他们的想法、恐惧和感受等。

7. **模仿行为**　团体成员在发现组内存在榜样后，有意向团体中比自己适应良好的人学习，并且在目睹团体成员勇于表露他们所不为人知的一面又因此而得到支持和理解后，这种经验使患者也愿意做同样尝试。组员通过认同，继而采用另一位团体成员的行为模式或交往风格；或者赞赏并模仿治疗者。

8. **重塑希望**　目睹团体中其他成员病情好转，会对组员有所启示，明晰别人解决了和自身类似的问题，并看到这些问题得以解决，会使其他组员重新燃起治愈的希望。因此，目睹其他成员病情的改善，会对其他组员起到鼓励和激励的作用。

四、团体心理治疗的基本过程

团体心理治疗以聚会的方式进行，每周 1 次，每次时间约 1.5～2 小时，治疗次数可视患者的问题和具体情况而定，一般在 6～10 次左右。在治疗期间，团体成员就大家共同关心的问题进行讨论，观察和分析自己及他人的心理行为与反应、情感体验和人际关系，从而使自己的行为得以改善。团体心理治疗的主要特色在于，随着时间的推移，团体成员会自然而然地形成一种亲近、合作、相互帮助、相互支持的团体关系。这种关系为每一位患者提供了一种与团体其他成员相互影响的机会，使他们尝试以另一种角度来面对生活，通过观察别人的问题从而对自己的问题有更深刻的认识，并在别人的帮助下解决自己的问题。而这一点，在个体心理治疗中是难以做到的。

（一）团体成员的选择

选择适宜的治疗对象是团体心理治疗的一项重要工作。实际上，这一工作在正式治疗之前就进行了。治疗者对团体成员的选择，一方面是根据自己所持的理论和将要组成的团体的性质来挑选成员；另一方面，是多数团体治疗所共有的，如参加者应有谋求获得他人帮助的愿望，愿意向他人倾诉自己的问题，并有基本的与他人相处的能力，同时身体状况也适合加入团体。

多年的研究和临床经验表明，以下的人不适宜参加团体治疗：脑损伤患者，极端自恋的人，有强烈攻击性，做事霸道的，具有严重的社会道德问题或违法行为的人，精神病患者等。

（二）团体治疗的四个基本阶段

虽然各种团体治疗方法依据的理论差别很大，对具体的治疗过程和所使用的技术也难以有一致性的描述，但从总体上看，多数团体治疗工作都必须经历以下 4 个阶段：

1. **治疗准备阶段**　这一阶段主要是治疗前的准备工作。治疗者根据自己所持的理论确定团体治疗的性质和目的，选择适合参加团体治疗的对象。对于个别成员可以进行几次个别治疗，对其问题做到心中有数。

2. **关系形成阶段**　这一阶段的工作从团体的第一次聚会开始，治疗者的主要任务是使各个成员对彼此的情况有所了解，努力促使大家形成一种适合团体工作发展的关系和氛围，同时使他们对团体的结构和性质有一定的认识。

3. **治疗阶段**　这一阶段的工作是整个团体治疗的重心。在这一阶段，团体中的各个成员会获得其他成员所提供的各种有关信息和资料；发现自己与他人的共同点；在互助的气氛中去帮助别人；通过与其他成员的相互反馈来进行彼此的仿效与学习。同时，他们可以获得感情上的净化，能够有机会彻底处理自己人生中的一些创伤。

4. **结束阶段**　在团体治疗即将结束时，治疗者要和团体成员一起总结团体工作和组织讨论以下问题：通过团体治疗，每一位患者都有哪些收获；原来不适应的情绪是否有所改善；人际交往的能力是否有所提高；还存在哪些未解决的问题等。这种总结式的讨论，往往能强化患者在治疗中所获得的积极的团体经验，并帮助他们在治疗结束后，能够更好地适应现实生活。

五、团体心理治疗在临床护理中的应用

在心理护理中，具有下列某类问题的特殊群体可以接受集体心理干预：①住院和门诊精神病患者；②儿童及其家长（包括学校和医院）；③青少年（包括性心理方面的问题）；④老年人（多种问题和多种形式）；⑤烟瘾和酗酒者；⑥躯体疾病患者等。

可接受集体心理干预的躯体疾病有：支气管哮喘儿童及其家长、溃疡病、糖尿病、心血管病患者及其配偶、癌症患者、妇产科患者或者孕产妇等。

陈丽云、樊富珉等人（2009）曾设计了针对抑郁症的团体治疗方案《又见光明：抑郁症身心灵治疗方案》，针对癌症患者的团体治疗方案《抗癌斗士：癌症患者身心灵康复》，针对更年期综合征的团体治疗方案《彩色人生：妇女更年期健康工作坊》，针对不孕症患者的团体治疗方案《身心相悦：不孕妇女身心灵全人健康小组》，并进行了实证研究。研究表明：团体治疗在这些治疗对象上具有积极作用。黄丽等人（2010）设计了一套运用于孕产妇的团体心理治疗方案，以增强孕产妇分娩自我效能和增强夫妻沟通技能。研究证实：团体治疗有利于降低孕产妇的焦虑、妊娠压力；提高产妇的分娩自我效能感；促进正常分娩，降低了剖宫产率等。

第七节 其他心理干预方法

一、精神分析疗法

精神分析疗法（psychoanalytic therapy）是由弗洛伊德（Freud）于 19 世纪末创立，曾在西方心理治疗领域中占有重要的地位，在此基础上，衍生出近代多种精神动力学治疗理论。精神动力学说强调潜意识中心理冲突在一定条件下（如精神刺激、环境变化等）可转化为各种神经症状及心身转换症状（如癔症、焦虑症、溃疡病等）。因此，精神分析师与患者为治疗建立工作联盟的关系，在耐心而长期的治疗关系中，治疗师通过"自由联想"等内省方法，帮助患者将压抑在潜意识中的各种心理冲突（主要是幼年时期的精神创伤和焦虑情绪体验）挖掘出来，使其进入到意识层面中，转变为个体可以认知的内容进行再认知，从而使患者重新认识自我，发展出具有建设性的适应方式，并改变原有的行为模式，达到治疗目的。

精神分析疗法的目的不是单纯地消除患者的症状，而是注重人格的重建，思维模式、态度的转变，以及解决早年的心理冲突，消除潜意识心理冲突的影响，启发和扩展患者的自我意识，通过精神分析，使患者达到认知上的领悟，促进人格的成熟。

（一）精神分析疗法的基本技术

1. **自由联想**　自由联想是精神分析的基本手段，其最重要的功能是能减低患者的心理防御机制，逐渐接受潜意识。治疗者要求患者躺在沙发上，而治疗师坐在患者的后面，鼓励患者毫无保留地诉说他想要说的一切，包括近况、家庭、工作、童年记忆、随想、对事物的态度、个人成就和困扰、思维和情感等等，甚至是自认为是一些荒谬或奇怪的、不好意思讲出来的问题。自由联想几乎贯穿整个精神分析治疗过程。

2. **阻抗**　阻抗是自由联想过程中患者在谈到某些关键问题时所表现出来的自由联想困难或阻断。阻抗阻碍着患者的潜意识内容进入到意识中，所以也称为"患者阻止改善过程的趋力"，"是康复力量与反对力量的妥协"。其表现多种多样，如患者会毫无理由地迟到；或顾左右而言他；或者反复地陈述某一件事，不能深入下去和扩展开；或者甚至认为分析治疗没有意义，要求终止治疗等。精神分析理论认为，当患者出现阻抗时，往往是有意义的触及其心理症结之所在。因此，治疗师的任务，就是在整个治疗过程中不断辨认并帮助患者克服各种形式的阻挠，将压抑在潜意识中的情感释放出来。如果潜意识的阻抗都逐一被认识，患者实际上已在意识层次上重新认识了自己，分析治疗也接近成功。精神分析治疗之所以需要长时间才能完成，其原因被认为是潜意识的阻抗作用所致。

3. **移情**　移情被认为是精神分析治疗的重要内容。在治疗过程中，患者可能将治疗者看成是与其心理冲突有关的某一人物，将自己对某人的体验、态度、幻想等有关的情感不自觉地转移到治疗者身上，从而有机会重新"经历"往日情感，这就是移情

（transference）。移情可以分为正性移情和负性移情两种。正性移情可以是喜欢的、热爱的、思念的对象；负性移情则是患者将过去生活中使其体验到攻击、愤怒、痛苦、羞辱的对象，投射到精神分析师身上，即把分析师看成是曾经对患者产生过伤害的对象。分析师通过对患者的移情分析，可以了解患者心理上的某些本质问题，引导患者讲述曾经痛苦的经历。

4. 疏泄　疏泄是让患者自由地表达被压抑的情绪，特别是过去强烈的情感体验。事实上，这种疏泄往往通过移情作用表现出来。精神分析师应鼓励患者进行疏泄。

5. 释梦　梦在精神分析治疗中具有重要的意义，它是通向潜意识的捷径。精神分析认为，梦代表着愿望的满足。弗洛伊德在《梦的解析》中提出，"梦乃是做梦者潜意识冲突或欲望的象征，做梦的人为了避免被意识所觉察，用象征性的方式以避免焦虑的产生"，"治疗师通过对梦的内容加以分析，以期发现这些象征的真谛"。精神分析理论认为，梦的内容与被压抑在潜意识中的内容存在某种深层的联系。患者有关梦的报告可以作为自由联想的补充和扩展，并可以认为有关梦境的分析结果，可能更接近于患者的真正动机和欲求。

6. 解释　解释是治疗师在精神分析治疗过程中，对患者的一些心理实质问题，如他所说的潜意识含义进行解释和引导，帮助患者将潜意识冲突的内容带到意识层面加以表达，并且用患者能够理解的语言，让他认识到心理症结所在。治疗师通过解释，帮助患者逐步地重新认识自己，认识自己与其他人的关系，使被抑制在潜意识的内容逐渐地暴露出来，从而达到治疗疾病的目的。

7. 精神分析中的非特异性治疗技术　同其他心理治疗一样，精神分析治疗强调良好的治疗关系，倾听的技术，良好而适当的共情技术、反应技术、提问及引导技术等。这些非特异性治疗技术与精神分析技术的良好结合，才能达到较好的治疗效果。

（二）精神分析疗法的应用

精神分析疗法主要应用于各种神经症患者，某些人格障碍患者以及心身疾病的某些症状。精神分析不适合重性精神障碍者，如精神分裂症、重性抑郁、双相情感障碍。接受精神分析治疗的前提是自我功能的相对完整。癔症发作期间伴有自我意识障碍患者也不适合精神分析治疗。该疗法因疗程长、费用高，且理论无法证实、缺乏评判标准、结果难以重复等，已受到不少批评。

二、暗示疗法和催眠疗法

（一）暗示疗法

暗示是一种利用间接的、含蓄的方式，对他人的心理和行为产生影响的过程。一般来说，暗示可以分为实施暗示与接受暗示两个方面。

暗示疗法（suggestion therapy）就是利用暗示对病情施加影响从而使症状消除的过程。暗示疗法是一种古老而又有一定治疗效果的心理疗法。暗示之所以有治病作用，其机理并未完全搞清，但是可以肯定的是，暗示的确对患者产生了明显的生理与心理的变化。例如，格雷厄姆（Graham W）1960 年所做的态度诱导实验，使荨麻疹与雷诺氏病的受试者的皮肤温度发生了与原疾病相反的变化。布洛伊尔（Breuer）等人发现，暗示可以改变人的行为与动机，甚至重新唤起消失的记忆。

暗示可以用的方法很多，常用的有以下一些方法：

1. **语言暗示**　通过语言的形式，将暗示的信息传达给受暗示者，从而产生影响作用。如在临床治疗工作中讲"这个药是专治这种病的"、"针刺的止痛效果特别好"等，又如在治疗癔症性失明时，轻压患者的双眼球同时用语言暗示："如果感到酸胀，就证明视功能正常，看到金色闪光点，就说明视力已恢复"，并让患者充分感受，常常发现失明症状会瞬间消失。

2. **操作暗示**　对受暗示者的身体进行操作（如躯体检查、仪器探查或虚拟的简单手术）从而引起患者心理、行为改变的过程。如利用"电针仪"治疗癔症性失音症，效果非常好。实施前，先介绍了仪器的作用，可能的反应，告知通过该仪器，疾病可以痊愈，当患者点头表示明白后，开始治疗。经过一段时间，医生看见患者反应不错，令其试验发出"啊……"结果真的发出了声音。

3. **药物暗示**　给患者使用某些药物，利用药物的作用进行暗示。例如：用静脉注射 10% 葡萄糖酸钙，在患者感到身体发热的同时，结合语言暗示治疗癔症性失语或癔症性瘫痪等疾病。安慰剂治疗也是一种药物暗示。

4. **其他方法**　在应用暗示疗法时，还可以采用"环境暗示"、"笔谈暗示"、"自我暗示"等多种方法，均可以取得一定的疗效。

暗示疗法有效应用的前提是，患者具备易感性与顺从性。暗示疗法对以下病患均有不同程度的疗效：癔症及其他神经症；疼痛、瘙痒、哮喘、心动过速、过度换气综合征等心身障碍；阳痿、遗尿、口吃、厌食等行为习惯问题。

（二）催眠疗法

催眠疗法（hypnotherapy）是应用一定的催眠技术使人进入恍惚状态，并用积极的暗示对患者的心理状态和行为产生作用，以解除和治愈患者躯体疾病或精神疾病的一种心理治疗方法。催眠治疗一种非觉醒状态下的暗示疗法。

实施催眠疗法的一般程序为：

（1）充分掌握患者的背景资料，如家庭背景、个人学习、工作经历、社交活动、恋爱婚姻、幼年生活经历（包括正性与负性的经历）等。

（2）选择安静、温暖、舒适、昏暗的房间，尽量避免各种噪音、冷风、强光的刺激与干扰。

（3）进行暗示敏感性测定。

（4）催眠诱导。催眠诱导的基本技术是语言诱导。诱导语言在任何时候都必须准确、清晰、简单、坚定。催眠诱导还有凝视法、观念运动法等。

（5）治疗的实施。催眠的目的在于解除症状、去除疾病。因此，在进行催眠状态后再进行治疗就更为有效，其主要方法有直接暗示、引发想象、催眠分析、年龄回归等。此外，在整个治疗结束时，要有催眠后的暗示语，并给以唤醒指令。

催眠疗法主要适应证为：神经症、心身疾病、性功能障碍、儿童行为障碍以及酒瘾、烟瘾等多种疾病。催眠疗法也可以与其他心理治疗方法联合使用，如精神分析、行为矫正等。

三、患者中心疗法

患者中心疗法（patient - centered therapy）是由美国人本主义心理学家罗杰斯（Rogers）于 20 世纪 40 年代创立的一种心理治疗与咨询方法，目前已成为心理治疗领域的主要流派之一。与其他人本主义心理治疗方法一样，患者中心疗法也是在对精神分析疗法的批评中发展起来的。患者中心疗法的基本假设是，只要给患者提供适当的心理环境和气氛，他们就能产生自我理解，改变对自己和他人的看法，产生自我导向行为，并最终达到心理健康的水平。

（一）患者中心疗法的治疗特点

罗杰斯相信，通过让来访者在接纳而共情的气氛中自由坦率地谈话，个人成长与改变就会发生。治疗者无条件的积极关注、表里如一与恰当而共情的表达，构成了积极的个人成长与治愈的必要因素，是患者中心疗法的核心。以下 3 点构成了患者中心疗法有效心理治疗的充分必要条件，也是其主要技术。

1. 表里如一　表里如一意味着真诚、真实、自然。但是，有助于治疗的表里如一始终以对患者有益为目标，不等于过分坦白。

2. 无条件积极关注　无条件积极关注又称接纳或尊重。治疗者要像接受温和、积极的情感反应一样去接受患者的敌意反应，努力营造一种有利于患者坦露自我的气氛。罗杰斯认为，无条件的积极关注会帮助患者产生更为积极的自我观念。

3. 共情　罗杰斯认为，所谓共情是指"仿佛身临其境般地去感受患者的内心世界，但又不能丢弃'仿佛'"，即意识、理解并替代性地体验到另一个人现在的或者过去的情感、想法和体验。共情既是智力的过程，又是情感过程。

（二）患者中心疗法的治疗阶段

罗杰斯认为，心理治疗是有潜能的个体将已有的能力释放出来的过程，而不是让患者被动地熟练操作由治疗者提供的技巧。美国心理学家佩特森把患者中心疗法的治疗过程分为 7 个阶段。

第一阶段：患者对个人经验持僵化和疏远态度阶段，求助者不愿主动寻求治疗和帮助。求助者对待自己的经验是刻板的、固定的。他们对于目前的经验，常常寻找它们与过去的情境有无相似之处，然后根据过去的行为模式做出反应并感受它，看不到新经验的变异性。

第二阶段：患者开始"有所动"阶段。如果在第一阶段中，患者能够体验到治疗师对他的尊重、真诚和共情，感到自己被完全接纳，就会进入第二阶段。在这一阶段中，求助者可以流畅地谈论一些自我之外的话题，但仍不能承担问题的责任。

第三阶段：患者能够较为流畅地、自由地表达客观的自我。如果在第二阶段中患者对自我有所松动的表达，能够被咨询师完全接纳，那么，他在心理上就会觉得更为安全。他在这时的表达就会较为流畅和自由，但他表达的仍然是客观的自我，总体上来说，还没有情感的投入。

第四阶段：患者能更自由地表达个人情感，但在表达当前情感时还有顾虑。如果患者发觉自己在前一阶段对自我的表达能够全部被治疗师接纳后，他的自我防卫就会更放松，就能更自由地表达个人的情感，但在表达过去的情感时很具体、很生动，对现在情感的表达还有些障碍。他们能够接受自己的某些情感，并能对问题有一些自我责任感，对经验与自我之间不一致的地方也有了一定的认识。

第五阶段：患者能够自由表达当时的个人情感，接受自己的感受，但仍然带有一些迟疑。由于治疗师对患者在前面各阶段中所表达的内容能够完全接受，患者对自己当前感觉的表达更为自由了。他们对情感和个人意义的分化更加明确。他开始接受自己的真实情感，并且逐渐能够清楚地认识到自我内部的不协调与矛盾。他与内部自我的交流变得越来越畅通，同时也越来越清楚自己的责任，越来越想成为真实的自己。

第六阶段：求助者能够完全接受过去那些被阻碍、被否认的情感，他的自我与情感变得协调一致。他不再否认、惧怕、抵制那些自己的真实感受，他会感受到已经解除了自我概念中那些对经验的束缚。他能切实生动地体验自己的真实情感，因此感到无比放松。

第七阶段：变化是不可逆转的，因此在此阶段，患者对治疗条件的作用（如关注、接纳等）已不再看得那么重要。他几乎可以不需要治疗师的帮助，就可以继续自由地表达自己。对自我经验的排斥、歪曲越来越少。自我内部的沟通越来越多，自我的体验越来越真实，他尝试着改变自己以前僵化的个人建构，使其能够有效地处理自己的各种经验。当他不再歪曲一些经验时，他就能够对现实做出比较准确的反应了，决策就比较正确了。

这 7 个阶段是一个有机的过程，每一个阶段都渗透着下一阶段的发展变化。这个过程是渐进的、灵活的、相互联系的过程，并非相互割裂，各阶段的区分也并不十分严格的。

四、森田疗法

森田疗法（Morita therapy）是由日本森田正马教授创立的一种治疗神经症的方法。

（一）基本理论

1. 神经质的发生机制　森田在他的任何著作中均不使用"神经症"这个术语，而是把现在认为的神经症分为神经质和癔症。神经质是自我内省、理知、疑病的。疑病质是感情过敏、外向、自我中心。在神经质素质的基础上，由于某种契机导致的病态，称为神经质。在癔症素质的基础上，由于某种契机导致的病态，称为癔症。森田认为，神经质的根本原因是先天性素质变质，但此素质虽然是先天的，并非固定，可随环境发生明显变化。

2. 生的欲望　主要指心灵深处的反省，可以包含以下几个方面：①不想生病，不想死，想长寿；②想更好地活着，不想被别人轻视，想被人承认；③想有知识，想学习，想成为一个伟人，想幸福；④想向上发展。总之，生的欲望是不同层次种种愿望的综合。

3. 疑病性基调　森田曾研究过神经质的发病，他不认为这种患者的动机有什么特殊性，因此他认为，导致神经质发病的最重要的乃是患者的素质，所以把它叫做疑病性基调。疑病性基调是森田提出的一种假说式的概念，虽说它具有先天性的素质，但却并非一成不变，它能随着环境（如父母的养育态度）的变化而变化。

4. 精神交互作用　对神经质发病有决定作用的是疑病性基调；对症状的发展有决定作用的是精神交互作用。对于某种感觉，如果过度注意，那种感觉就会变得异常敏感。对这种敏感的感觉越来越注意便会使之固定，这种感觉与注意进一步相互作用，就极容易形成感觉过敏的精神过程。

（二）主要的治疗阶段

首先是准备阶段，先让患者读一段森田疗法的小册子；其次要与患者进行一次细读，使患者对自己的病症有本质上的认识，对森田疗法有一个了解从而消除一些疑虑，增强治疗的信心，以积极的态度参加治疗。有的治疗者还采取订合同的方式，以保证患者能按治疗人员的嘱咐去做，并坚持全疗程的治疗。

森田疗法的住院环境与一般医院有所不同，要求单人房间。患者在住院期间可以发现有许多与他类似症状的患者，认识到并不是只有他才有这样的问题。

森田住院疗法的主要过程可分为以下几个阶段：

1. 绝对卧床阶段　在这一阶段要求患者安静卧床一周，除了吃饭以及去卫生间外不得起床，但可考虑问题及睡眠。在这一阶段中不允许参加任何其他活动，包括读书、看报、吸烟、谈话及娱乐等，也不准家属探视及书信往来。治疗人员每天仅短暂地与患者会面一次，主要是了解一下患者的情况。由于所有分心的方法均已被剥夺，患者直接面对焦虑。最初患者幻想回避焦虑，但不成功。这种恶性循环可使焦虑到达顶点，故症状可加重。治疗人员应注意观察患者的进食及体重变化。持续一阶段后，患者终于逐渐接受了焦虑，使焦虑与自己融为一体。少数患者的恶性循环在这一阶段就可以奇迹般地被打破从而症状缓解，但绝大多数患者的改变是不大的。

2. 工作治疗阶段　这一个阶段可分为3个时期：

（1）轻工作活动期　让患者带着症状参加一些轻体力的工作，如扫地、搞室内卫生等简单工作，为期约一周。

（2）重工作活动期　进入这一时期，患者可参加一些较吃力的活动，如砍柴、种菜、培植花木、烹饪、喂养小动物等，此期持续一周。

　　以上活动均要根据患者的具体情况由治疗人员予以决定和安排。在此阶段，不要求患者与其他病员谈论自己的症状，只让患者专注当前的工作活动。通过长时间的自我体验，患者的态度会逐渐发生变化，自然而然地不再与他的焦虑症状去做强迫性斗争。

　　（3）生活训练阶段　经过两周左右的工作活动期后，就可进入生活训练期了。这时，可以允许患者外出（如去商店、读书），或做些其他工作，期间不允许患者见家属、亲友，也不允许与他们通电话。

　　从绝对卧床阶段以后，要求患者每天晚上记日记。治疗人员每天要读他们的日记，还要写出意见，次日归还患者。

　　在住院期间，患者不可避免地会诉说自己的症状及询问如何治他的病等，即使患者反复提问，医护人员也不做任何回答，这样患者就会逐渐不注意自己的症状而专心于工作活动，这叫做"无回答疗法"。患者尽管有些焦虑症状，但能够参加必要的日常生活和工作就可以出院。据估计，83％的患者可以达到这一水平，而且，患者出院后可定期回院并交流经验。

（三）应用

　　森田疗法适用的年龄为 15～40 岁，以住院为主，门诊治疗只适用于轻症。森田疗法的适用证包括强迫思维、强迫行为、心理问题躯体化、疑病性神经症、焦虑神经症、自主神经功能紊乱等。此外，抑郁神经症患者可在森田治疗的基础上，配合药物治疗。值得注意的是，癔症患者并不适合森田疗法。森田疗法也可用于治疗某些心身疾病，效果比较满意。

同步训练

一、名词解释
1. 心理干预
2. 心理治疗
3. 正强化
4. 负强化
5. 厌恶疗法
6. 暴露疗法
7. 活体模型
8. 象征模型
9. 放松疗法
10. 生物反馈
11. 认知治疗

二、思考题
1. 心理干预的种类有哪些？

2. 心理干预的适用范围是什么?

3. 行为学习理论将行为获得分为哪 3 种基本形式?

4. 系统脱敏疗法治疗分哪几个步骤?

5. 临床护理中生物反馈疗法的过程是什么?

6. 合理情绪疗法的 4 个步骤?

7. 临床中常用的暗示方法有哪些?

第七章　心身疾病与心理护理

学习目标

掌握：心身疾病、A 型行为类型、C 型行为类型、心身疾病的防治原则。

熟悉：常见心身疾病的心理社会因素。

了解：常见心身疾病的心理护理。

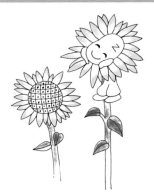

图 7 - 1　心理护理如同阳光与雨露

根据世界卫生组织公布的《2012 世界卫生统计报告》，心血管病、癌症、糖尿病等非传染性疾病已成为 21 世纪人类最大的健康威胁。在它们的发病因素中，都存在工作生活压力大、心理紧张、吸烟、饮食结构变化、环境污染等心理和社会因素。放眼望去，这类疾病在我们身边已是常客。而心理护理如同阳光与雨露，呵护着我们的身心，如图 7 - 1。

第一节　心身疾病的概述

一、心身疾病的概念与演变

心身疾病（psychosomatic diseases）是介于躯体疾病与神经症之间的一类疾病。心身疾病有狭义和广义两种理解。狭义的心身疾病是指心理社会因素在发病、发展过程中起重要作用的躯体器质性疾病。例如原发性高血压、溃疡病。至于心理社会因素在发病、发展过程中起重要作用的躯体功能性障碍，则被称为心身障碍。例如神经性呕吐、偏头痛。广义的心身疾病就是指心理社会因素在发病、发展过程中起重要作用的躯体器质性疾病和躯体功能性障碍。图7-2列出了心身疾病概念的相关关系。

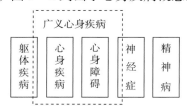

图7-2　心身疾病概念的相关关系

心身医学虽形成于近代，但早在2000多年前，我国经典医著《黄帝内经》就提出"形神合一"、"悲哀忧愁则心动，心动则五脏六腑皆摇"的论述，说明古人已经认可心理因素与疾病之间的关系。祖国医学还强调情绪能致病也能治病，如"怒伤肝，悲胜怒，喜伤心，恐胜喜，思伤脾，怒胜思"，"以情胜情"等。西方医学之父希波克拉底认为，医生医治的不仅是病而且是患者，因此治疗上必须注意人的性格特征、环境因素和生活方式对疾病的影响。这些观点是心身医学早期的理论雏形。

从20世纪开始，经过不同时期的众多学者共同努力，奠定了现代心身疾病的理论基础。"心身"这个术语最早是由德国哲学家和精神病学家海因洛茨（Heinroth. J，1918）提出。"心身医学"是由多伊奇（Deutsch，1922）提出。而"心身疾病"的提出应归功于韩礼德（Halliday），特别是美国心身疾病专家亚历山大（Alexander）的大力提倡。

二、心身疾病的范围及发病率

亚历山大最早提出了7种经典的心身疾病：溃疡性结肠炎、消化性溃疡、类风湿性关节炎、原发性高血压、支气管哮喘、甲状腺功能亢进及神经性皮炎。

用现代心身疾病的观点来看，心身疾病分布于各个系统，种类甚多，主要影响自主神经系统与器官。以下是各科各系统中常见的心身疾病，见表7-1。

表7-1　常见心身疾病的分类

分类	主要疾病
心血管系统	冠心病、原发性高血压、阵发性心动过速、功能性早搏
消化系统	消化性溃疡、溃疡性结肠炎、慢性胃炎、神经性呕吐、神经性厌食
呼吸系统	支气管哮喘、过度换气综合征、神经性咳嗽
内分泌系统	糖尿病、甲状腺功能亢进、肥胖症
泌尿生殖系统	神经性多尿症、月经失调、痛经、更年期综合征、阳痿、早泄
神经系统	偏头痛、肌紧张性头痛、植物神经功能紊乱
皮肤	神经性皮炎、银屑病、瘙痒症、过敏性皮炎、荨麻疹、湿疹、多汗症
耳鼻喉	美尼耳病、过敏性鼻炎、耳鸣、晕车
骨骼肌肉系统	类风湿性关节炎、全身性肌肉痛、书写痉挛、痉挛性斜颈、面部痉挛
其他	恶性肿瘤

关于心身疾病的发病率，由于界定的范围不同，所以报道数据差异较大。国外调查人群中约为 10% ~ 60%；国内有关的门诊与住院调查，约为 33%。根据北京的调查，心身疾病占门诊患者的 40.39%，较上海调查的 33.2% 要高一些，但上海调查的内分泌科与心血管专科中心身疾病的比例却高达 75.4% 与 60.3%。因此心身疾病的患病率有较大的地域和科室差异。

三、心身疾病的发病机制

心身疾病的心理学发病机制是探讨心理社会因素是如何对身体的各系统、各器官产生影响的。有许多理论对此做出解释，这里介绍主要的 3 种。

1. 心理动力学理论 这一理论强调潜意识心理冲突在各种心身疾病发生中的作用，认为潜意识心理冲突可通过植物性神经系统功能活动的改变造成某些脆弱器官的病变而致病。如哮喘的发作常常是由于童年时与母亲的矛盾冲突被压抑在潜意识中，以后在某种应激源的激发下，试图消除这种被压抑的情绪时，以植物神经的过度活动来疏泄，导致其脆弱器官—气管支气管的损伤和病变，于是，哮喘便发作了。

2. 心理生物学理论 当个体面对强烈的应激源而又缺乏应对能力时，就会察觉到挫折与威胁，并通过心理神经中介途径、心理神经内分泌途径和心理神经免疫学途径而导致心身疾病（详见第四章）。例如心理紧张时，通过交感神经活动增强而增加心脏生物电的不稳定性，从而诱发心源性猝死；而在抑郁情绪时，可以通过神经内分泌免疫途径导致对免疫监视的抑制而致癌。

❖现象与反思：漂浮不定的胃酸

> 美国芝加哥有位医生，他有个特别的爱好，每天早晨做胃液的自我分析。一天他家遭劫，房东被杀，这天的胃酸竟比往常多了一倍，酸度也高。此后 10 天中他因协助警方追查凶犯，又恐惧罪犯报复，情绪紧张不安，结果他的胃液和胃酸仍居高不下，直至他迁居安全地方，胃液分析才恢复正常。
>
> ——引自刘真编译《情绪紧张与疾病》

3. 行为学习理论 行为学习理论对于心身疾病发病机理的解释是，某些社会环境刺激引发个体习得性心理和生理反应，如情绪紧张、血压升高等，进而由于特殊环境因素的强化，使得这些习得性心理和生理反应被固定下来而演变成为心身疾病。例如一位女士上班时偶然压力大时出现头痛，同事们马上殷情慰问，送院治疗，使她得以逃避即时压力。头痛所得到的好处使这位女士在面临工作压力时出现的头痛得到了不恰当的强化，造成了不利于躯体健康的生理变化，久之便形成紧张性头痛。所以心身疾病被认为是由于错误的学习所造成的。

四、心身疾病的诊治原则

（一）心身疾病的诊断原则

心身疾病的诊断需遵循疾病诊断的一般步骤，如病史采集、体格检查、实验室检查等。此外还需满足下列条件：

（1）有明确的器质性病理改变。

（2）寻找心理社会因素并明确其与躯体症状的时间关系。如①患者的遗传素质、性格特点或心理缺陷；②病前的生活事件；③童年的心理创伤等。

（3）排除神经症或精神病。

（4）使用单纯的生物医学治疗疗效不佳。

（二）心身疾病的治疗原则

俗话说："心病还需心药医。"心身疾病是一组发病、发展、转归和防治都与心理因素有关的躯体疾病。因此，心身疾病应采取心、身相结合的防治原则。一方面要采取有效的躯体治疗，如对高血压病及时降压，以解除症状、促进康复；另一方面，如果需要持久的疗效，减少复发，则需要在心理和社会水平上加以干预和治疗。心理社会水平上的干预，主要包括：

（1）减少或消除应激源　可以使患者暂时摆脱引起或加重疾病的生活和工作环境，从而在客观上消除致病的心理社会因素；

（2）消除心理学病因　例如对冠心病患者，在其病情基本稳定后，指导其对 A 型行为和其他冠心病危险因素进行综合行为矫正，帮助其改变认知模式、改变生活环境以减少心理刺激，从而从根本上消除心理病因学因素，逆转心身疾病的心理病理过程，使之向健康方面发展。这属于治本，但不容易。

（3）消除生物学症状　主要是通过心理学技术直接改变患者的生物学过程，提高身体素质，促进疾病的康复。例如采用长期松弛训练或生物反馈疗法治疗高血压患者，能改善循环系统功能，降低血压。

（三）心身疾病的预防

心身疾病的预防也应同时兼顾心、身两方面。具体的预防工作包括：

（1）健全个性的培养　对那些心理素质较弱的人，例如有易怒、抑郁、孤僻及多疑倾向者，应及早通过心理指导加强培养其健全的个性。

（2）对不良行为进行矫正　对于那些有明显行为问题的患者，如吸烟、酗酒、多食、缺少运动及 A 型行为等，应利用心理学技术指导其进行矫正。

（3）减少不必要的心理刺激　对于那些工作和生活环境里存在明显应激源的人，应及时帮助其进行适当的调整。

（4）加强心理预防工作　对某些具有心身疾病遗传倾向，如高血压家族史或已经有心身疾病的先兆征象（如血压偏高）等情况的患者，则更应注意加强心理预防工作。

总之，心身疾病的心理社会方面的预防工作是多层次、多侧面的工作。

第二节 内科常见心身问题

一、心血管系统心身疾病与心理护理

心血管疾病的发病率和死亡率在我国一直呈持续上升的趋势，已成为威胁人类健康的头号杀手，并且发病年龄有年轻化的趋势。常见的心血管心身疾病有冠心病和原发性高血压。

（一）原发性高血压

原发性高血压是一种以循环动脉血压升高为主要表现的心身疾病。除了高钠膳食、遗传缺陷等原因有关外，心理社会因素对本病起主要作用。

❀**科学导航：情绪与血压**

> 情绪对血压的影响特别明显。长期的忧虑、恐惧、愤怒可导致血压的持续升高，见图7－3。1971年，霍坎森（Hokanson）等人对愤怒导致高血压的研究表明，在激怒的被试者中，那些必须压抑敌对反应而不允许发泄愤怒的人比允许发泄愤怒的人血压要高。有人通过催眠暗示的办法研究情绪对血压的影响，发现经催眠暗示后，被催眠者表现愉快时，血压可下降20mmHg，脉搏每分钟减少8次。相反，在暗示愤怒时，血压可升高10mmHg，脉搏由65次/分增加到120次/分。

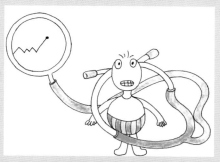

图7－3 压抑了情绪，增高了血压

1. 原发性高血压的心理社会病因

（1）应激性情境 应激性生活事件与高血压有关。如1999年，一架韩国飞机失事跌落上海市区，一位女子恰巧在现场，因恐惧过度当场晕厥，清醒后反复出现间歇性高血压。而生活中的一些慢性应激状态更易引起高血压，如长期受人际关系困扰。

（2）人格特征 高血压患者具有好胜心强、急躁易怒、压抑敌意等特征，与A型行为密切相关。

（3）职业与环境　现代城市居民因就学、就业竞争压力大，生活节奏快，患高血压者明显高于农村。如部分年轻人由于工作压力大，不是长时间的加班熬夜就是夜班，这就容易导致神经紧张和血管收缩而致血压升高。

❖知识窗：应对愤怒情绪

1. 承认自己的愤怒。试着这样说："我感到愤怒是因为……"
2. 记录自己产生愤怒的过程。记录下自己在什么处境下爆发愤怒，时间、地点以及刺激物是什么，确认可能导致愤怒爆发的因素。
3. 实施一套保持冷静的方式。如往后退、抓住某种东西、放松紧张情绪、在说话前先深呼吸等。
4. 挑战呆板的思想。检查自己是否有"必须"、"应该"以及"糟透了"的思想。
5. 学着换个角度审视问题。

2. 原发性高血压心理护理　众多的研究发现，通过对原发性高血压患者进行心理干预，可以提高治疗效果。护士可以从以下几个方面做好原发性高血压的心理护理工作。

（1）缓解应激源　在综合评定的前提下，调整生活和工作环境。如营造舒适的居住环境，主动减轻一些工作压力，学会在工作中寻找快乐，回避引发不良情绪的人和事。

（2）调整认知及应对策略　患者对应激源和疾病状态的消极认知是高血压形成和恶化的原因之一。护士应及时向患者介绍高血压的相关知识，通过建立对应激事件的合理信念，克服不良的应对方式，从而减轻应激反应，打破"应激源　血压升高　负性情绪　血压更高"的恶性循环。

（3）疏泄负性情绪　运用倾听、解释、建议等沟通技巧及时疏泄患者的各种消极情绪，如愤怒、敌意、焦虑和怨恨等，让患者尽量保持心境的平和。

（4）放松等行为训练　根据患者情况进行松弛疗法或生物反馈疗法，让患者通过训练掌握身心放松和自我控制血压的方法。松弛疗法每日 1~2 次，每次 15 分钟，如此反复 3~6 个月，最终达到能"随意"控制血压至正常水平。生物反馈疗法是利用生物反馈仪，通过认知、塑造、强化及条件反射等过程，患者可以有意识地控制自己的血压。

（二）冠心病

冠心病是当今世界上危害人类健康和生命最严重而且死亡率最高的疾病之一。国内外近一个世纪的大量研究表明：冠心病除与高血压、高血脂、遗传因素有关以外，心理社会因素也是重要的病因之一。

❖科学导航：弗雷德曼与 A 型行为

在 20 世纪 60 年代初测试 3000 多名年龄在 31～59 岁的男性公民，然后追踪观察至 70 年代，在 3000 多名被试中检查出冠心病患者 257 人，其中 70% 的人具有以下共同特点：个性急躁，好胜心强，讲话快速，声音洪亮，好争辩，固执己见，富有攻击性和挑衅性，情绪冲动，做事匆匆忙忙，时间概念强烈，不时看看手表，连吃饭睡觉时也在思索问题。弗雷德曼（Freedman）将这些易患冠心病的特征，称为"A 型行为"类型，后来广被引用为"冠心病个性"。

1. 冠心病的心理社会病因

（1）A 型行为类型　A 型行为类型（type A behavior）属于一种独立的冠心病危险因素。主要表现为时间紧迫感、争强好胜和敌意。弗雷德曼和罗斯曼（Rothman）（1975）的研究发现：A 型行为类型的人在冠心病的发生、心肌梗死的发作、心绞痛的出现率等方面均两倍以上于 B 型行为类型（type B behavior）的人（图 7－4）。而 A 型行为中的过度敌意容易造成心理激惹或愤怒情绪，从而导致心血管的高反应性和心脏活动的异常，严重损害心血管系统。

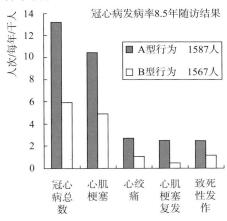

图 7－4　A 型行为与冠心病发病率

（2）行为因素　吸烟、肥胖、缺乏运动、高脂高盐饮食及对社会压力的适应不良与冠心病的发生有密切关系。研究表明：40～70 岁男性吸烟者，每天超过一包，其各类心脏病的发生率两倍于非吸烟者，因而认为吸烟是引发冠心病的危险因素。随着体重的超重，罹患心脏病的危险性明显增加。

（3）社会环境因素　许多回顾性调查显示，心肌梗死前 6 个月内患者的生活事件明显增多。冠心病发病率在发达国家高于发展中国家，城市居民高于农村，脑力劳动者高于体力劳动者。这些结果间接地证明，冠心病的发生与社会环境因素有关。

♡心灵小故事："恋"上了冠心病

"没想到我这么年轻，心脏居然就有问题了！"说话的是李召杰，他说话的口吻带有自责和后悔。34 岁的他前几天晨练时突感胸闷，到医院检查，原来"恋"上了冠心病。

李召杰是广告公司的中层领导，因为工作压力大，他烟酒不离手，几乎每天有饭局。今年体检，各项检查数据更是发出了危险信号。考虑到身体是革命的本钱，从上周开始，他开始每天坚持晨练。昨天早上慢跑了 10 多分钟后，突感胸痛、气短及恶心。邻居马上拨打了 120。检查显示，李召杰有明显的冠状动脉粥样硬化，并且狭窄程度达到了 45%。

2. 冠心病的心理护理 护士可以从以下几个方面做好冠心病的心理护理工作：

（1）矫正 A 型行为 A 型行为是一种长期生活中形成的个性定型，不能轻易地改变。而且，A 型行为在社会上较易得到人们的赏识，许多人不能在健康期下决心去主动改造。但是，一旦发生心肌梗死以后，患者的侥幸心理不复存在，而且发病后的 A 型行为（如过分的竞争、敌意），有时会增加或加重心悸、胸闷、乏力等症状，使患者直接体会到 A 型行为的危害，易产生较强烈和持久的行为改造的动机。

矫正 A 型行为一般在医生指导下以认知行为矫正疗法为主要手段实施综合矫正。常用的模式有：冠心病知识和 A 型行为知识教育、松弛训练、认知疗法，以及想象疗法、行为演练、社会支持和运动锻炼等。鲍威尔（Powell，1984）等使用集体定期咨询的方法对 1012 名患者进行为期 2 年的综合行为矫正对照研究，证明患者的 A 型行为得到了明显改变。

（2）改变不良的生活方式 应指导患者戒烟限酒，调整不合理的饮食习惯，不暴饮暴食，限制钠盐、胆固醇和脂肪的摄入，控制合理的体重。

（3）保持稳定的情绪 大量临床资料证实，剧烈的情绪波动、精神创伤、心理紧张冲突均可诱发心绞痛发作。护士应结合患者的个性和具体病情，运用良好的沟通技巧，使患者对自身处境有积极的认知，通过多种途径，消除病程中容易出现的焦虑、恐惧及沮丧等不良心理。

（4）适度运动 劳累、剧烈活动是冠心病的发病诱因，但适当运动有利于促进患者心脏侧支动脉的生长，发掘心脏储备功能的代偿力。故而，应在护士的指导下根据病情选择适合自己的运动量和运动方式。

二、消化系统心身疾病与心理护理

消化系统易受环境及情绪因素的影响，是心身相关最敏感的部位之一，所以胃肠道有"情绪的反应板"之称。常见的心身疾病有消化性溃疡和溃疡性结肠炎。下面主要介绍消化性溃疡的心理社会病因和心理护理。

（一）消化性溃疡的心理社会病因

1. 生活事件和应对方式　研究发现，消化性溃疡患者有较多的生活紧张事件，但事件数量并不是导致发病的关键因素。十二指肠溃疡患者往往更消极地对待生活应激事件，使用不成熟的心理防御机制，以及伴随应对能力下降，从而产生不良的心身反应，转而延长病程或使溃疡容易复发，甚至恶化。

♡心灵故事会：小猫的消极应对方式

"影子真讨厌！"小猫托比和汤姆都这样想，"我们一定要逃开它"。然而，无论走到哪里，托比和汤姆发现，只要出现阳光，它们就会看到令自己抓狂的影子。不过，托比和汤姆最后都找到了各自的解决办法。托比的方法是，永远闭着眼睛。汤姆的办法则是，永远待在其他东西的阴影里。

2. 个性特征　20 世纪 30 年代，邓巴（Dunbar）等人就发现，溃疡病患者具有负责、进取、强烈的依赖愿望、易怨恨、常压抑愤怒的人格特征。其后，派珀（Piper）用艾森克人格问卷进行对比研究，发现溃疡患者具有内向及神经质的特点。

3. 情绪　情绪变化很容易引起胃液分泌及胃肠运动功能异常。临床发现，许多溃疡患者的起病往往有一段难忘的痛楚经历，而病情的加重与复发也往往与负性的情绪体验有关。研究表明：焦虑、生气可使胃蠕动增加、胃酸分泌增多及黏膜充血，甚至形成溃疡。

❖科学导航：阿汤的胃

沃尔夫对一位因食道烫伤而不得不通过腹壁造瘘进食的患者阿汤进行细致的观察。通过患者的瘘口，沃尔夫直接观察到：当阿汤处于愤怒、怨恨或焦虑时，他的胃和脸一样充血发红、胃液分泌增多、胃运动增加，甚至看到胃酸和胃蛋白酶腐蚀胃黏膜。当他悲伤、忧虑时，胃黏膜苍白、胃液分泌不足、胃运动减弱，此时即使把食物放进去也不易消化而且损伤胃壁。

4. 不良生活方式　目前认为，可能会刺激胃功能、引起胃损伤或溃疡的生活方式和习惯主要有：烟酒嗜好、饮食习惯和偏好、服用某些酸性物质等。

消化性溃疡是生物和心理社会因素共同作用的结果。生物因素是发病的生理基础，个体心理特征是溃疡病的易患素质，生活事件所引起的情绪应激则是溃疡发病的诱发因素。

（二）消化性溃疡的心理护理

护士可以从以下几个方面做好消化性溃疡的心理护理工作：

1. 合理认识疾病　溃疡与心理健康损害互为因果，容易形成恶性循环，使溃疡难以治愈。所以对于消化性溃疡患者，护士应使患者明白心理因素在其患病中的作用，改善焦虑、抑郁或愤怒的情绪，保持良好的心态，间接调节神经内分泌，促进溃疡愈合并防止复发。

2. 避免精神紧张　长期精神紧张促进溃疡发生，护士应指导患者建立健全的应对方式，加强社会支持，减少无力控制感导致的心理应激。

3. 加强健康生活方式指导　戒烟戒酒、避免刺激性饮食、规律生活和劳逸结合都有助于胃酸的节律性分泌。

三、内科其他疾病的心身问题与心理护理

（一）支气管哮喘

支气管哮喘很早就被公认为呼吸系统中典型的心身疾病。大多数患者是在遗传的基础上受到体内外某些因素激发哮喘发作，其中心理因素在哮喘的发作中起重要作用，还可使哮喘加重、复发、迁延。

♡心灵小故事：小丽

　　上小学一年级的小丽一个月内已经 3 次生病了。每次生病都一样的过程，先是鼻子痒，再就是咳嗽，紧接着就是发烧，继而出现肺啰音。她的妈妈总是在问："是不是我没照料好小丽，让她着凉了？"每一次都被自己否认。医生详细地问起了发病的情况，妈妈才意识到小丽的发病都与特殊的"心理"有关。第一次生病是小丽要春游了，春游前的几天小丽就嚷着妈妈准备春游的物品，并因为第 3 天要春游一宿兴奋得没睡好觉，结果春游前一天生病了。第二次生病是因为期中考试，老师说："考 100 分的同学能得到小红花，并贴在墙上。"小丽可想得到小红花了，但又担心考不到 100 分。因为太紧张，小丽在考试的前一天又病了。第 3 次生病是因为爸爸妈妈吵架。原因是奶奶生病了，爸爸让妈妈去看奶奶，妈妈说等周日再去，爸爸一句"要是你自己的母亲生病你早就去了"引起了口角。小丽从小就害怕爸妈吵架，一着急又犯了老毛病。

1. 支气管哮喘的心理社会病因

（1）心理应激　临床实践表明，许多心理紧张刺激和矛盾冲突（例如人或动物打斗的场面）、社交的紧张体验或生活中的冲突等因素均可诱发哮喘，甚至形成条件反射或使病情恶化。例如有位 20 多岁的女青年，每当收到恋爱对象爱情有波折的来信，就出现胸闷，继而哮喘发作。哮喘一旦发作，由于患者对症状的恐惧、焦虑等情绪变化，使病情更加严重，如此形成恶性循环，以致造成哮喘反复发作。

（2）人格因素　哮喘患者的人格特征是过分被动依赖、敏感，以自我为中心，情绪不稳定，易焦虑，受暗示性高，强烈的不安全感。许多哮喘病人潜意识有强烈的乞求他人（特别是母亲及其替代者）保护的愿望，这种愿望使患者对与母体分离特别敏感。

有研究发现，家庭关系特别是母子关系失常的人（如母亲过分溺爱孩子，孩子过分依恋母亲，或者家庭矛盾冲突频繁者）更容易诱发哮喘。如临床上常见到有的哮喘患儿，在父母面前发作很重，离开父母在医护人员照料下则很少发作。

（3）社会环境因素　社会环境诸如吸烟、环境污染、职业毒害等因素，可直接诱发哮喘。

2. 支气管哮喘的心理护理　护士可以从以下几个方面做好支气管哮喘患者的心理护理工作：

（1）提高患者对疾病和病情的认识。哮喘虽然不能根治，但是能够控制。护士可采用解释、鼓励、保证及指导等支持心理疗法，发掘患者的潜在力量，对哮喘发作有正确的认识，提高安全感。

（2）改变与哮喘有关的不良行为和家庭因素。

（3）减少不良情绪。解除焦虑、呼吸困难的恶性循环，可采用放松疗法、系统脱敏法、生物反馈疗法及催眠治疗来减轻或消除哮喘发作。

（4）指导和鼓励患者进行自我护理。了解自己的致敏源（如花粉、牛奶、鱼虾等），并尽可能避免接触。在病情许可的情况下，适当活动，生活有规律，不吸烟酗酒，流感流行期避免去公共场所等。

（二）糖尿病

糖尿病是由遗传和环境共同作用进而导致的全身性代谢紊乱。国外给它的别名叫"沉默的杀手"。中国已成为全球糖尿病第一大国。由于糖尿病的发生、发展和人的性格、应对问题的方式、承受压力的能力等心理因素有一定关系，因此它是一种公认的心身疾病。

1. 糖尿病的心理社会病因

（1）生活事件　研究发现，糖尿病的发病常常以某些负性生活事件为先导。在一定时期内生活变化单位越大，糖尿病患者的病情越严重。还有调查发现，2 型糖尿病患者中双亲去世、家庭破裂、离婚、失业等严重生活事件较多，而且这类事情都发生在糖尿病发病前。

（2）人格特征　邓巴（Dunbar，1933）研究糖尿病患者的人格特质，提出了糖尿病患者具有被动、依赖、幼稚、动摇、受虐狂等人格特征。这些人格特点当时被称作"糖尿病人格"，但这些人格特质与其他慢性病患者相仿，特异性不高。

（3）不良生活方式　饮食中长期高脂肪、高胆固醇饮食破坏了胰岛素的生成，是糖尿病的重要危险因素之一。肥胖或超重、吸烟是 2 型糖尿病的独立危险因素。而缺乏活动，久坐少动容易造成机体对胰岛素敏感性下降。

2. 糖尿病的心理护理　护士可以从以下几个方面做好糖尿病的心理护理工作：

（1）调节情绪　患者往往因对糖尿病缺乏了解而焦虑，同时对各种并发症恐惧，情绪波动较大。护士要鼓励患者倾诉，注意倾听患者顾虑，进行有针对性的解释，恰当说明病情，提供积极信息，以减轻患者压力，树立战胜疾病的信心。

（2）加强健康教育　包括对糖尿病的知识教育、用药知识、饮食控制、运动锻炼和病情监测的知识教育，让患者了解到糖尿病目前虽不能根治，但合理地调节饮食、适当地运动、科学地用药等可以很好地控制病情，并能像健康人一样工作、学习和生活。

（3）强调自我护理，提高治疗依从性　糖尿病是终身性疾病，大部分时间在院外治疗，应鼓励患者积极参与，注重自我调节，强调在治疗和康复过程中患者的主体作用，以减轻或避免糖尿病急、慢性并发症的发生，从而提高患者的生活质量。

♡心灵小故事：可乐张

27 岁的张先生是一所大学的在读博士，和他 1.9 米的身高相比，145 公斤的体重更加惊人。他的身影总是那么出众，加上他比较开朗的性格和乐意帮助人的特点，他总是受人欢迎。他还有一个特点就是几乎任何时候见到他（除了在实验室做实验），他的手上总是拿着一瓶可乐。同学们喜欢叫他"可乐张"。

他的导师因为知道张先生的父亲患有糖尿病，少不了总提醒他少喝饮料、多运动。但他总以"自己每天在实验室做实验已经很累了"为由，不做运动。他也总说"美国年轻人不也天天喝可乐"为由，对自己可乐行为不加控制，终于在学校体检时测得血糖为 23 毫摩尔/升，被送进医院治疗。

第三节　癌症相关心身问题

一、癌症发生发展的心理社会因素

（一）生活事件与癌症的发生发展

研究显示，癌症的发生与应激性生活事件有明显联系。比如：姜乾金（1987）调查发现，癌症患者发病前的家庭不幸事件发生率比对照组普通患者高。陈远岭（1993）研究发现，恶性肿瘤患者在病前遭受过负性生活事件打击的比例（82.1%）明显高于对照组肝炎患者（67.3%）；其中恶性肿瘤组有 8 项生活事件发生的频率明显高于对照组，而家庭成员重病及家庭成员死亡两组生活事件差异尤其显著（$P < 0.001$）。徐震雷（1995）对胃癌患者的研究也同样发现，患者在患病前 3~8 年内，存在严重生活事件。在各类生活事件中，居丧被认为是最严重的生活事件。许多研究指出，居丧是癌症发生、发展的危险因素。心理神经免疫学研究表明，心理社会紧张刺激引起的恶劣情绪可以降低机体免疫、监视功能和免疫杀伤力，使机体每天都可能产生的突变细胞难以清除，从而发展为癌症。

（二）负性情绪与癌症的发生、发展

情绪状态与癌症发生的关系是一个具有较长历史的研究课题。帕克（Parker，

1885）指出，无法解决的悲哀与乳腺癌关系甚大，以后的研究也一直在支持这一观点。1980 年 Grossarth 指出，不愿意表达个人情感和情绪压抑是癌症发病的心理特点。1981年 Shekelle 等对抑郁和随后发生癌症的有关问题进行了前瞻性研究。这是一项对 2020名男性雇员进行的大规模研究，研究追踪了 17 年，结果发现，癌症的死亡率和抑郁情绪有密切的联系，高抑郁者死于癌症的人是其他人的两倍，说明抑郁情绪可导致或加速癌症的发展。

（三）个性因素与癌症的发生、发展

个性特征与癌症发生发展的关系自古以来就是被关注的问题。早在公元二世纪，盖伦（Galen）就观察到，心理因素与癌症可能相关。他发现癌症在"黑胆质"（抑郁）妇女中的发生率高于"多血质"（活泼）性格的妇女。

提摩萧（Temoshok）和巴楚斯克（Baltrusch）（1988）在前人的工作基础上，经多年发展和完善，形成了"C"型行为（type C behavior）模式（即癌症易感性行为模式）的概念。他们认为，C 型行为的主要特征为：第一，童年形成压抑、内心痛苦不向外表达及克制的性格；第二，行为特征为：过分合作，姑息，谦让，自信不足，过分忍耐，回避矛盾，调和行为，愤怒不向外发泄而压抑（生闷气），屈服于外界权势，压制自己的情绪，焦虑，应激反应强。

C 型行为类型容易患癌已为下列事实所证实：第一，流行病学调查。提摩萧（1985）对 57 例恶性皮肤癌的患者进行研究发现，患者有过分合作、压抑愤怒、情感表达障碍等特征。巴楚斯克（1988）用 C 型行为量表测定发现，具有 C 型行为特征的人，其癌症发生率比非 C 型行为特征的人高 3 倍以上。第二，肿瘤行为学研究。科勒（Keller，1984）发现，小鼠受束缚压抑后，可使肉瘤、乳腺癌、白血病的发病率显著增高。特格莱泽（Kiecolt，1983）通过研究发现，压抑、紧张都可损伤细胞 DNA 的自然修复，导致肿瘤的发生。第三，生理、生化免疫学研究。乔文达、岳文浩等（1992）等对胃癌组及对照组进行了以心率功率谱为交感神经张力指标，以 T 淋巴细胞亚群为细胞免疫指标，以 IgG、IgA 为体液免疫指标的研究，发现胃癌组患者的交感神经张力显著高于对照组，而免疫力却有明显障碍。

（四）不良行为方式与癌症的发生、发展

1. 吸烟行为　　吸烟人与不吸烟人各种癌症的发病率之比为 10：1，肺癌发病率之比亦为 10：1。美国 1982 年调查报道：每年因吸烟而死亡的人数为 35 万；患各种癌症死亡人中 30% 是由于吸烟；肺癌死亡人中 85% 由于吸烟；吸烟时间越长，死于疾病的危险性越大；每天吸烟的量越大，患病的危险越大，死亡率也越高。WHO 的一项报告指出：全世界每年新发生的 60 万～100 万肺癌患者中，约 90% 是由于吸烟所致；除肺癌以外的其他癌症中 1/3 与吸烟相关。

2. 酗酒行为　　有足够的证据证实，乙醇和酒精性饮料对人有致癌作用。口腔、咽喉、食道和肝癌的发生都与饮酒有关。有事实充分显示，饮酒和吸烟对某些癌（口腔

癌、咽喉癌、食道癌）的发生具有协同作用。

3. 过食行为　过食行为导致肥胖，而肥胖是影响健康的危险因素，如肥胖可以增加几倍的患子宫内膜癌的机会，也是乳腺癌的危险因素。

4. 不良摄食习惯　食入纤维素过少，易致肠癌；食入腌盐食品易产生亚硝酸铵等致癌物质导致消化道癌；色氨酸摄入过多，易致膀胱癌；过热食物摄入损伤食道、胃黏膜易产生食道癌。流行病学研究结果表明，结肠癌与乳腺癌的发病及死亡率与动物脂肪的摄取量成正相关。

5. 不良性行为　研究表明，性伴侣数和不良性卫生习惯与宫颈癌的发生率有关，性伴侣不良的性行为也是引发宫颈癌的危险因子。

6. 缺少运动　据预测，32%的结肠癌可能与缺少体育运动有关。有几项研究表明，在具有较强的职业体育运动者中，经常参加锻炼和其他娱乐的成人中，在总活动量较大的人群中，患结肠癌的危险性低。

二、癌症患者的心理干预

癌症患者的心理干预应根据不同病程、不同治疗手段等有所不同（具体见第八章）。下面针对癌症患者的两个特殊问题（即如何告知癌症病情、如何处理恶心与呕吐的心理干预）进行讨论。

（一）告知癌症患者病情

1. 病情告知模式　癌症对生命的威胁深入人心，是否告知患者病情、如何告知，是许多医护人员和患者家属深感困惑的问题。如果告诉患者身患绝症，对患者无疑是残酷的打击；而如果隐瞒病情，患者也迟早会知道，至死不悟者极少，这种隐瞒会造成医患关系的隔阂，影响患者治疗的依从性。所以，是否将诊断的消息告诉患者，一直是医学界争议的话题。关于是否将病情告诉患者存在着 3 种模式。

第一种模式：是传统模式，即将病情隐瞒不告诉患者。其理论假设是，医生是疾病治疗的决策者，不必患者参与，何况大多数患者不想知道自己的病情，所以不告诉患者病情可使患者免受心理冲击。在我国，迄今为止大部分肿瘤科医生和患者家属赞同这一模式，也即所谓的"保护性医疗措施"。在美国，20 世纪 60 年代前也基本如此，而现在大部分人倾向于应向患者公开病情。

第二种模式：将病情的全部有关信息告知患者。其理论假设是，患者有权知道病情，医生有责任告知病情；而且所有患者都想知道自己的病情，治疗应由患者来决定和选择。然而一些研究发现，并非所有患者都能承受患了不治之症的现实，有些患者无法应对由此带来的心理应激。

第三种模式：是目前比较公认的模式，即因人而异、选择性地告知病情。其理论假设是，每一个患者对告知病情的需求与应对能力是不同的，而且对病情的接受在时间上有一个过程，因此，宜逐步告之，这样不但可以使患者更好地面对诊断与治疗，也有利于建立良好的医患关系，增加患者接受治疗的依从性。

2. **病情告知策略**　在决定告知患者诊断后，医生应考虑告知的时间，一般越早越好，并安排在一个相对宽裕的时间内；还应考虑告知的地点，一般应安排在一个安静的、无旁人的场合；告知病情的方式与策略更应该谨慎。1993 年世界卫生组织（WHO）提出了以下的告知策略：①医生应预先有一个计划。未告知病情前的患者往往很紧张，带有不确定感、焦虑，对医生有依赖性。医生应清楚，患者的诊断确定程度如何；应告诉患者哪些病情；应分几个阶段告知；每个阶段应告诉哪些情况；有哪些令人鼓舞的好消息；下一步还需作哪些检查；要做什么治疗等等，以免告知过程中对患者的询问措手不及，影响患者对医生的信任；②告知病情时应留有余地，让患者有一个逐步接受现实的机会，开始时可用一些含糊的言语（如可能、好像、也许等），委婉地打开话题，然后根据不同患者的反应逐步深入，避免给患者过于肯定的结论，尤其预后不良的结论等；③分多次告知。有研究显示，一次性将诊断、病因、治疗、预后等所有信息告诉患者，往往使患者只接受不利的信息而忽略有利的信息，使患者感到无望；④在告知病情的同时，应尽可能给患者以希望；⑤不欺骗患者。医生可以部分告知病情或不告知，但告知的事实必须是真实的，否则会损害患者对医生的信任，并严重影响此后的治疗；⑥告知过程中，应让患者有充分发泄情绪的机会，及时给患者以支持；⑦告知病情后，应与患者共同制定未来的生活和治疗计划以及保持密切的医患接触。

（二）癌症患者的恶心与呕吐

1. **癌症患者恶心与呕吐的原因**　癌症患者的恶心与呕吐通常由生理因素、与癌症相关治疗和心理因素引起的。比如，生理因素可能因肠梗阻引起，代谢异常引起，内分泌失调引起，中枢神经系统疾病引起等。癌症相关治疗会因化疗药物、放疗、止痛药、抗生素引起中等至严重的恶心与呕吐。心理因素主要有预期性的恶心与呕吐，一种条件反射性的在化疗前由化疗有关情景刺激等因素引起的恶心与呕吐；患者对医学治疗，如放疗设备、静脉注射、新的治疗程序的不熟悉、紧张也极易产生恶心与呕吐。

2. **针对癌症患者恶心与呕吐的心理干预**　对癌症患者进行的恶心与呕吐干预主要是针对由心理因素所导致的。目前，至少有 5 种方法被证实有效，它们分别是：结合想象的催眠（被动放松）、结合想象的渐进性肌肉放松（主动放松）、结合想象的生物反馈、系统脱敏法和认知 - 注意分散法。

（1）结合想象的催眠　催眠作为一种心理行为干预手段，在 20 世纪 70 年代中期开始用于肿瘤临床化疗所引起的恶心与呕吐。临床报告一致认为，这一技术能减轻化疗前和化疗后的恶心、呕吐及患者的情绪困惑。目前，国外已将它作为一种具体的实施方法在肿瘤临床使用。一般来说，第一次催眠治疗由心理医生进行，然后可以借助于录音带进行催眠，许多护士及健康职业人员也学会指导患者使用这种方法。

（2）结合想象的渐进性肌肉放松　布里奇（Burish）等人将它运用于肿瘤临床以探讨其对控制恶心与呕吐的作用。实验结果表明，这种技术能使癌症患者在接受化疗前降低副反应，如心率减慢、血压降低、焦虑及恶心的体验减轻。

（3）结合想象生物反馈训练　这是一种利用仪器，将个体的放松程度以听觉或视觉信号显示出来，使患者认识或体会这种信号的意义，并学会有意识地放松全身的方法。布里奇（Burish）等人曾报道过两个个案研究都证明，它能减轻癌症患者由化疗带来的焦虑和恶心。

（4）系统脱敏　莫罗（Morrow）和莫莱尔（Morrell）随机将60位癌症患者分成3组，第一组为系统脱敏组，治疗者教会患者简捷的放松训练，同时想象化疗相关的刺激，如想象看见了化疗药物和插入静脉针的感觉；第二组为支持性咨询组，包括获得医生的注意，期望效应等；第三组为无任何心理行为干预的对照组。他们分别对这三组患者在化疗前和化疗后进行了恶心与呕吐的频率，严重程度，持续时间的评估。实验结果显示，系统脱敏训练的患者恶心与呕吐的发生率比其他两组患者低，即第一组患者恶心与呕吐的程度更轻，持续时间更短，并具有显著的统计学差异。

（5）认知 - 注意分散法　使用认知 - 注意分散法技术将患者的注意力转移到他们感兴趣的活动中，这对减轻恶心与呕吐能起到一定的效果。

同步训练

一、名词解释

1. 心身疾病
2. A 型行为特征
3. C 型行为特征

二、思考题

1. 如何做好对心身疾病的预防工作？
2. 冠心病发病中有哪些常见的心理社会因素？
3. 癌症的发生发展的心理社会因素有哪些？
4. 如何告知癌症患者之病情？

第八章　患者心理状况和心理护理

 学习目标

掌握：患者基本心理特点和常见类型，包括焦虑、抑郁、恐惧、孤独、依赖、
　　　退化、否认等，及针对不同情绪的患者所采用的技能，并能够在临床护
　　　理中适当运用。

熟悉：不同治疗方式如手术治疗、药物治疗、放射治疗的患者的心理反应，及
　　　针对性的心理护理措施。

了解：疼痛、失眠和临终患者的心理特征，儿童和老年患者的心理特点。

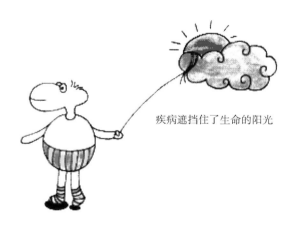

疾病遮挡住了生命的阳光

图 8 - 1　患者的心理变化

每个人都要面对疾病、衰老和死亡，而每个人面对这些生命的遭遇却有各自不同的
反应。不同疾病类型的患者也还是存在一些共同的心理特点，如：焦虑、抑郁、孤独、
恐惧、依赖、退化、否认等等，见图 8 - 1。护士如何帮助患者减少这些消极情绪成为
护理工作重要的部分。

第一节　患者常见的情绪、行为与认知状况

古希腊著名医学家希波克拉底有句名言："了解什么样的人得了病，比了解一个人

得了什么病更为重要。"因为护理工作的服务对象是人，不仅包括人的躯体、组织器官，还包括人复杂的心理变化。了解患者的心理特点比了解其疾病本身更为重要。护士只有了解患者的心理需要、心理变化才能更有效地服务患者，提高服务质量。

♡名人名言

世界上浩瀚的是海洋，比海洋浩瀚的是天空，比天空还要浩瀚的是人的心灵。

——雨果（法国作家）

一、焦虑与抑郁

（一）焦虑

1. 概述 焦虑（anxiety）是个体面临一种非特异性威胁而又不知所措的不愉快体验，是一种对未来莫名担忧、害怕挫折的情绪反应。由于有焦虑的产生，迫使人们产生了逃离或摆脱不良刺激的主观意愿，所以焦虑是一种保护性反应。适度的焦虑有利于个体适应外界变化，但过度焦虑则对身心健康带来不利影响。焦虑在生理上可表现为坐立不安、失眠、心悸、血压升高、呼吸加快、出汗、尿频、颤抖等；在心理上可表现为悲观消极、易怒、注意力不集中、思维混乱、不能面对现实等。

2. 常见的焦虑类型

（1）**期待性焦虑** 面临即将发生的但又未能确定的重大事件的心理反应，常见于初次住院、尚未明确诊断、等待手术、疗效不显著的患者。

（2）**分离性焦虑** 患者因住院而与家人、朋友、同事以及熟悉的环境分离，就会产生分离感，并伴随情绪反应，常见于依赖性较强的老年人和儿童患者。

（3）**阉割性焦虑** 患者自我完整性受到破坏或威胁时所产生的心理反应，常见于手术切除某些脏器或肢体的患者，有些患者对采血、引流等诊疗检查也视为躯体完整性的破坏。

3. 影响焦虑的因素及护理 焦虑是临床最常见的情绪反应，导致患者焦虑有生物、心理、社会等多方面的因素。焦虑可能和某些疾病有关，如甲状腺功能亢进、中枢神经抑制药停药后反应、更年期综合征等；又如患者刚入院时对住院环境不熟悉、医生对疾病的诊断不明确、治疗效果不显著、挂念家中亲人、担心疾病影响到事业与生活等。有些过度焦虑的患者甚至对疾病诊治和护理的环节都心存担忧：想做详细检查又怕出现不良后果、想用新药治疗又担心副作用、想早日手术又怕出现意外等。

高度的焦虑不但会增加患者生理和心理上的痛苦，而且对其身心康复也会产生不利的影响。为了帮助患者克服焦虑情绪，护士可通过健康教育让患者获得疾病及其相关信息，鼓励患者主动参与到治疗和护理中，使患者获得可控感和安全感，从而避免或降低患者的焦虑；也可以通过指导患者学习一些放松训练来降低焦虑。

❖科学研究：什么影响了猴子的胃

一名研究者将两只猴子绑在并列的两把椅子上，其中一只被叫做"执行猴"，训练它按动杠杆，以使它和另一只猴子避开电击。如果超过20分钟没按动杠杆，两只猴子都会受到电击，两只猴子的命运都被"执行猴"掌握。几个月后研究者发现，"执行猴"患了溃疡，而另一只猴子却没有。两只猴子受电击次数相等，不同的是后一只猴子把命运完全交给了"执行猴"。而"执行猴"长期的慢性焦虑导致副交感神经活动占优势，引起胃酸的过多分泌，最终导致溃疡的发生。

（二）抑郁

1. **概述**　抑郁（depression）是以情绪低落为主要特征的消极情绪状态，往往与现实或预期的丧失有关。如丧失经济收入、工作、家庭、健康等。抑郁多见于身患重病、久病不愈或长期忍受病痛折磨的患者，主要表现为有悲观、失望、无助、冷漠、绝望等不良心境。出现自我评价下降，自信心丧失，有自卑和无助感。在行为方面，患者会出现活动水平下降、兴趣减退、语言减少等特点。在生理方面，会出现食欲和性欲减退、睡眠障碍、内脏功能失调和自主神经功能紊乱的症状等。

一般情况下，患者会体验到不同程度的抑郁情绪，如国外对冠心病监护病房（CCU）患者的研究发现，58%患者多在入院第三四天出现抑郁情绪，并逐渐明显，持续时间比较长。另外，抑郁患者总是想到事物消极的一面，常为些小事而自罪自责，感到孤立无援。

2. **影响抑郁的因素及护理**　产生抑郁的原因涉及生物、心理、社会等多方面。主要包括：①生理病理因素，如分娩或绝经期的激素水平变化，又如患某些疾病后感受性增强，如流感、慢性疼痛；②患者不良的个性特征也是产生抑郁的重要因素，如性格内向孤僻、自卑等；③有些患者长期受疾病折磨，渐渐失去信心，回避或拒绝治疗，任病情发展。

在临床护理中，护士可对患者的一般抑郁情绪采用心理干预方法，如对他们的情绪表示同理性理解，鼓励他们记心情日记，与患者家属配合，共同给予心理支持，预防轻生意向和自杀行为的发生。对于抑郁程度严重及持续时间长的患者，必要时可以请精神科会诊，进行药物治疗。

二、恐惧与孤独

（一）恐惧

1. **概述**　恐惧（fear）是个体企图摆脱某种危险刺激或不良后果所产生的消极情

绪。恐惧常常会导致回避或逃避行为，能使机体避免接触某些对个体有害的事物，可以积极地保护个体，但过度恐惧，则对个体不利。临床上儿童和手术患者最易出现恐惧。

患者的恐惧主要表现为害怕、受惊的感觉，有回避、易激动、哭泣、颤抖等行为。生理表现有肌肉、骨骼系统张力增加，如坐立不安、尿频、尿急、心率加快、血压升高、呼吸急促等。心理表现为烦躁、失眠、健忘、注意力集中到危险的刺激物，并有恐怖、惧怕、不安的感受等。

2. **影响恐惧的因素以及护理** 引起患者恐惧的因素主要包括：患者对医院特殊氛围不熟悉、人际关系陌生、没有亲人陪伴；有一定危险性的检查、手术；患有威胁生命的疾病或预后不良等。

在临床护理中，对有恐惧心理的患者，护士要以和蔼、耐心的态度对待，先对其恐惧情绪表示理解，把可能带给患者的痛苦和威胁作适当说明，并给予安全暗示和保证；在与患者交流时，避免谈论容易引起患者恐惧心理的话题，多使用镇静语言；最后要具体分析患者恐惧的对象和原因，针对性地进行心理护理，增加患者的安全感。当患者面临恐惧情境时，护士采用指导患者学习身心放松、深呼吸、想象手心发热等方法来缓解恐惧心理。

（二）孤独

1. **概述** 孤独感（loneliness）也称社会隔离，是一种与分离相联系的主观上的社交孤立状态，是指个体希望与他人接触而无法实现时，所产生的消极心理反应，是爱与归属的需要未能满足时的情感体验。患者感到孤独，担心别人远离自己，怕受到冷落、鄙视，进而变得敏感多疑，情绪低沉，企盼别人陪伴，以得到心理上的安慰。

2. **影响孤独的因素以及护理** 患者产生孤独心理的原因有：病房生活空间狭小，人际交流减少，周围环境陌生，生活单调乏味，社会信息被剥夺和对亲人依恋的缺失等。

护士应理解患者孤单寂寞的心情，多抽时间回到病房与患者沟通，耐心安慰，尽量满足患者的心理需要，安排亲人探访或陪伴，多给患者社会支持。护士应帮助患者维持良好的社交环境，促进患者间接触，促使病友间建立良好的关系，鼓励、帮助患者建立应对孤独的方式。

三、依赖与退化

（一）依赖

1. **概述** 依赖（dependence）是患者进入患者角色后产生的一种退化或称幼稚化的心理状态和行为模式。主要表现为降低或丧失独立生活的能力和精神，缺乏生活的责任感，事事依赖别人，行为顺从，意志较弱。一个人一旦生病，自然成为大家关照的中心，通过自我暗示，患者自己变得被动、顺从，逐渐降低了自己独立生活的能力。绝大多数患者都会产生被动依赖的心理状态。

2. **依赖与治疗的关系以及护理**　适度依赖是患者正常的心理反应，患者易积极寻求医护人员的帮助，对疾病的治疗和康复是有利的。但过度依赖，放弃作为患者的基本义务，被动地接受治疗和护理，对治疗过程和疾病康复是不利的。现代护理学的"健康自控"理论认为，患者患病后所产生的被动依赖心理对疾病的康复是不利的。因此，护士应调动患者在病程转归当中的积极主动性。如果患者能够在力所能及的范围内坚持生活自理，他们将比依赖性强的患者恢复得更快、效果更好。护士要用爱心、责任心和过硬的技能水平取得患者的信赖，鼓励他们积极主动地完成生活自理，参与到医疗和护理的治疗行为中来，帮助患者树立战胜疾病的信心，提高患者的主观能动性。

♡名人名言

谁若不能主宰自己，谁就永远是一个奴隶。

——歌德（德国诗人）

（二）退化

1. **概述**　退化（regression）是患者进入患者角色后表现出滞后于实际年龄的幼稚心理和行为反应。如在经历意外伤害、大手术、各种危重病抢救脱险后，有时患者仍不愿意离开监护室，或者躯体疾病已经康复，但仍然不愿意出院。

退化的主要特征有：①自我中心：患者将周围一切事物和有关的人都看成是为他一个人服务的，易激怒，对家人及医务人员要求多；②对自身过分关注：患者特别关心自己的身体情况，对身体功能的轻微变化极为敏感；③兴趣狭窄：患者只对与自身有关的事情感兴趣，对环境和他人兴趣减弱；④情绪不稳定：思考问题时，丧失逻辑性与现实性，以至产生许多不合理的恐惧和幻想；⑤依赖他人：患者夸大了自身角色，即使自己力所能及的事情也不愿做，希望由他人代劳。

2. **影响退化的因素和护理**　造成患者退化的心理因素主要在于，患者遭受疾病打击后，逃避承担责任，害怕面对恐惧和不安。护士要理解患者的这种心理，多用关心、同理的言语做好解释、引导工作，减轻患者的心理负担，鼓励正视疾病，避免嘲笑、训斥患者。

四、否认与面对

（一）否认

1. **概述**　否认（denial）是指个体患病后怀疑或否认自己患有疾病的心理。否认是患者对危害情境的一种简单的心理防御机制，通常表现为患者否认自己有病，认为没有必要找医生而拒绝做体格检查和实施治疗措施。否认可使患者避免受到过分刺激，减轻焦虑和恐惧，在一定程度上起到自我保护作用。但不顾事实的否认，不配合诊治，往往对疾病起到贻误和消极作用，以至病情恶化。

2. 否认的原因及护理　否认的原因多见于有的患者对自身健康不重视、缺乏科学知识和科学态度，对疾病不敏感，患者害怕患病影响家庭生活和个人事业发展，总希望是误诊。护士应针对患者的具体情况，仔细解释，耐心引导，鼓励患者逐渐面对问题或者表达对某个问题的关心，并通过讲解疾病的相关知识，帮助患者树立对疾病的科学态度。

（二）面对

面对（confrontation）即患者能正视自身所存在的问题，通常表现为患者克服了心理上的消极心态而以积极的态度对待自己、对待疾病的过程。如癌症患者从最初的否认自己有病到有充分的心理准备面对现实，积极配合医护人员的治疗从而提高自己的生命质量。如果患者能正确面对自己的疾病，则有利于护士帮助其树立战胜疾病的信心，重新鼓起对生命的勇气（图8-2）。

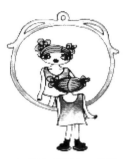

只要了解了病人，就能
做好贴心的护理

图8-2　面对自己

五、认知偏差与曲解

1. 概述　认知偏差（cognitive deviation）是指人们根据表面现象或虚假的信息对他人作出判断，从而导致判断失误或判断本身与判断对象的真实情况不相符合。认知偏差跟自我中心的思维倾向有关。患者的认知偏差是为了维持良好的自我形象、保持自尊或者维持良好的自我感觉。

❖科学导航：首因效应

　　一位心理学家曾做过这样一个实验：他让两个学生都做对30道题中的一半，但是让学生A做对的题目尽量出现在前15题，而让学生B做对的题目尽量出现在后15道题。然后对两个学生进行评价：两相比较，谁更聪明一些？结果发现，多数人都认为学生A更聪明。

　　实验表明：第一印象使被试者产生了首因效应。

　　曲解是指将客观事实做歪曲性的解释，以符合自己的内心需要。采用此机制的人，不仅曲解事实，而且确信实际的事实就是像曲解的那样。例如，患者将别人对自己的斥责当做照顾，把别人的讽刺当做赞扬，即所谓"自我感觉良好"，以保持自尊心不受伤害。

♡心灵故事会：我还能看连载吗

　　　　这是医生与患者间的一段对话。患者："大夫，你跟我说实话，我是不是活不了几天了？"医生："谁说的？你不要胡思乱想。"患者："你别骗我，我都知道了，昨天主治医生来查房的时候，我在看报纸，他莫名其妙地对我说：哟，还在看连载的啊！"患者理解为：医生认为他存活的时间不够看完连载了。医生简单的一句话，被患者曲解了。

　　2. 认知偏差与曲解的原因及护理　　认知偏差与曲解多见于患者对医院的恐惧心理，看见别人久病未愈而对自己的病情悲观；对疾病缺乏科学知识和科学态度。护士应针对患者的具体情况，耐心解释与开导，鼓励患者说出内心存在的问题与疑虑，帮助患者正确对待自己、正确对待疾病。

第二节　不同治疗方式患者的心理状况及心理护理

一、手术治疗患者的心理状况及心理护理

　　手术作为临床上治疗疾病的重要手段，会对患者的躯体造成一定程度的损伤，因此，接受手术的患者会产生各种心理反应，其心理反应又反过来直接影响手术效果，特别是术后康复。有调查显示，术前发生心理障碍的患者，术后半数出现并发症或适应性问题。因此，了解手术患者的心理特点，采取积极有效的心理护理措施，对帮助患者顺利渡过手术关至关重要。

（一）术前患者的心理护理

　　1. 术前患者的心理特点　　手术前，患者因缺乏了解与手术相关的信息，对手术效果信心不足，害怕术中疼痛或手术意外等，可产生一系列心理应激反应。主要表现为：紧张、焦虑、恐惧和担忧。调查显示，患者入院初期企盼早日手术以解除病痛，当手术日期确定后即出现焦虑、恐惧，这种情绪在手术前晚达到高峰。有的患者即使服用了安眠药也难以入睡；有的患者找借口故意拖延手术日期或拒绝手术。

　　患者术前焦虑程度的个体差异甚大，年龄、性别、职业和人格特征等均可对其产生影响。有研究认为，年轻的成年人、女性、文化程度较高的患者对手术焦虑反应较强；内向、不善言辞或有心理创伤史的患者，可因触景生情或联想既往的不幸遭遇而导致焦虑。因此，护士在评估患者术前焦虑程度时，应考虑其个人背景的影响。

❖知识窗：术前恐惧的程度

　　手术前患者，因紧张、恐惧、担忧，生理方面可出现血压升高、心悸、呼吸加快、尿频等症状。手术前患者对恐惧的反应程度可分为3级：Ⅰ级，轻度的紧张和担心，表现尚属自然，安静，无食欲、睡眠改变；Ⅱ级，中度紧张、担心，表现出不自然，睡眠欠佳，胃纳有改变；Ⅲ级，严重的紧张和担心，坐立不安，睡眠差，胃纳少。

　　2. 术前患者的心理护理　①加强术前沟通，提供必要信息。由与手术相关的医护人员向患者或患者家属详细交代病情，阐明手术的必要性、重要性和安全性，帮助患者了解手术的目的、程序、可能的并发症和术后患者的变化，以使患者提前做好心理准备。②对于危险性大、手术复杂、心理负担重的患者，护士应强调手术医生的权威性，介绍医生是怎样反复讨论病情、研究出最佳手术方案的，使患者感到医护人员对其病情十分了解，对手术极为负责。③行为刺激暴露。调查显示，术前参观手术室的患者较未参观的患者焦虑水平低。因此，若有条件，可以术前安排患者参观手术室。④帮助患者学会行为管理技术。如放松练习、分散注意法、深呼吸等，以减轻术前紧张与焦虑。⑤发挥社会资源的作用。如术前可安排患者家属、朋友探视，并引导他们安慰、支持和鼓励患者，增强其战胜疾病的信心。

（二）术后患者的心理护理

　　1. 术后患者的心理特点　因手术本身会给患者造成创伤，因而强化了其"患者角色"，使患者易出现退化心理，并表现出对疼痛的强烈反应，情绪低落，其感情变得脆弱、幼稚、顺从、依赖等。另外，术后的患者多会出现解除病痛后的轻松感，但由于躯体组织受到了不同程度的损伤，身体虚弱，情绪烦躁，容易导致注意力集中在伤口和疼痛上，意志力薄弱的患者疼痛反应更强烈，出现不敢咳嗽、不敢深呼吸、不敢移动身体，沉默寡言，睡眠障碍，对周围事物缺乏兴趣。对于术前病因不明或经历大手术的患者，一旦从麻醉中醒来，意识到自己得救了，这时他们迫切希望知道自己的真实病情和术后效果。还有些患者将面临术后躯体的残疾，一时难以接受和面对。

　　2. 术后患者的心理护理　①及时告知手术效果。麻醉清醒后，医护人员应以亲切和蔼的语言安慰、支持和鼓励患者，以减轻其心理压力，多向患者传递有利信息；②帮助患者做好疼痛护理；③帮助患者克服术后抑郁，鼓励患者积极面对人生。护士应根据手术及术后检查情况做出客观评价，使患者意识到既然已经顺利渡过手术，就要争取早日恢复健康。对可能导致残疾的患者，护士除了术前要交代清楚，术后也要给予支持和鼓励，使他们勇敢地正视和接纳现实。

二、药物治疗患者的心理状况及心理护理

（一）一般药物治疗患者的心理状况及心理护理

1. **一般药物治疗患者的心理特点** 现代医学认为，药物不仅通过其药理作用产生生理效应，也通过非药理作用产生心理效应，两种效应相互作用。药物的生理效应指通过药理作用对机体的生理功能发挥作用，以达到治疗目的，这是药物的基本效应。药物的心理效应指患者对医务人员的威信、对药物的信任感和接受药物治疗时的体验、评价，治疗时对外界的暗示等多种心理作用。积极的心理效应对药物的生理效应有增强作用，消极的心理效应对药物的生理效应有削弱作用。

❖科学研究：药物有心理作用吗

有人曾做过以下实验：将淀粉分别装在红、白色胶囊中，分别送给两组健康组服用，并当面告诉被试者，红色胶囊装有兴奋性药物，白色胶囊装有抑制性药物。结果发现服用红色胶囊者情绪活跃、动作反应加快、脉搏加快、血压升高，服用白色胶囊者则情绪抑郁、反应变慢、脉搏减缓、血压降低。

2. **一般药物治疗患者的心理护理**

（1）做好用药指导 为加强药物的心理效应对生理效应的作用，护士应根据患者的年龄、文化程度、人格特点、用药种类、用药方法等情况，选择给药时机，并配合适当的语言暗示，使患者相信药物的作用。若患者有抗药心理，应做好解释工作。

（2）运用积极的暗示 护士在给药前，用语言及行为给患者积极的心理暗示，避免消极的暗示。积极调节患者的情绪，使患者充满信心，配合治疗。

（3）建立良好的护患关系 护士对患者的态度、责任心、权威性、行为举止等均能影响药物的心理效应。护士与患者沟通时，应始终保持态度和蔼，语言亲切，取得患者信任，以免患者对药物产生怀疑而出现消极的心理效应。

❖科学导航：致吐 & 止吐

有人曾做过一项实验，将吐根制剂（致吐剂）通过一根胃管灌入一呕吐者胃内，并告诉患者这是止吐的药物，结果30秒内患者呕吐消失，一小时后又再次呕吐，又一次灌入吐根制剂，恶心又消失。这一实验结果一定程度上说明，药物心理效应有时甚至超过了其本身的生理效应。

（二）化疗患者的心理状况及心理护理

化疗是一种特殊的药物治疗手段，是治疗癌症的主要手段。化疗对药物敏感的患者疗效显著，对延长其存活期有积极作用，但化疗的毒副作用又使患者遭受癌症折磨的同

时，忍受化疗的痛苦，生理上承受的巨大压力使患者陷入紧张、悲观的情绪。心理护理除了按照癌症患者及一般药物治疗患者的措施实施外，还应注意以下几个方面：

1. 化疗前患者的心理状况及心理护理　化疗前，患者若对化疗药物缺乏了解或听病友之间交谈用药的感受，会对化疗产生害怕情绪。研究表明，在所有影响化疗顺应性的因素中，患者对医务人员的信任是至关重要的，信任感是患者顺利进行化疗的基础。另外，有研究表明，患者在同意接受化疗并且等待首次化疗期间，最易出现焦虑、恐惧情绪，其程度往往比实际化疗时还要严重得多。

在临床护理工作中，护士应耐心向患者解释化疗的必要性和重要性，向患者说明药物的不良反应及常见临床症状，并介绍相应的处理措施等，让患者尽可能全面、客观地了解化疗，充分放松，以良好的心境配合化疗。如果可能，护士应叮嘱患者尽量生活自理，以淡化患者角色，增强参与社会生活的意识。

2. 化疗中患者的心理状况及心理护理　在化疗过程中，化疗的不适和药物的不良反应（如发热、严重的消化道反应、脱发及药物对血管的刺激造成的疼痛等）均可导致患者产生恐惧以及抗拒用药的心理。护士应及时向患者讲解化疗的有关信息（如治疗效果），使之增强信心，主动配合治疗。对于患者提出的问题，护士应给予明确、有效、积极的答复，通过同理性的理解、放松治疗、鼓励技术等心理干预措施，消除患者顾虑。

3. 化疗后患者的心理状况及心理护理　化疗后，由于药物的毒副作用，患者一般体质较差，免疫功能低下，同时由于经济及家庭等多方面因素，患者身心两方面遭受巨大的压力，容易出现"人财两空"心理，一些患者想要放弃治疗，甚至有轻生的念头。因此，护士要多和患者沟通，鼓励、安慰患者，调动患者的亲友、同事关爱患者，使患者体验其存在的价值，激发生活信心，还可利用同类疾病其他患者的现身说法，鼓励患者树立战胜病魔的信心。

三、放射治疗患者的心理状况及心理护理

放疗就是放射治疗，是指用各种不同能量的射线照射肿瘤，以抑制和杀灭癌细胞的一种治疗方法。放疗可单独使用，也可与手术、化疗等配合，为综合治疗的一部分。20世纪70年代，皮科及鲍兰德首次对放疗患者的心理反应进行了系统的调查研究，他们发现放疗患者常见的心理反应包括焦虑、抑郁、愤怒和内疚。患者常采用否认、转移、认同及依赖等心理防御机制，对治疗持悲观态度，采取听之任之的对待方式。部分患者将放疗副作用误认为是不可逆转的损害，在放疗结束后，抑郁和焦虑情绪更为严重。

1. 放疗前期　放疗前，由于患者对放疗的必要性和利弊缺乏充分了解，常常会对医护人员的放疗建议产生恐惧和焦虑反应。如1961年帕特森（Paterson）等发现，仅仅接受模拟放疗的患者中就有75%出现类似放疗的症状，如恶心及疲劳。1969年戈特斯乔克（Gottschalkv）等也注意到，在模拟放疗及实际放疗以前，患者焦虑发生率升高。因此，护士应提前告知放疗中面临的副作用及应对措施，使患者做好心理准备；同时要及时掌握患者的思想动态，给予患者精神上的支持，及时消除患者的顾虑和紧张情绪，

从而配合治疗。

2. **放疗中后期** 放疗过程中，患者的心理也会发生变化，如 20 世纪 70 年代末，霍兰德（Holland）对 20 名乳腺癌术后接受放疗的患者进行调查发现，患者在屏蔽的治疗室内接受放疗机器治疗时十分的恐惧和焦虑，而且随着治疗过程中放疗副作用的出现，患者对放疗的恐惧感不断增加，患者更加抑郁、愤怒，更加悲观失望。在当今的医学领域里，超过 2/3 的癌症患者需要接受放疗，护士应理解患者的情绪反应，并针对性地进行知识宣教，不断鼓励和支持患者，帮助患者及时处理急性或延迟性放疗反应。

四、重症监护患者的心理状况及心理护理

住进重症监护病房（ICU）的患者，因病情危重，随时面临生命危险，其心理反应极其复杂，尤其是重度躯体损害与不良心理状态的相互作用，可导致严重后果。因此，做好患者心理护理，是促进救治成功的重要因素。

（一）重症监护患者的心理特点

1. **焦虑、恐惧** 多发生在入 ICU 的 1~2 天。重症患者病势凶险，救治困难，随时有死亡的危险，他们因突然离开熟悉的环境和亲人，处于各种抢救仪器与设备中，易产生分离性焦虑。伤残患者因自我完整性受损，担心将来影响到生活和工作，易产生阉割性焦虑。

2. **否认** 多数患者在入 ICU 第 2 天即可出现，第 3~4 天达到高峰。主要表现为：否认自己入住监护室的必要性，认为自己的病很轻。调查显示，大约 50% 急危重症患者出现否认心理。短期的否认对患者有一定的保护作用，可以防止过度恐惧，但长期否认则不利于患者康复。

3. **抑郁、孤独** 约 30% 的患者在 5 天后出现抑郁、孤独情绪，这是一种心理丧失感的反应。患者因与外界隔离，家属探视时间短，与医务人员交流少等原因而感到悲观失望、自我评价降低、孤立无助，严重时有轻生念头。

4. **离开 ICU 的焦虑、依赖** 患者在 ICU 得到医护人员的精心照护，病情逐渐好转，允许其离开。患者因熟悉并习惯监护室的环境及人员，认同监护室对其生命安全有较好保障，对监护室产生依赖心理，担心离开监护室不安全而产生焦虑反应。

（二）重症监护患者的心理护理

1. **针对焦虑、恐惧** 负性情绪可增加病情复发、恶化的可能性，因而稳定患者的情绪是心理护理的首要任务。护士此时应运用支持性心理护理技术，用恰当的语言稳定患者情绪，帮助患者尽快适应监护室环境，增加患者安全感和对护士的信任感，减轻焦虑、恐惧心理；同时，告诉家属在患者面前保持镇定，避免在患者面前谈论病情，避免增加患者心理负担；再者，要鼓励患者合理，向护士或家人倾诉苦恼，以缓解患者心理压力。

2. **针对否认** 对患者短期的否认护士可以不予纠正，若患者持续存在否认，护士

应鼓励患者接受患病事实，结合认知疗法，帮助患者纠正认知偏差。

3. 针对依赖　患者习惯了监护室的生活，可对护士、亲友的照顾产生依赖，适当依赖有利于患者的遵医行为，有利于早日康复，但过度依赖不利于调动患者的主观能动性，不利于疾病好转。护士可帮组患者树立明确、有积极意义、可实现的目标，使之从实现目标中获得成就感和自信，摆脱依赖。

第三节　不同病情患者的心理状况及心理护理

一、急性病患者的心理状况及心理护理

（一）急性病患者的心理特点

急性病患者一般有"急、重、危"等特点。身体和精神上的压力较重，心理处于高度应激状态，由于起病急骤、病势凶险，常会导致焦虑不安、极度恐惧。如果患者神志清醒，目睹医护人员紧张的抢救，听到监护仪器发出的声音，更会产生对死亡的恐惧。慢性疾病急性发作或病情恶化，如心肺功能衰竭等患者，往往通过观察医护人员的言行来揣测自己病情的严重程度，表现为敏感、多疑。病情较重或反复发作的患者，即使认为自己的生命即将终结，但仍有求生欲望。

（二）急性病患者的心理护理

1. 抢救争分夺秒　护士要以高度的责任心、娴熟的操作技能与医生紧密配合，增强患者的安全感。

2. 做好心理疏导　护士要观察了解患者的心理状态，给予恰当的安慰、解释、开导，以缓解患者的恐惧、愤怒等负性情绪，解除心理压力。

3. 加强保护性措施　护士应始终保持沉着、冷静的情绪，不在患者面前随意谈论病情，避免消极的暗示，注意稳定家属情绪。当患者病情危重时，应立即告诉家属抢救困难，可能会发生死亡，让家属做好心理准备。

二、慢性病患者的心理状况及心理护理

（一）慢性病患者的心理特点

最开始，慢性病患者大都不肯承认自己身患某种疾病，迟迟不愿意进入患者角色。一旦确诊，慢性病患者便会有一个从被动需要到主动接受的过程，逐渐习惯了医护人员的治疗护理及他人的关心照顾，逐渐又形成对"患者角色"的强化和习惯化，这将妨碍疾病的康复。他们对身体的微小变化颇为敏感，任性挑剔，不时提出过高的治疗与护理要求。患者常因治疗不能立见成效而怀疑治疗方案或治疗水平，表现为要求其他医生会诊、擅自到医院外治疗、自行更换药物等。慢性病常使患者逐渐丧失劳动能力，患者

常感到自己是家人的累赘，忧心忡忡、悲观、自责，甚至丧失治疗的信心和生活的热情。

（二）慢性病患者的心理护理

1. **支持性心理护理** 围绕慢性病病程长、见效慢、易反复等特点，护士应向患者解释疾病反复的原因，指导治疗和休养时应注意的事项，主动鼓励安慰患者、调节患者情绪，使其不断振奋精神，顽强地与疾病做斗争。

2. **帮助患者克服习惯化心理** 护士既要引导患者积极配合治疗和护理，又要鼓励其加强功能锻炼。既要劝说患者安心养病，又要鼓励其为愈后承担社会角色做准备。帮助患者维持稳定的情绪，使患者尽早恢复身心健康。

3. **营造温馨和谐的疗养环境** 包括良好的医疗环境、家庭环境以及和谐的人际关系等，护士要帮助患者做好相应的协调工作，允许其宣泄不良情绪。

♡心灵故事会：情绪宣泄与健康

凯利（Kelly）等在1977年以72名患有风湿性关节炎的患者（可伴有残疾者）为对象，研究情绪宣泄对健康的益处。50%患者进入宣泄组，连续4天、每天15分钟向录音机倾诉心灵深处的感受及身边充满压力的生活事件，控制组则以同样的时间用在中性任务上，如描述彩色风景画等，结果在短期内，宣泄组的患者情况更糟，因为其倾诉引发许多负性情绪；但是实验3个月后，在行走和弯腰时，宣泄组比控制组生理功能明显好转。

三、康复患者的心理状况及心理护理

（一）康复患者的心理特点

病损造成残疾，患者的权利和地位因此受到影响，在求学、就业、婚姻、家庭和经济等方面皆会遇到困难和障碍，同时患者还要面对周围人对他态度的改变，会引发一系列心理问题。拒绝承认现实，即否认，是患者最常见的一种反应方式，用否认的方式来避免心理上的痛苦，但过度否认可导致患者不能准确了解和接受现实，疾病和躯体残疾会使患者丧失机体的某些机能，有些患者终生需要他人照顾，导致患者抑郁、焦虑、愤怒等负性情绪。躯体性病残往往会剥夺患者众多的成熟技能，使之处于依赖状态，而康复目标直接与这些依赖反应相矛盾，因此，处理不当，会影响康复的成效。

（二）康复患者的心理护理

1. **心理危机处理** 突然致残往往使患者陷入严重焦虑状态，造成心理危机，表现为恐惧、不知所措、不思饮食、睡眠障碍等。对此，护士首先应分散患者注意力，鼓励患者做一些简单的操作训练。其次，帮助患者树立经努力较容易成功的目标，使患者获得成就感，获得心理支持，缓解消极的情绪状态。再次，心理危机患者容易受到别人暗示的影响，医护人员应在患者面前表现自然、镇静和有信心。同时，对那些不能控制自己情感的亲友，暂时不应让其探视。

2. 心理支持　护士应用安慰、鼓励、积极暗示、保证和启发的方法，使患者正确认识伤残程度及经康复治疗后可能的恢复程度，为其提供感情支持，消除患者疑虑和孤独感。有条件的话，护士可以请康复治疗后恢复良好的患者现身示教，使患者认识到自己的潜能，调动其积极性。

3. 调动社会支持系统　患者的家庭成员、工作单位及其他的社会支持对患者有举足轻重的影响，对患者康复起到决定性作用。医护人员应说服、告知患者家属体谅、理解、关心、照顾患者，帮助患者克服困难、战胜疾病、顺利康复。建议患者的工作单位尽量帮助患者解决生活中的经济问题，或者动员全社会来关心帮助残疾人。

四、临终患者的心理状况及心理护理

（一）临终患者的心理特点

死亡是人生命过程的最后一个阶段，是一种巨大的心理应激，不同的人面对死亡的方式会受到个体自身因素以及环境因素等方面影响。临终患者的心理状态极其复杂，美国著名心理学家库勒（Kubler）的临床观察发现，大多数患者面对死亡时，会经历 5 个心理阶段：

1. 否认期　一个人得知自己病重将死，典型的反应是震惊和否认。如"不可能"！"医生一定是弄错了"。患者希望出现奇迹来挽救自己，这是逃避现实的表现。有的患者不但否认病情恶化的事实，还大谈病愈后的打算。有的患者害怕亲属难过，故意保持欢快和不在乎的神态，来掩饰内心的极度痛苦。

2. 愤怒期　当患者终于开始接受将不久于人世的现实时，最常见的反应是愤怒，"老天，为什么是我，太不公平了"！患者抱怨命运的不公平，悲愤而烦躁，对家人和医护人员发脾气以发泄情绪。愤怒是患者面对残酷命运，感到绝望、无助、自怜又无能为力的一种表现。患者的怒气并非是针对家属和护士的。

3. 妥协期　患者心情逐渐平静，开始理智地考虑一些现实的问题，希望通过采取某些措施达到延长生存时间的目的。患者心态显得较为平静，对治疗态度积极，非常合作和顺从，要求生理上有舒适的护理，同时非常珍惜与家人团聚的日子，希望推迟死亡时间。

4. 抑郁期　当患者意识到无论采用什么手段，死亡将不可避免时，表现出极度的伤感、消沉、绝望，急于安排后事，留下遗言。多数患者精神开始衰退，情绪抑郁，对外界事物完全失去兴趣，甚至不愿意与最亲近的人接近。患者开始面对死亡现实。

5. 接受期　这是患者的最后阶段，患者心理上完全接受了死亡的结果，变得被动、顺从、依赖。由于机体十分虚弱、衰竭，有的患者表现平静而安详，有的患者因疼痛难忍而求速死。

另外，许多学者进一步研究发现，这几个阶段并不完全循序发展，也并非每个阶段都会出现，抑郁情绪在每个阶段都有不同程度的表现，否认和接受心理也可以反复出现。

（二）临终患者的心理护理

1. 医务人员可以在征得患者家属同意并在场的前提下，提供适当的信息，交谈时态度要诚恳，语气要平和。

2. 医务人员应采取有效措施控制患者的疼痛，尽可能减少患者的痛苦，尽量满足患者的要求，允许亲人陪护和亲友探望，使患者临终前感到身心舒适、人生无憾。

3. 医务人员应尊重患者的愿望，使之有尊严地离开人世。同时，护士要做好临终患者家属的心理疏导与安慰。

五、疼痛患者的心理状况及心理护理

（一）疼痛患者的心理特点

疼痛是机体对疾病本身和手术造成的组织损伤的一种复杂的生理心理反应，是极其复杂的主观感觉，是不愉快的情感体验。据权威统计数据显示，欧美 35% 的人患有慢性疼痛，我国还高于此数。世界上每天约 550 万人忍受癌痛的折磨，中国城市居民约 57% 的人经历过不同程度的头痛。慢性疼痛作为一种病症，已经引起全世界的高度重视，世界疼痛大会将疼痛确认为继呼吸、脉搏、体温、血压之后的"人类第五大生命指征"。

患者的疼痛症状是否出现及疼痛强度总与其心理状态密切相关，尤其是不愉快的情绪。如抑郁常引起慢性或持续性疼痛。疼痛有明显的个体差异且不易适应，相同性质的痛刺激作用于不同个体，所伴发的心理反应有很大差异。不同性质的疼痛刺激所伴随的心理反应存在很大差异，如急性疼痛的心理反应主要表现为恐惧、紧张，而慢性疼痛的心理反应主要表现为抑郁。疼痛可引起表情变化，如皱眉、咬牙等痛苦面容，还有屈曲躯干或肢体，强直肌肉等防卫表现。疼痛引发的生理反应主要有出汗、心跳加快、血压升高、呼吸急促、血糖升高和凝血系统、纤溶系统处于激活状态等。

（二）影响疼痛的因素和心理护理

1. **影响疼痛的因素**　研究表明，心理社会因素直接影响疼痛的感觉和反应。以下心理社会因素会影响患者对疼痛的感受和耐受。

（1）社会学习　社会文化因素影响疼痛体验。父母崇尚勇敢，对子女的轻微损伤泰然处之，子女成年后疼痛阈值提高。

（2）对疼痛的理解　患者对疼痛刺激的理解不同，疼痛体验也不同。美国学者经过观察发现：第二次世界大战时，身负重伤的士兵只有 1/3 的人表示剧痛需要吗啡，大多数受伤士兵承认有轻微疼痛，无需止痛药。可是有类似伤势的平民伤员却有 4/5 要求注射吗啡止痛。这种差异与患者对伤害的不同理解有关。

（3）注意力 如果个体将注意力集中在疼痛部位，疼痛就会更加强烈。相反，如果把注意力转向与疼痛无关的事物上，会减轻疼痛体验。例如，护士在为患者肌肉注射时，通过转移患者注意力的方式，助其缓解疼痛。

（4）情绪状态 恐惧、内疚等情绪对疼痛的影响大于药物的作用。焦虑、抑郁常引起疼痛阈值降低，这意味着疼痛更容易出现，体验更强烈。相反，在兴奋、欢快的情绪状态中，疼痛会被抑制，甚至没有痛反应表现。

（5）人格特征 自尊心强、人格类型外向的人疼痛阈值高，对疼痛的耐受性更强，心理反应相对较弱。

（6）暗示与催眠 指通过某些信息如语言、动作和药物等方式对人的心理和行为产生影响，使之发生改变。使用暗示，可提高患者对疼痛的耐受性。

（7）对疼痛的预期 对某些患者而言，疼痛可获得更多的同情和关心、社会支持或经济补偿，或可作为回避对其不利事情的借口，即疼痛的"继发性获益"，这些患者疼痛症状可能会通过强化机制固定下来。

2. 疼痛患者的心理护理

疼痛，尤其是慢性疼痛，原因比较复杂，影响因素很多，所以，除了对机体的组织损伤给予有效的治疗措施外，采用心理护理也具有良好的效果。

（1）减轻患者的心理压力 护士应与患者建立相互信赖的友好关系，耐心倾听、鼓励患者表达其疼痛感受，以同情、安慰和鼓励的态度理解患者疼痛时的行为反应，同时向患者解释疼痛的原因及规律性，减轻患者的焦虑、恐惧及抑郁情绪。

（2）分散注意力 分散患者对疼痛的注意力，可使其疼痛处于抑制状态，减轻其疼痛的感受强度。护士可鼓励患者从事其喜欢的活动，如听音乐、看电视、上网等。

（3）暗示 消极暗示可以引发或增加疼痛，积极暗示却可消除疼痛。采用积极暗示可使患者放松、消除紧张，提高其痛阈值，对减轻疼痛或止痛有良好效果。如使用安慰剂，或合理利用某些医生的权威等，均可有效缓解患者的疼痛。

❖知识窗：奇妙的安慰剂

安慰剂是由无药理活性（既无药效，又无毒副作用）的中性物质制成的，外形似药的制剂。如用葡萄糖和淀粉制成的片剂、葡萄糖注射液等。研究发现，临床上约1/3的患者使用安慰剂有效。早在1939年，伊文思（Evens）就发现66名心绞痛患者中有25人因服用安慰剂而疼痛缓解。有人认为即使吗啡类止痛剂，其止痛效应也有相当的比重（约36%）是由于"吗啡"这一药名所引起的心理效应。1975年，拜伦（Byron）等甚至报道有77%癌症患者的疼痛可由安慰剂获得4小时或更长时间的缓解。安慰剂对疼痛的作用，主要在于减轻痛觉的情绪反应。安慰剂并不是对每个患者都有效果，使用安慰剂时容易出现相应生理心理效应的人，被称为安慰剂反应者。

（4）指导患者做放松训练　让患者集中注意力想象自己身处一种意境或风景，再配以优美音乐，可起到松弛和减轻疼痛的作用。做诱导性想象前，若让患者先行有节律的深呼吸，通过自我意识集中注意力，放松全身各部位肌肉，对减轻疼痛强度、增加耐痛力具有良好效果。

（5）认知行为矫正　研究表明，对求治动机强烈和积极配合治疗的慢性前期疼痛患者，采用自我控制的认知行为矫正比较有效。自我控制法以自我松弛训练为核心，要求患者学会调控自己的情绪、行为和生理反应模式。

❖科学导航：冰水，你能耐受吗

　　凯扎卡（Kelzack）等人通过实验证明，用寒冷加压实验作为疼痛刺激，即让被试者将自己的手浸泡在冰水中，发生深度缓慢的疼痛，并逐步升级。他们将被试者分为3组：第1组以听强烈而有节奏的音乐作为减轻疼痛的方法；第2组除听上述音乐外，还附加了有力的言语暗示以减轻疼痛；第3组事先向其说明，超声波具有减轻剧烈疼痛的效果，但事实上却让被试者听很低的杂乱无章的声音。3个组别对比发现，第3组被试者效果最好，能主动长时间地把手浸泡在冰水中而不觉得疼痛；第2组被试者也取得较满意的效果，大部分能长时间坚持浸泡在冰水中；第1组因未接受任何暗示，都不能耐受冰水的疼痛刺激。

六、睡眠障碍患者的心理状况及心理护理

睡眠是人类生命活动所必需的生理和心理活动。睡眠活动的变化及规律与生理和心理健康密切相关，是反映身心健康的重要指标。睡眠障碍在临床上极为常见，英国一项调查表明，有1/6~1/4的成年人为睡眠问题苦恼，精神病患者中睡眠障碍者高达45%。常见的睡眠障碍有失眠、觉醒障碍等，这里主要讨论失眠。

（一）失眠的类型

失眠是睡眠障碍的一种，是指睡眠缺乏或不能入睡，表现在睡眠时间、睡眠深度和体力恢复方面的不足。常见的失眠有以下3种类型：

1. 入睡困难型　表现为上床后久久不能入睡，各种情绪如兴奋、紧张、焦虑、抑郁等都易导致入睡困难。

2. 保持睡眠困难型　表现为夜间易醒，醒后难以再次入睡，临床上多见于具有紧张个性心理特征的人。

3. 早醒型　表现为清晨觉醒过早，多于凌晨3~4点醒来，醒后不能再入睡，多见于抑郁症患者或老年人。

（二）影响失眠的因素

1. 心理社会因素　失眠和负性情绪有密切的关系，如抑郁、焦虑、乏力以及对健康过于关心等因素都易导致失眠。另外，失眠和消极的应对方式也有一定的联系。如娄振山报告，有消极的特质心理应对倾向者失眠较多。再者，个人的不良自我暗示是导致失眠，甚至是使失眠长久不愈的重要心理因素。

2. 环境与外在因素　睡眠环境的突然改变、异常的噪音、光线过强或睡眠规律被破坏、时差反应等均可影响睡眠。入睡前饮用兴奋性饮料如咖啡、浓茶等也可导致失眠。

3. 疾病和药物因素　除精神疾病外，躯体性疾病所造成的疼痛、呼吸困难、频繁咳嗽等都能影响睡眠。另外，长期使用镇静安眠药物的患者在突然停药后，也会出现失眠。

（三）失眠患者的护理

1. 调节情绪和行为　护士应指导患者改变自身可能存在的影响睡眠的不良行为，主动调节不安情绪，创造良好的入睡环境。睡前不饮酒，不喝咖啡或浓茶；睡前 1 ~ 2 小时不进行使身心兴奋的脑力活动和体力活动。

2. 调整认知态度　消除不良的自我暗示，运用放松、深呼吸等各种心理学方法，减轻患者心理压力，减轻紧张、焦虑和不安，保持愉快的情绪。

3. 使用安慰剂　对于暗示性高的轻度失眠患者，可使用安慰剂。

第四节　不同年龄患者的心理状况及心理护理

一、儿童患者的心理状况及心理护理

（一）儿童患者的心理特点

儿童患者由于年龄小，对疾病缺乏深刻认识，加之患病带来的痛苦和住院期间与父母的分离，会引起一系列心理变化。研究表明，大多数儿童在就医过程中有明显的消极心理反应。由于儿童的年龄、疾病、人格等因素的差异，其心理反应的强度和形式也有所不同。一般而言，6 个月至 4 周岁幼儿对住院诊治的心理反应最为强烈，1 岁半时达到最高峰，之后逐渐减弱。4 岁以上儿童已开始对生病的概念有所了解，并能意识到住院诊治会与父母有短暂分离，因此心理反应比幼儿要弱。此外，住院儿童比门诊患儿的心理反应强烈。患儿常常表现出以下几种典型的心理反应：

1. 分离性焦虑　患儿住院期间，离开母亲或家人，会引起极大的情绪反应，患儿可出现冷漠、呆板、口吃、咬指甲、尿床等现象。年龄越小，造成心理上的紊乱越突出，1 岁以内的婴儿正是建立"母子联结"的关键时期，由于住院被剥夺了母爱，可造成患儿心灵上的创伤，常常出现哭闹不止、拒食、睡眠不安等，再加上对病室环境陌生，医生、护士穿着白色工作服，会加重患儿的焦虑。

2. **恐惧** 由于患儿对医院平时没有印象，患病后来到完全陌生的环境，母亲不能陪在身旁，患儿心理上难以适应，特别是 3 岁以下的儿童，可能将住院与父母分离认为是对自己的一种惩罚，产生被父母抛弃的恐惧感。另外，各种检查和治疗带来的痛苦，更加重了恐惧心理。有些患儿见到医务人员就惶恐不安，见到注射器就哭闹不止，个别患儿会产生逃离医院的想法。年龄较大、个性成熟的患儿，会从成人的表现中了解自己的病情，担心患病给家庭带来经济负担，甚至会想到死亡，进而感到恐惧，表现为孤僻、胆怯、悲伤。

3. **皮肤饥饿** 心理学研究发现，人类和所有的热血动物一样，都有一种特殊需求，即相互接触与抚摸，这种现象称之为"皮肤饥饿"。人际间的接触和抚摸是婴儿很重要的心理需要。年龄较小的住院患儿，因为离开了母亲和亲人，这种特殊需要得不到充分满足，会引起哭闹、食欲不振、睡眠不安等现象。

4. **行为异常** 患病住院对儿童来说是巨大生活事件，会引起心理上的应激，年龄较大的患儿可能产生对立行为，表现为吵闹、哭泣、发怒、拒绝父母离开或拒绝配合医护人员的治疗。疾病带来的痛苦与折磨、住院引起的恐惧与焦虑，都可以使患儿出现退化行为。如睡前哭闹、依恋父母、撒娇、拒食、尿床等。

（二）儿童患者的心理护理

在临床心理护理工作中，护士应根据儿童患者不同年龄阶段的心理活动特点，采取有针对性的心理护理措施。

1. **病房环境应与儿童的心理特点相适应** 病室的墙壁、窗帘、寝具、患儿及工作人员的衣服，应采用明快柔和的颜色；病室可采用色彩鲜明与活泼的图画、玩具等装饰，播放悦耳动听的音乐，准备美味可口的食物，有条件的医院还可设立母子病室等，以解除或缓解患儿的陌生感及离家产生的焦虑。

2. **保护患儿的自尊** 护士对待患儿要一视同仁，根据患儿不同的性格特点，采取不同的交往方式。如对性格脆弱的患儿，以鼓励为主，增强其心理承受能力；对有退化行为的患儿要倍加关照；对学龄前儿童应鼓励他们勇敢、坚强，运用强化理论，对患儿多表扬，强化他们自尊、自爱的心理。

3. **帮助患儿稳定情绪** 对待幼小患儿，护士应兼顾家人的角色，像母亲一样经常抱一抱患儿，或抚摸头部、后背，与他们讲话、微笑，使他们产生如同在父母身边一样的安全感。护士向患儿讲解病情时，要用他们熟悉的语言，以讲故事、做游戏等方式进行解释。护士应相对固定，进行护理操作时要细致、轻柔，避免增加患儿的恐惧心理。

4. **重视与患儿父母的沟通** 父母的心理状态对儿童会产生明显的影响。患儿父母对医院、护士的态度，也会影响到患儿的态度和行为反应。因此，护士要对患儿家长进行宣教、指导和支持，帮助家长了解病情，正确对待患儿疾病的变化，取得家长的配合与支持，同时叮嘱患儿父母按时来探望，以减轻患儿对父母的思念。

二、青年患者的心理状况及心理护理

（一）青年患者的心理特点

青年期的心理发展水平，处于迅速走向成熟而又尚未成熟的状态，决定了青年患者的心理发展错综复杂、变化无常，具有明显的两极性。

1. **震惊与否认** 青年早期，朝气蓬勃，富于理想和抱负，对未来充满憧憬，而健康的体魄是实现这些愿望的基础。当青年患者得知自己患病，尤其是患有严重疾病时，往往感到震惊，难以接受患病的事实。大多数年轻人会经历明显的"否认"阶段，不相信医生的诊断，甚至拒绝接受治疗，不能很快适应患者角色。

2. **焦躁与焦虑** 青年人的情绪强烈而不稳定，容易走向极端。疾病发生后，由于缺乏心理准备，对疾病带来的痛苦反应强烈，表现为急躁、焦虑。治疗过程中，他们常常幻想能很快根治疾病，渴望早日出院。如果病情稍有好转，容易盲目乐观，不再认真配合治疗，不按时吃药，导致病情反复。如果病情不能如期好转，就会再次陷入急躁、焦虑之中，以发泄的方式对待疾病，甚至迁怒于家长或医护人员，出现攻击性行为。

3. **失望与悲观** 青年人病情如果影响学习或工作，尤其患慢性疾病或有后遗症的患者，在心理上会对患者造成很大打击，容易产生失望、抑郁、悲观的心理。在思想和行为方式上走向极端，易产生自暴自弃的心理，拒绝一切治疗和照顾，甚至失去理智，更有甚者，产生自杀念头。

4. **寂寞与孤独** 青年人活泼好动，需要新鲜感和刺激感，渴求自由的生活领域和社会活动。住院后，由于周围没有熟悉的同学和朋友，不能常和家人见面，感到茫然、寂寞、无聊、孤独。如果住进隔离室或重病室，会因感知觉单调和获得外界信息量骤减而更加孤独和不安。

（二）青年患者的心理护理

1. **认知调整和心理疏导** 护士应针对青年患者的性格、文化层次、经历的不同，采用消除疑虑、说服劝慰、启发建议、激励鼓舞以及消除应激因素等不同的方式，指导患者通过谈话、运动、哭泣等方式宣泄不良情绪，鼓励患者发挥自身内在潜力，协助患者渡过难关。

2. **保护患者的自尊心** 青年人自尊心强，重视自我价值，希望得到他人的认可和尊重，任何消极刺激都可能使青年人产生不良的心理反应。因此，在和青年患者交往中，护士要尊重患者的人格，引导其参与护理和自我护理活动，表扬和激励他们的努力，以提高其自尊心。

3. **协调并满足患者参与活动的需要** 青年人注重友谊，具有向群性，求知欲强，富于好奇心。因此，护士应调动患者积极性，在病情允许范围内，允许其帮助病友做事，参与病区的公益活动等，进而转移患者对疾病的注意力，消除寂寞感，稳定患者情绪，促进康复。

三、中年患者的心理状况及心理护理

（一）中年患者的心理特点

中年，是人一生中责任最重大的阶段。中年人是社会的中坚力量，也是家庭的精神和物质支柱，患病后对工作和家庭会产生巨大的冲击。因此，中年患者的精神负担较大，心理反应复杂。

1. **焦虑与急躁**　中年人对事业成就的期望高，患病后被迫停止工作，会感到事业受挫，而使患者焦虑、急躁，不能安心治疗，迫切要求早诊断、早治愈，有时甚至将自身健康放到从属地位，中断治疗而提前出院。

2. **悲观与抑郁**　中年人家庭负担沉重，患病后不能正常工作，导致家庭经济困难，昂贵的医疗费用，又加重了患者的心理负担。若身患重症或绝症，面对家庭生活的问题，患者更是情绪抑郁、悲观失望，感到前途渺茫，对未来失去信心，甚至出现轻生念头。

3. **更年期综合征**　中年是体力和精神上向老年移行的时期，面对家庭和事业的重担，中年人若身体不佳，易导致焦虑烦躁、心情抑郁等。一旦患病，会加速移行过程的转变，可出现更年期综合征。更年期综合征患者可产生心理和行为的退化表现（如以自我为中心，感情脆弱，好发脾气等），并且伴有明显的自主神经功能紊乱症状，如食欲减退、头晕、头痛等。

（二）中年患者的心理护理

1. **主动关心患者，当好患者的"参谋"和"顾问"**　护士应协助患者与其工作单位、家庭取得联系，及时反映患者的需求，消除他们的后顾之忧。嘱咐患者家人常来看望，以减少患者牵挂，向患者介绍有关疾病的诊断、转归、检查结果等，以消除患者的疑虑，增强治疗信心。

2. **尊重患者人格**　护士应多倾听和征求患者的意见和要求。当患者不服从治疗时，护士应以友善的态度加以开导或善意地进行批评，不要伤其自尊心。

3. **关心和体贴更年期患者**　护士应引导患者认识到，衰老是不可抗拒的自然规律，帮助患者保持心理的动态平衡，帮助患者用科学的态度正确认识更年期的生理变化，消除不必要的顾虑和思想负担，解除紧张、焦虑等消极情绪，尽量满足患者的合理要求，使其精神愉快、心情舒畅。

四、老年患者的心理状况及心理护理

（一）老年患者的心理特点

多数老年人因为退休而社会交往减少，如果他们的亲属、子女不常来看望，老年患者会产生孤独感和被抛弃感，失去配偶或子女者孤独感更为严重。随着年龄的增长，机

体功能的进一步衰退，加上生活、工作、经济条件和社会地位的变化，老年人心理状态会发生比较明显的变化，患病住院后，健康受到了重大威胁，会产生一系列心理反应。

1. **自尊心强**　老年患者一般自我中心意识较强，希望得到医护人员的尊敬、恭维，不愿听从别人安排。患者一旦感到受人冷落，便表现不耐烦、易激怒。一般老年人不服老，也不希望别人说自己老，有时争强好胜。

2. **人际关系的改变**　住院后，老年患者对自己的病情估计较悲观，身体稍有不适就认为与衰老有关，心理压力大、适应能力差，突出表现为极度忧郁或异常暴躁，有极强的孤独感，感到自卑、无价值感。文化层次较高的老年患者，容易敏感多疑，怀疑和猜测医护人员和亲人对自己隐瞒病情而精神恍惚。

3. **依赖和独立问题**　老年人比较固执，常常以自我为中心，生活方式较为刻板，适应能力差，容易产生依赖心理。他们非常渴望得到别人的关心和帮助；若得不到满足，往往焦虑不安；同时，老年人常常害怕自己成为子女的负担，希望自己能尽快独立，羞于寻求帮助。

4. **退化心理**　有的老年患者生病后，情感和行为变得幼稚，对医护人员和家人过度依赖，出现"老小孩"现象，常提出不现实、难以做到的要求，情绪波动较大，自控能力差，常与家人、医护人员发生冲突。

（二）老年患者的心理护理

1. **尊重老年患者的人格**　护士在与患者的交往中，态度要和蔼亲切，称呼讲究尊敬，言行礼貌，与患者交谈要有耐心，说话速度稍慢，声音稍大一些，认真倾听老年患者的反复诉说，不可随意打断患者的谈话或表现出厌烦的情绪。

2. **提供舒适、安全的疗养条件**　为使患者较快地适应医院生活，病室设备和布置要考虑老年人运动的需要。如准备扶手、手杖之类。老年患者的日常物品，最好放在便于拿取的地方，不必经常求助于人；饮食上，力求美味可口、营养、易于消化。护士要鼓励家属多来探视，鼓励家属在精神上和物质上给予患者以关怀，从而减轻患者的孤独感。

3. **指导患者克服不良心理**　良好心理状态对疾病的治疗起着积极的作用。因此，护士应鼓励患者多回忆美好的往事，使患者获得心理上的愉悦感和满足感，从而有助于老年患者及早康复。对猜疑心理较重的患者，护士要多做耐心、细致的说明，对患者提出的问题给予解释和引导，帮助患者消除疑虑。

同步训练

一、名词解释

1. 焦虑

2. 抑郁

3. 恐惧

4. 孤独

5. 依赖

6. 退化

7. 否认

8. 疼痛

9. 失眠

二、思考题

1. 患者有哪些共同的心理特征？各有哪些特点？

2. 手术前、手术后的患者心理有哪些特点？如何做好术前、术后患者的心理护理？

3. 哪些心理社会因素会影响个体对疼痛的感受和耐受性？针对疼痛患者的心理特点，可以采取哪些心理护理措施？

4. 重症监护患者有怎样的心理反应阶段？如何心理护理？

5. 在临床实践中，如何根据不同年龄阶段患者的心理特点，做好心理护理工作？

第九章　护士心理健康与维护

学习目标

掌握：职业压力、职业倦怠的概念。

熟悉：护士职业压力源。

了解：护士自身的心理健康维护与提升策略。

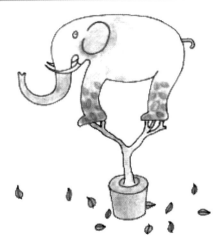

只要内心强大，生活与
工作就能平衡举起

图 9 - 1　平衡

护士被人们称为白衣天使，呵护着患者的心身健康，然而白衣天使自身的心身健康
状况又如何得以维护呢？本章力图探讨护士的压力及护士心理健康的维护（图 9 - 1）。

第一节　护士的工作压力与倦怠

一、职业压力与职业倦怠

在现代社会里，几乎每一个成年人都从事着某一份工作。假若 20 岁开始工作，55

岁退休，工作年限就是 35 年，一年工作 50 周，每周工作 5 天，每天 8 小时，那么一生工作时间就是 70000 小时。难怪弗洛伊德曾说，工作和爱是人生最重要的两件事。工作是否愉快，关系到人一辈子的幸福。工作可以体现职业人的工作价值与人生意义，工作可以展示职业人的能力与自我，工作可以满足职业人的内心需求，工作可以给职业人安全感和成就感，给予生存保障。倘若工作超时、工作负荷太重、工作不确定、睡眠不足、没有休闲等，就会造成工作压力进而影响心身健康。

1. **职业压力**　即工作压力，是一个正在不断发展和演变的概念。目前，职业压力有以下几种解释：

（1）职业压力（occupational stress）是指因为工作环境上所具有的一些特征，对从业人员造成压力，而改变从业人员生理或心理正常状态，并可能影响从业人员表现或健康的情形。

（2）职业压力是由于职业需要与个人资源不相匹配而产生的，即个人具有的能力、精力、工作技术以及时间等，无法适应职业发展的需求。

（3）职业压力是由个体起负面干扰作用的工作环境特性等而引起的。例如，工作环境的严重污染、温度或湿度过高、噪音过大、产品有毒性等。

（4）职业压力是个体在某种职业条件下，客观需求与主观反应之间失衡而出现的心理变化及相应的生理功能紊乱。

2. **职业倦怠**　职业倦怠（occupational burnout）是由于持续的巨大的工作压力产生的心理现象。它是指个体无法应对工作中超出个人能量和资源的过度要求，而产生的生理、情绪情感、行为等方面的耗竭状态。换言之，职业倦怠是一种由工作引发的心理倦怠现象，是职业人在工作的重压之下所体验到的身心俱疲、能量被消耗的感觉。研究表明职业倦怠表现在 6 大方面：

（1）生理耗竭　生理耗竭或称职业倦怠的临床维度，主要表现为：①体能的持续耗竭感、持续地感到疲倦和精力不济；②身体抵抗力降低，易疲乏无力，易出现内分泌紊乱，或患各种心脑血管疾病、神经衰弱及失眠等，身体机能处于亚健康状态；③心身症状，如神经紧绷、肌肉紧张，经常感到周身酸痛、食欲减退、头晕、头痛、失眠，睡眠形态紊乱，饮食习惯或体重忽然改变等；④可能会出现药物滥用、酗酒、过度吸烟等行为；⑤严重者还可能会出现一些精神疾患。

（2）才智倦怠　才智倦怠或称职业倦怠的认知维度，主要表现为：①有强烈的空虚感，感觉自己的知识像被掏空了一样，无法满足工作需要，有持续的挫折感，思维倦怠，对工作任务失去自发性及创造力；②对工作的认同感降低，认为自己的工作是无意义和无价值的，疲劳厌倦、思想无法集中，可表现为自我评价的降低和思考效率的降低；③不能适应与工作相关的知识的更新。

（3）情绪倦怠　情绪倦怠或称职业倦怠的压力维度，主要表现为：①对于工作产生厌烦、不满意的情绪，丧失工作的信心和热情；②容易激动、烦躁、易怒、焦虑、紧张、爱猜疑，会经常责备或者迁怒于他人，人际沟通出现障碍；③感到悲观沮丧、抑郁、无助与无望，对外界和未来过分担心忧虑，对前途悲观失望；④情绪压抑，冷漠麻木，无情，内心容易空虚，退缩，忧虑；⑤情感资源就像干涸了一样，无法关怀他人，对他人的容忍度降低，失去耐心。

（4）**价值衰落** 价值衰落或称职业倦怠的评价维度，主要表现为：①个人成就感降低，自我效能感降低，自我评价降低；②对工作产生厌倦，感觉失去目标，工作变得机械化，对工作任务应付了事，工作绩效整体下降；③自我怀疑感上升，总认为自己无法胜任工作，感到无能和失败，从而减少心理上的投入和工作投入，不再付出努力，极力逃避工作，可表现为消极怠工或缺勤；④与所有与工作相关的人或事态度疏远，如服务对象、同事、工作任务及工作单位等，离职倾向加剧，可能辞职或转行。

（5）**去人性化** 去人性化或称职业倦怠的人际维度，主要表现为：①负性情绪增多，对自己周围的人持消极的、否定的态度和冷漠的情绪；②猜疑心重，对人对事不信任，充满批判性，容易偏激；③带着抱怨情绪工作，缺乏同情心，将工作中所接触的人视为无生命的物体，这一点在服务性行业中的表现尤为明显；④与他人产生心理和生理两方面的疏离，不愿与人接触，刻意与同事或上司保持距离，回避集体活动；⑤对他人的言行反应过度，敏感易怒，动辄与人争吵，人际关系恶化。

（6）**攻击行为** 攻击行为或称职业倦怠的行为维度，主要表现为：①言语、身体等攻击性行为明显增多，人际摩擦增加，容易恼怒或与人争吵，情绪宣泄以破坏性的方式居多，极端情况下会出现打骂无辜人的过激行为；②也有可能出现自残或自伤行为，极端的职业倦怠状态还会使人出现自杀行为。

二、护士的职业压力与职业倦怠

1. 护士的职业压力 护士由于经常面临危险、突发、多变的工作情景，其常常处于应激状态，再加上护理工作需要不分昼夜地轮流值班，日常生活不规律，这样的工作本身就具有相当大的工作压力，因此引起研究者的探索。

惠勒（Wheeler，1994）等制订了压力源量表来识别护理工作中的压力源，发现护士主要有 6 个方面的压力源。尽管此研究来自 19 世纪末，但依然适合说明我国当今的护士。

（1）**患者的病情（死亡）** 在医院经常看到患者与病魔抗争的情景，感受生死离别的情感冲击等，这些让护士们感触颇深的不仅仅是死神背后的人道精神和人性之美，还有对死亡的恐惧。

（2）**医院护士编制不足** 俗话说，三分治疗七分护理。我国的医护比例远远低于国际水平，护士数量的不足，导致现有护士普遍超负荷工作。

（3）**工作负担重** 护士工作平凡、琐碎而繁重。就现有的护理人力资源，为了最大限度地提高护理工作效率，护士们的工作负担就会很重，具体表现为：护士频繁地来回走动去领取制剂；收、送医疗消毒器械等物品需要手提肩扛；稀释和溶解药物要手摇等。当病人增多时，这种劳动强度就更大。

（4）**工作环境特殊** 首先，医院里有许多威胁身体健康的细菌、病毒、支原体、寄生虫等生物危害因素，如果医护人员防护或操作不当很容易感染疾病。有报道称，某地有 9 名医护人员因抢救一名受伤的艾滋病患者，接触到该患者的血液，因此这些医护人员被要求进行为期一年的医学观察，以确定是否感染艾滋病。再者，随着科学技术的迅猛发展，大量的诊疗仪器被应用于医疗实践中，许多物理因素对医护人员身体带来不同程度的伤害，常见的有：电离辐射、无线电波、微波辐射、激光和超声波等。医护人员在使用电离辐射或无线电波来诊断或治疗患者时，可能会遭受偶然的辐射暴露，虽然量少，但对长期健康的危害不容忽视。还有，医院中时有发生的暴力，如因医患纠纷引起的病人或家属辱骂或殴打医护人员，使医护人员身心遭受严重伤害，甚至危及生命。

（5）*知识和技能*　处理急症的能力低，高层次的知识和技能储备不足等，因而不能满足患者和家属心理及情感需要。加之社会上普遍存在重医轻护的观念，护士得不到应有的社会尊重，从而缺乏自信以及工作的自主性。

（6）*人际关系*　医院人际关系复杂，包括与患者的关系，与患者家属的关系，与医生的关系，与医院和其他护士的关系。

2. **护士的职业倦怠**　护士职业倦怠是指护士不能顺利应对工作压力时的一种极端反应，是护士伴随于长期压力体验下而产生的情感、态度和行为的衰竭状态，具有情感衰竭、人格解体和低成就感 3 个维度。

情感衰竭，指护士在工作中个人无法很好地处理周围的问题与需求，从而感到精疲力竭，丧失工作的情绪资源。人格解体，指护士在与患者互动的工作过程中，护士以不带感情与冷漠的方式和态度来回应。低成就感，指护士在工作中或与同事合作时表现出的无意义感。

大量研究证实，护士是职业倦怠的高发人群。美国临床及社会心理学家弗雷登伯格（Fredenberger）和马斯拉奇（Maslach）及国内李小妹等研究发现：护士作为服务于人群的职业群体，容易在工作中逐渐出现倦怠，并有自卑、冷漠、厌恶工作、失去同情心等表现，导致工作效率下降、缺勤，甚至辞职的倾向增加。它直接影响护士的身心健康，导致服务质量下降，并易导致护士脱离护理队伍，影响护理队伍的稳定性。就个体而言，工作倦怠对护士的工作和生活皆有影响，护士群体因工作倦怠而在工作中表现为态度冷漠、离职意向增加，这些改变则会间接地影响护理队伍的稳定性，并造成病人对护理工作的满意度下降。它还会直接对护士造成情感、认知上的消极改变，给护士带来生理上的影响，包括血脂、血糖、血压、心电图异常等。

研究表明，护士职业倦怠形成的原因主要包括以下几个方面：①护士工作的职业压力。研究结果证：护士普遍感到工作紧张和工作量大，其原因除了患者多以外，主要原因是护士从事大量的非专业性的工作，加上排班制，没有明确的休息时间，长期处于疲劳状态，日积月累，容易形成身心疲劳和倦怠。②护理工作的职业特点。"以病人为中心"的护理模式，使护理工作已从单纯的执行医嘱转移到为患者提供生理、心理和社会文化的全面照顾。这是复杂而具有创造性的工作，对护士提出了更高的要求，需要其付出更多的劳动和精力，导致部分护士工作负荷过重，造成心理高度紧张和身体疲乏。③社会地位和经济收入较低。护理工作虽然受到了广泛的社会关注，但由于社会上普遍存在重医轻护的观念，使护士感到社会地位低，而且护士的收入与繁忙的工作程度不成比例，使护士产生强烈的内心冲突。④知识更新快。在瞬息万变的信息时代，仅有基本专业技术知识的单一型护士已不能满足时代需要，社会需要掌握丰富的医学、社会和人文科学知识，以及护理专业知识的综合性护理人才。同时，行业的竞争，减员增效的人事改革制度，使年龄较大或基础较差的护士压力增大，无所适从。⑤护士的人格因素。护士职业倦怠虽然是由工作直接引发，但同时也与一些护士的不正确认知和不良人格特征有关系。国外研究表明，在同一工作环境中，管理相同、教育和经验背景相同的个体对相同的压力源通常有不同的反应，这说明具有某些人格特征的人容易成为职业倦怠的高发人群。

国外研究者用来测试个体人格特征的量表主要有：A 型行为量表、工作控制源量表、坚韧度量表、罗森贝格（Rosenberg）自尊量表、EPQ 等。测试护士倦怠水平的马斯拉奇（Maslach）工作倦怠量表，对不同国家、地区的各种护理职业人群（包括医院、社区护士和心理健康护士等）的调查研究表明：A 型行为、外控、低自尊、低坚韧度、神经质、缺乏耐性的护士倦怠程度高。中文版的护士职业倦怠量表，可以测出护士的职业倦怠状况。（见实践六）

第二节　护士心理健康的维护与提升

♡名人名言

如果我们选择了最能为人类幸福而劳动的职业，我们就不会为任何重负所吓倒，因为这是为全人类所做出的牺牲，那时，我们感到的将不是一点点自私和可怜的欢乐，我们的幸福将属于千万人，我们的事业虽不显赫一时，但将永远存在。

——卡尔·马克思

护士作为一个生存在社会中的个体有权力为自己争取心理健康，获得幸福，同时护士作为一个服务于患者的助人者必须有健康的心理，只有这样才能将积极的建设性的心理状态传递给患者，也只有这样才能更好地为患者服务。然而，维护和提升护士的心理健康是一项复杂的工程，最起码可以从医院的管理组织途径和护士的个人途径着手。

一、医院管理组织途径

1. **建立关怀性的组织文化**　国外研究证实：领导风格和组织文化对员工职业倦怠的预防与降低具有重要作用。对职业倦怠发生率较高的医疗机构而言，一方面要意识到随时会有护士发生职业倦怠，并采取相应的防患措施。同时，对护士进行定期的健康教育与健康监控，体现重用与关怀相结合的组织文化。

2. **提供良好的社会支持**　卡飞（Coffe）等研究证实：管理者和同事具有有效缓解倦怠的作用，尤其是管理者的支持。浙江大学附属第二医院为新护士组织心理支持小组，并通过形式多样的团体活动，显著地降低了新护士心理压力，增加了工作积极性。

3. 避免护士过度的生理消耗　人的体能及注意力都是有限的，长时间从事单一性质的工作，会造成效率低下。因此，护理管理者要善于体察护士的心态变化，照顾到护士精力、体力的有限性，科学安排好白、中、夜班，做好劳逸结合，张弛有度，保证其精力充沛地做好各项护理工作。

4. 避免护士工作负荷过重　目前，临床护士不仅要承担繁重的护理临床工作，并且医院会以工作量、患者的评价作为考核指标。同时，一些部门还对护士提出科研的要求，甚至有些教学医院还要求护士完成带教任务。这样繁重的工作极易产生工作倦怠。

5. 为护士提供表达情绪的渠道　在国外，很多医院都设有专门负责开展护士小组活动或个人辅导，并提供良性的渠道让护士宣泄情绪，处理护士因情绪困扰而引发的行为。近几年，在国内一些医院也做了一些尝试。如开设护士减压工作坊等。结果证实：这些举措能有效地降低护士的工作怠倦状况。

二、护士的个体途径

（一）从提高护士的职业技能着手

1. 加强职业技能的学习　一旦练就熟练的多方位的职业技能，护士在遇到突发的、危急的职业情境时，就能得心应手地处理。因职业技能水平高不容易产生倦怠，反倒能增加护士自我价值感和工作信心。

2. 具备了解患者心理活动的知识和技能　具备了这方面的能力，就能顺畅地和患者沟通，避免因沟通不畅引起的彼此的误解，这能减少职业压力。目前护患关系的不和谐也是护士工作压力的重要来源。

♡心灵故事会：危急时的转变

　　火车上，一位孕妇临盆，列车员广播通知，紧急寻找妇产科医生。这时，一位妇女站出来，说她是妇产科的，女列车长赶紧将她带进用床单隔开的病房。毛巾、热水、剪刀、钳子什么都到位了，只等最关键时刻的到来。产妇由于难产而非常痛苦地尖叫着。那位妇产科的女子非常着急，将列车长拉到产房外，说明产妇的紧急情况，并告诉列车长她其实只是妇产科的护士，并且由于一次医疗事故已被医院开除。今天这个产妇情况不好，人命关天，她自知没有能力处理，建议立即送往医院抢救。列车行驶在京广线上，距最近的一站还要行驶一个多小时。列车长郑重地对她说："你虽然只是护士，但在这趟列车上，你就是专家，我们相信你。"车长的话感动了护士，她准备了一下走进产房前又问："如果万不得已，是保小孩还是大人？""我们相信你。"护士明白了，她坚定地走进产房。列车长轻轻地安慰产妇，说现在正由一名专家在给她手术，请产妇安静下来好好配合。出乎意料，那名护士单独完成了她有生以来最为成功的手术,婴儿的啼声宣告了母子平安。

那对母子是幸福的,因为遇到了热心人,那位护士更是幸福的,她不仅挽救了两个生命,也找回了自信与尊严。因为责任,因为信任,她由一个不合格的护士成为了一名最优秀的医生。

3. 学会寻找工作中的趣味 即使工作任务和流程是单调乏味和模式化的,完成工作的方式仍然具有可以调节的空间。因此无论手头的工作流程如何固定,总是可以通过一种更加适合自己的方式来完成任务。对于护士而言,更应该学会从患者的康复中体验快乐。

♡现象与反思:小护士之歌

"在那山的那边海的那边有一群蓝精灵,他们活泼又聪明……他们自由自在生活在那绿色的大森林……"最近,电影版《蓝精灵》在各大影院热播,唤起了很多人的美好回忆。很多网友根据不同职业,将这首《蓝精灵之歌》改编成多种版本的"蓝精灵体",护士们也不甘落后,她们将《蓝精灵之歌》改变成蓝精灵之小护士之歌,吐吐槽、降降压,唱唱更健康!

在那山的那边海的那边,有一群小护士,她们小夜又大夜,她们白班又早班,她们苦苦努力奋斗在那,医院的各科室,她们休息都会叫回来加班,噢,可爱的小护士,噢,可爱的小护士,她们日夜奋战齐心协力,斗败了恶病魔,她们护理照顾病号多贴心!

人们总是要学会释放自己的压力和积极向上的人生态度。护士的趣味歌词的改编,也是一种苦中作乐的态度,更是一种积极向上的表现。

(二)从提升护士自身的心理能力着手

一个有心理能力的人是愿意去面对自己、开放自己、自觉、积极地去面对自己的生命的人。这样才能去改变、去突破、去发展自己的潜能以至长大、成熟。

心理能力是一个内涵丰富而宽泛的概念,虽然没有一个明确的定义,但是可以这样来理解,第一:有一个比较符合事实、合理的认知能力;第二:能够比较完好地管理自己的情绪;第三:个性比较成熟;第四:有自我觉察和建设性改善的能力;第五:能够比较准确地区别自己与他人。

以下就护士的自我觉察和区别自己与他人做一些解释和练习。

1. 护士自我觉察能力的培养 护士自我觉察的方面难以在这里描述全面,以下我们以价值观和社会支持系统为例。

(1)护士价值观的自我觉察 价值观是对某些事物以及所偏好行为的情感或态度。面对同一件事情,不同的人会有不同的看法。比如,同样是一份工作,有的人看重的是它的社会地位，有的人看重的是它的薪酬，有的人看重的是它的工作满意度等。人们看重的不同侧面，其实反映的就是每个人的价值观。价值观是指一个人对周围客观事物的意义、重要性的总体评价和总体看法，是驱使人们行为的内部动力。通俗来讲，就是人们的价值观决定了面对一件事情的时候看重什么。价值观自我觉察练习见实践七。

♡问一问、想一想：假如那就是你的兄弟

一个身患癌症晚期的在读医学博士，住院期间，一边接受难以忍受的化疗，与疼痛做艰苦的斗争，一边还坚持阅读文献，撰写研究报告。你会如何对待他？如何从中观察自己的生命价值取向？

（2）护士社会支持系统的自我觉察　第四章第五节介绍了社会支持。社会支持是个体可利用的外部资源。社会支持对个体心身健康的贡献主要有两种理论来解释，即应激缓冲模型和独立作用模型。

应激缓冲模型认为，社会支持本身对健康无直接影响，而是通过提高个体对生活事件的应对能力和顺应能力起到对健康的保护作用。李柏曼（Lieberman）（1982）将社会支持对应激的缓解作用归纳为6个方面：①社会支持具有减轻应激事件反应的作用；②如果应激事件发生，与关系密切的人交往能改变个体对特殊事件的认知和减轻应激的潜在危害；③应激反应水平，部分地受角色职能转变程度的影响，社会支持有助于角色的转变；④社会支持能影响个体的应对策略，并因此而减轻因应激事件引起的应激反应；⑤社会支持能减少应激事件对个体自尊和自控感的损害；⑥社会支持对个体适应应激环境有直接的作用。

独立作用模型认为，社会支持和健康、疾病有直接的联系。社会支持能使个体产生一种行为模式，从而增加或降低疾病的危险性。许宗涛（1997）研究表明，社会支持低下本身可以导致个体产生不良心理体验，如孤独感、无助感，从而使心理健康水平降低。

因此，护士对自身社会支持的觉察，并改善自身的社会支持，也是提升心理能力的有效途径。护士社会支持（成长助力）觉察练习见实践八。

2. 提高区别自己与他人的能力　俗话说：我中有你，你中有我；我不是你，你不是我；我是我，你是你。区别什么工作是自己的，什么工作是别人的；区别什么责任是自己的，什么责任是别人的；区别什么情绪是自己的，什么情绪是别人的；区别什么是你，什么是我是一种心理能力。比如，一个从别人那里获得愤怒情绪的患者来到护士面前，护士稍有不顺他心的表现，甚至护士没有任何出错，他都会找借口将心中的怒火发向护士，进而惹起护士的不良情绪。一旦护士产生情绪，要么直接将被惹起的愤怒回馈给患者，这样就有可能导致护患冲突；要么将惹起的愤怒导向自己，觉得自己没做错事，并深感委屈，影响工作热情甚至心身健康。这其实是这位护士没能区别开患者和自己。要是这位护士能明白患者的情绪是从别处获得，而非自己的原因，就不太会因为患

者的情绪而引发自己强烈的情绪。

♡问一问：我会是撒玛利亚人吗

有一个人从耶路撒冷来到耶利哥，落在强盗手中，他们剥去他的衣裳，把他打个半死，丢下他就走了。有一个祭司和一位利末人，从路的另一边经过，都当做没看到一样。唯有一个撒玛利亚人，行路来到那里，动了慈心，上前包扎他的伤处，把他带到旅店里去照应他。第二天，撒玛利亚人拿出一些钱给旅店老板，说："你先照顾他，所有费用，我回来必还你。"

让我们暂时脱离一下这个熟悉的故事，假设那个受伤的人现在刚好醒过来，说："怎么？你要离开我啊！"

"没错，我需要到耶利哥去谈生意。"撒玛利亚人回答。

"你不觉得你这样太自私了吗？我受伤这么重，需要有个人可以陪我说说话。如果你现在离我而去，耶稣怎么拿你来当模范呢？你根本就不像个基督徒嘛！把我这个最需要你的人如此恶意丢弃，你那'牺牲与奉献自己'的精神到哪里去了？"

"我想你是对的。"撒玛利亚人说"把你一个留在这里是没有爱心的行为，我确实应该做得更多，我会把我的行程再延后几天。"所以，他和那个人多待了3天，陪他聊天，确定那个人既快乐又满意。

第3天下午，敲门声响起。一个带信的人走了进来，递给撒玛利亚人一封他在耶利哥生意伙伴写来的信："我们已尽可能等你很久了，最后，我们决定先把那些骆驼卖给别人，我们的下一批骆驼在6个月以后才会来。"

"你怎么可以这样对待我呢？"撒玛利亚人在空中挥舞着手中的信，对那位复原中的以色列人大声嘶吼："看看你干的好事，让我没买到那批对我生意很重要的骆驼，现在，我没办法向我的顾客交代了，我很可能破产倒闭，你怎么可以这样对待我呢？"

我们都可能因为一时动了怜悯之心做了超过了我们原本的意愿、能力的事。结果，我们变得挫败、不满、愤怒。或是，因为想要从别人的身上得到更多的东西，就开始向对方施压，直到对方投降。只是，他们的给予并非出自真心，是源于顺从，而且给得心不甘情不愿。这两种情形与结果，都将两败俱伤，得不偿失。

以上的故事或许对区别自己与他人有一些启发，我们再引用黎巴嫩阿拉伯诗人卡里·纪伯伦（Kahlil Gibran）的《婚姻》来进一步体验恋爱、婚姻等人与人之间要保持的空间和区别（图9-2）。

婚姻（节选）

在你们合一之中，要有间隙。

让天风在你们中间舞荡。

彼此相爱，但不要做成爱的系链：

只让他在你们灵魂的沙岸中间，做一个流动的海。

彼此斟满了杯，却不要在同一杯中啜饮。

彼此递赠着面包，却不要在同一块上取食。

快乐地在一处舞唱，却仍让彼此静独。

连琴上的那些弦子也是单独的，

虽然他们在同一的音调中颤动。

彼此赠献你们的心，却不要互相保留。

因为只有"生命"的手，才能把持你们的心。

要站在一处，却不要太密迩：

因为殿里的柱子，也是分立在两旁，

橡树和松柏，也不在彼此的荫中生长。

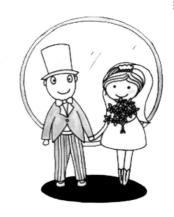

你中有我，我中有你
你还是你，我还是我

图9-2 你与我

同步训练

一、名词解释

职业倦怠

二、思考题

1. 职业倦怠的表现是什么？

2. 护士的职业压力主要有哪些？

3. 如何维护和提升护士的心理健康？

第十章　护患关系

 学习目标

掌握：护患关系的概念，护患关系的模式，护患沟通中的尊重、热情、真诚、同理、积极关注的要点。

熟悉：言语性技巧主要组成部分，与临终病人沟通的注意点。

了解：在护理工作中的有效倾听并进行练习，特殊情况下的护患沟通。

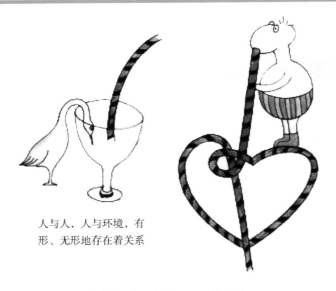

人与人，人与环境，有形、无形地存在着关系

图 10 - 1　有形、无形的关系

人与人，人与环境，有形、无形地存在着关系（图 10 - 1），而护患关系是一种特定的人际关系，智慧的护患关系本身就有治疗作用。本章力图从护患关系以及之间的沟通技术层面来使护士获得更多助人的技巧。

第一节　护患关系

一、护患关系的重要意义和特点

（一）护患关系的意义

护患关系（doctor-patient relationship）是护士与患者及其家属在临床护理过程中建立起来的相互联系、相互作用的人际关系。

护患关系的意义主要体现在以下两个方面：

1. 良好的护患关系有利于开展护理工作　在护理过程中，各种护理措施的实施必须依靠护患双方的密切合作才能完成。护患双方只有建立良好的关系后，才能了解患者的护理问题，做出准确的护理诊断，帮助患者及其家属解决患病及住院等过程中的困难，以便满足患者的需要，更好地开展护理工作，促进患者的身心康复。

2. 良好的护患关系有利于患者得到心理社会支持　护患关系是一种人际关系，但不同于一般的人际关系，是帮助者与被帮助者之间的关系，是多元化的专业互动式关系。良好的护患关系能缩短护患间的心理距离，能创造和谐的氛围，使患者感到被理解、被尊重和被支持，能建立护患之间的信任，具有积极的心理帮助及社会支持功能。

♡现象与反思：一个入院患者的自述带给护士的思考

下午二时左右，我由一个年轻护士带到病床旁，她给我交代了一些关于医院的规章制度，如家属探视的时间，物品怎么放置等等，然后转身离去。她究竟是谁？她负的是什么责任？我一点也不知道。我呆呆地坐在床上，看着邻床的一位刚刚做过手术在痛苦呻吟的老太太，想着自己接下来的治疗不知会是怎样，等待着医生来给我做检查。一个小时很快过去，没有任何人与我说一句话，我心里渐渐烦躁起来，很想问一下，自己究竟该干什么（图10-2）？

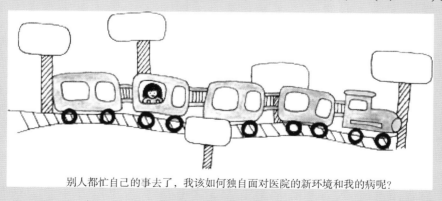

别人都忙自己的事去了，我该如何独自面对医院的新环境和我的病呢？

图10-2　患者的自述

（二）护患关系的特点

1. 治疗性 护士作为护理者的角色，护患关系首先具有治疗性的特点。这种关系是以解决患者在患病住院期间所遇到的生理、社会、心理、精神等方面的问题、满足患者需要为目的的。护士运用临床护理技能、心理学技术和个人品质，与患者共同努力，帮助患者达到认知、情绪和行为的改变，进而促进康复。

2. 支持性 护患关系中，由于具有对患者提供临床护理的义务，护士变成了患者生病期间的陪伴者和支持者。护士的支持不仅包括尽力为处于依赖状态的患者提供所需要的医学方面的支持，还包括提供心理上的支持。如鼓励患者配合治疗、增强患者战胜疾病的信心、帮助患者树立康复的信念等。

3. 合作性 护患双方在互动合作的基础上，共同达成健康共识，制定护理计划，执行护理措施，完成护理目标。虽然护患双方的认知、情感、生活经验、家庭教育、文化以及人生观、价值观等都会不同程度地彼此影响，但在围绕患者康复的合作过程中，护患双方会出现一定的改变，护患关系也会得到一定的发展。

二、护患关系的影响因素

（一）沟通顺畅程度

临床上，护患双方都需要掌握有关疾病的各种信息。患者迫切需要及时了解对疾病的诊断、治疗和预后的有关信息，护士则需要及时了解病情发生、发展和转归过程的变化信息。及时的沟通，会使患者感到护士的热情和亲切，护士也会及时地做出准确判断。不良的沟通，会造成双方的不信任，导致患者对病情胡乱猜测、对护士操作能力的误解。例如术前，护士向患者讲述术前麻醉、术中注意事项，介绍主刀医生的情况，倘若没有这项沟通环节，躺在手术台上的患者会紧张、焦虑、恐惧，甚至埋怨医务人员，不利于手术的进行和患者的康复。

（二）相互理解程度

患者常常愿意与理解自己的护士建立关系，以求得心理上的平衡和安慰。护患交往中，由于双方在语言表达、行为方式和风俗习惯等方面的差异，常常会引发对方的误解，使交往出现困难。例如，护士在对患者进行疾病解释的时候，要避免一味地使用专业术语、行话，以免引起患者的反感和误解，影响交往的顺利进行。护士应该设身处地站在患者的角度思考问题，感受疾病带给患者的痛苦，对于患者的抱怨给予一定的理解。当患者提问时，用双方都能明白的语言耐心地加以解释。同时，多让患者了解护士的工作性质和环境，以便于患者理解护士，以增进护患关系。

♡名人名言

　　在人类体验中几乎没有什么动机像渴望被理解那样强大。有人认真听你讲话意味着我们受到重视，对正在谈论的事情及有关想法和感觉得到真正的理解。

——心理学家麦克·尼克斯（Mike Nichols）

三、护患关系的模式

　　1956 年，美国学者萨斯（Szasz）和荷伦德（Hollender）在《内科学成就》上发表的《医患关系的基本模式》一文中提到了萨斯－荷伦德医患关系模式，该模式将医患沟通归纳为 3 种类型：主动－被动型、指导－合作型、共同参与型，这种划分模式广泛被医学伦理学与医学社会学界所引用，也适合表示护患关系。表 10－1 是对这 3 种护患关系特点的归纳。

（一）主动－被动型

　　主动－被动模式（active－passive mode）指的是护士处于主动决定性地位，患者处于被动地位。在主动－被动模式中，护士通常以"保护者"的形象出现，为患者提供必要的支持和帮助，而患者则完全被动地听从护士的安排和处置。这种护患关系强调护士单方面的作用和影响，适用于昏迷、休克、严重创伤、婴幼儿、精神病发作期等不能主动表述自己意见的患者。此模式特征为"护士为患者做什么"，要求护士以较强的责任心、耐心、爱心主动为患者提供帮助，促进患者战胜病痛，获得康复。

（二）指导－合作型

　　指导－合作模式（guide－cooperation mode）是我国临床工作中最常见的关系模式，在指导－合作模式中，患者被看做有思想，有权力的人，在医疗过程中具备一定的主动性，但护士仍处于主导地位。护士通常以"指导者"的形象出现，为患者提供必要的帮助，患者根据自己的情况有选择性地接受护士的意见和建议。这种护患关系适用于急危重症、重病初愈恢复期、手术及创伤恢复期等患者。由于疾病的限制，他们对护士的依赖较强，这时护士要"教会患者做些什么"，要求护士具备良好的职业素养、积极的职业心态以及良好的角色形象，赢得患者的充分信任，鼓励他们增加战胜疾病的信心。

（三）共同参与型

　　共同参与模式（mutual participation mode）是护士与患者在平等关系的基础上，都处于主动地位，双方都有治疗疾病的共同愿望，互相支持，共同配合。这种模式下，护士以"同盟者"的形象出现，为患者提供合理的建议和方案，"帮助患者自我恢复"，患者也积极主动地表达内心的想法，促进自身的康复。共同参与模式是目前整体护理理念中较为理想的护患关系模式，适用于慢性病、心身疾病、精神疾病缓解期等患者，要求护士具有较强的建立良好护患关系的能力，能与不同层次的患者实现最准确充分的人际沟通。

表 10-1　萨斯-荷伦德关系模式

模　式	护士形象	护士地位号	患者地位	适用范围	主体作用
主动-被动	保护者	主动地位	被动地位	昏迷、婴幼儿等	为患者做些什么
指导-合作	指导者	指导地位	合作地位	创伤恢复期等	教会患者做些什么
共同参与	同盟者	帮助患者	主动参与	慢性疾病等	帮助患者自我恢复

尽管生物-心理-社会医学模式提倡共同参与型的护患关系，但是，一个优秀的护士会根据患者的实际情况灵活地使用和转换这 3 种模型。

第二节　护患沟通常用技巧

一、态度性技巧

人们常说："态度决定一切。"在护患沟通中，尽管护士的态度不能决定一切，却能在沟通过程中起决定性作用。良好的态度性技巧包括尊重、热情和真诚，当护士抱有尊重、热情、真诚的态度，就能建立起良好的护患关系，进而出现和谐顺畅的护患沟通。

（一）尊重

♡名人名言

> 施与人，但不要使对方有受施的感觉。帮助人，但给予对方最高的尊重。这是助人的艺术，也是仁爱的情操。
>
> ——刘墉

尊重就是认识到对方有自由表达心中意愿的权力，是接受患者的想法、感受、经历的沟通方式，是护患沟通的基础。在护理工作中，无论患者的年龄、性别、工作、社会地位、病情，护士都要把对患者的尊重通过恰当的方式表达出来，具体可以从下几个方面做到：

1. 认同患者　让患者接收到被尊重的信息，即他们是重要并有价值的。护士可以通过一些具体的行为表达尊重：看着患者、注意力集中、保持目光接触、适当的微笑、称呼患者的名字并介绍自己、用握手或轻触的方式与患者打招呼。

2. 建立和谐的沟通氛围　建立和谐的沟通氛围可以获得患者的信任，打消患者的顾虑。与患者初次接触时，护士应该：明确在交往中扮演的角色、职能所在、清楚自己所能服务的范围，佩戴胸卡确保患者记得自己的名字，询问患者的需要和要求，申明患者的个人隐私将受到保护，包括患者的基本信息，病情，都应给予一定的保护，在护理操作中对患者的隐私部位给予一定的保护，如关门、拉窗帘、屏风遮挡等。

3. 留意营造舒适的环境　为患者营造一个舒适的沟通环境，包括环境卫生、室温适合，还要关注座位、姿势、目光接触等等。譬如：一般来说，坐在椅子上交谈对患者而言比较舒适，除非患者有疼痛、恶心、外伤等特殊情况。坐着交谈时，彼此坐位约呈90°，不平行、不对面、相距约1.2米，距离亲密但不私密，而不是并排坐或直接面对面。若患者躺在病床上，则抬高床头至45°左右，以保持双方平视的状态，使患者感到护士非常乐意与自己交流。

❖科学导航：面对面

　　佐默尔（Sommer）的研究显示，会谈中，双方若面对面坐在桌子两边，患者会产生一种恐惧、竞争的感觉或产生屏障效应。因为人们在沟通时，都期待与对方轻松的目光接触，而非无法逃避、太过直接的接触。

（二）热情

热情指在人际互动中表现出来的热烈、积极、主动、友好的情感或态度。尊重是以礼相待，平等交流，富有理性色彩，而热情则充满了丰富的感情色彩，它让患者感受到温暖，减轻患者的陌生感和距离感。患者一旦感受到了温暖，就愿意告诉护士充分的病史和其他信息，更有利护士恰当的制订护理计划，促进患者康复。热情主要可以通过以下两点表达：

1. 面部表达　沟通中，面部表情可以传递信息，包括性格、兴趣、反应和情绪状态。以下是表达热情的面部特征（表10-2）：

表10-2　表达热情的面部特征

部位	面部特征
额头	额头肌肉放松
眼睛	维持温和的眼神接触；瞳孔扩大；凝视既不固定，也不转移和穿梭
嘴唇	嘴唇放松；无需强迫维持微笑；下巴放松；微笑要适当
表达	面部表情放松自然，舒展；脸色要表现出对对方感兴趣和足够关注

2. 姿势表达　姿势可以传达热情，护士的行为举止、姿势体态反映了是否热情（表10-3）。

表10-3　表达热情的姿势信号

部位	姿势信号
头部	头部和患者在同一平面，不时地点头表示兴趣和注意力
肩膀	肩膀可以在同一水平线上适当移动，不要紧张和弯腰驼背
手臂	手臂保持放松并能够平稳移动，不让人感觉僵硬
双手	双手动作自然随意
胸部	呼吸均匀，胸怀开放，轻微的前倾表示兴趣
腿	坐姿时双腿处于一个舒服自然的位置，站立时两膝适当弯曲、不僵硬

（三）真诚

罗杰斯说：真诚是最佳交往的基础，他用真实及和谐两个词来表达真诚。护士具体地可以通过以下两点表达真诚：

1. **真诚的表达自己的想法和感受** 真诚就是真实和诚恳。真诚沟通意味不掩饰和不虚假，意味着言行一致；但同时，真诚也不能简单地把真诚与心直口快、实话实说等同起来。例如：当护士的面部表情、姿势、音调、身体语言与言语上的信息不一致时，患者就会怀疑沟通的可靠性。当护士把患者的病情全盘托出也属于粗暴、消极的真诚。例如一位肝癌晚期患者想从护士那里得到关于还能活多久的回答。患者问："医生说我还有 3 个月好活，我的家人也在给我准备'后事'，他们总是告诉我，'想干嘛就干嘛'。护士你说是不是真的我就只有 3 个月了？"护士若回答他："是这样，医生说总是有道理的。"这就是破坏性的真诚。而回答"一些晚期患者真的活的时间有限，但很多患者可能不是这样，有的 3 年甚至 5 年，甚至有的出现奇迹般的康复"则是建设性的真诚。

2. **坦诚的表达自己的不足** 真诚也指要面对自己、承认自己的有限和不足，并坦诚地表达。例如呼吸科的一个患者向心内科的护士询问呼吸衰竭的原因，护士为了显示自己在患者面前的权威性，过分地表现自己，甚至对自己不熟悉的领域跟患者做解释，这就是不坦诚的表现。正确的表达应是告诉患者："对不起，我是心内科的护士，呼吸科的疾病不是我的专业方向，我的了解非常有限，你还是去呼吸科医生那里询问吧。"

二、行为性技巧

（一）倾听

♡现象与反思：被倾听了吗

你有没有这样的经历：一个人在说，另一个一边听，一边忙手头的事情，一个问，你在听着么？另一个说，你说吧，我在听呢。第一个人问，你真的在听吗？另一个说：是的，并且把对方说的话准确无误地重复出来。双方都无语，结束话题。

事实上，人们所寻求的关注和倾听并不是对方复述的能力。因为就这方面而言，录音机能完成得更完美，而在人际沟通中，人们要的不只是这种"身体到位"的录音，更需要的是对方"心理到位"的倾听。

倾听是指护士全神贯注地接收和感受患者在交谈时所发出的全部信息（包括语言的和非语言的），并做出全面的理解。也就是说，倾听除了听取对方讲话的声音并理解其内容之外，还必须注意其表情、体态等非语言行为所传递的信息。护士全神贯注地倾听患者，是在传递这样一个信息，就是在告诉患者我在乎你、我重视你的讲话，这样患者会有继续讲话的动力；相反，当患者讲话时，护士东张西望，注意力不集中，一会儿看手机，一会儿看手表，这些也在传递这样一个信息：我很不耐烦你了，你可以停止说话了。所以，倾听还有助于患者的表达，促进护士对患者的深入了解。要做到有效的倾听并非易事，不但需要耳朵的帮助，还需要结合目光、姿势、面部表情、语言等协同作用。护理工作中的有效倾听可以大致总结为以下几个方面：

1. **关注患者**　要倾听患者，护士就要把感官集中到患者的心和身上，要做到：①"停"，暂时停止与目前无关的工作或事情，注视对方，提供患者表达的时间和空间；②"看"，仔细观察患者沟通时的非语言行为表现。③"听"，听患者具体说什么。

为了达到效果，护士要安排充足的时间、安静的环境倾听患者的诉说。若患者寻求护士的帮助，护士应立即停下手头的工作，如果手头工作非常重要，可以向患者说明情况并约定好时间、地点，等做完当前工作后再找患者沟通。

❖知识窗：倾听的五个层次

第一层是"听而不闻"：如同耳边风，完全没有听进去。第二层是"敷衍了事"：嗯，喔，略有反应却心不在焉。第三层是"选择地听"：只听合自己心意的，与自己意思相左的一概自动过滤掉。第四是"专注地听"：听得很专心，也有反馈，但能否听得出说话者的本意、真意，仍值得怀疑。第五层是"同理地听"：在倾听的同时能设身处地地理解对方的感受，并给予贴切的反馈。

2. **积极参与**　倾听就是要求护士在与患者沟通的时候"整个人"都与患者同在，理解他们的想法，感受他们的感受。因此，在沟通过程中护士要集中注意力，并积极地参与，不能因为患者的语音语调异常、话题不感兴趣而分散自己的注意力。在倾听的同时，要保持目光的交流、并注意体会患者的"弦外之音"，从而抓住谈话的内容并理解对方的真正意图。在倾听时，护士需要有足够的耐心，等患者把话说完后，再表达自己的看法和情绪，不要没听明白对方的意思，就急于判断和评论。

3. **给予及时的反馈**　及时的反馈是指护士对听到的患者的意图、想法、情感经语言组织后反馈给患者，也包括在倾听过程中给予对方微笑、点头等非语言性反馈，或给予"嗯"、"是的"、"对的"等鼓励。反馈不仅表示护士接受患者所述的内容、鼓励患者继续说下去，还包括对患者讲述理解的核实等。

（二）同理

♡心灵故事会：同理的力量

在美国，曾发生过这样一件事情。有一位小学学童，因为身体感觉不适，经医师详细检查后，确认他患了癌症。接踵而来的，是一连串更详细的检查与治疗，当然也包括了人人闻之色变的化疗，在不断地治疗之后，癌细胞的蔓延得到了控制，但化学治疗的强烈副作用也伴随着产生，这位小病童的头发开始大量掉落，一直到他的头上不留一根头发。随着出院的日子一天天接近，小病童的心中除了欣喜之外，更有着一丝隐隐的担忧，他考虑自己是否应该戴假发回学校上课，一则为了自己光秃的头而自卑，再则也怕自己光头的造型吓坏了同学。回学校那天，当母亲推着轮椅，送他走进教室的那一刻，母亲和他不禁张大了口，惊喜得发不出声音来。只见全班同学全都理了光头，连老师也顶着大光头，热烈地欢迎他回来上课。我们的小病童一把扯去假发，大叫大笑，从轮椅上一跃而起。

同理又称共情，是指能够设身处地地从别人的角度去体会并理解别人的感觉、需要、情绪与想法的一种特质。伊根把"同理"分为初级和高级：初级同理是指护士回应患者的东西，使患者明白表达的感觉和想法；高级同理则是回应患者叙述中隐含的甚至自己都不清楚的感觉和想法。在护理工作中，护士设身处地地观察患者的表情，倾听患者的诉说，感受患者的需求，理解患者的情绪，以仁爱之心关爱患者。护士从他们的眼神、表情、语言、体态中读懂他们的需要、痛苦和渴望，并适当、贴切地回应，既可以促进患者康复，增加患者满意度，又可以深化护患情感，减少护患纠纷。

同理是一种将心比心的能力，这种能力可以在不断的练习和训练中习得，培养同理可以从以下 5 个要素着手，鼓励、澄清、释义、情感回应和小结。

1. 鼓励　鼓励（encouragement）是运用言语或非言语方式使患者介绍更多信息。鼓励可以采取点头、运用"嗯哼"等肯定性短语，或重复他们所说话中的关键词等方式使患者继续展开他们的叙述。

2. 澄清　澄清（clarification）又称准确聆听，指准确地理解信息。护士在与患者沟通中，可以运用"你是指"或"你正在说的是"等对患者的信息进行再次解释。

3. 释义　释义（paraphrase）又称内容反映，是对谈话内容的解释或反映。护士在倾听完患者的诉说后，可以采用自己的话加上患者所说话中的关键词来解释患者的谈话内容。

4. 情感回应　情感回应（emotional response）是指护士将患者的语言和非语言行为中所包含的情绪、情感内容整理后反馈给患者，以协助其觉察和接纳自己此时此刻的感受。

5. 小结　小结是阐明和提炼患者在很长时间内说的话。

护士通过掌握这5个技术，对患者实施同理的表达。此外，同理的表达还需要生理和心理的专注。生理专注包括眼睛注视和肢体语言，如"关心的眼神"和"亲切的体态语言"可以让患者感受到护士对他的关注；心理专注则是通过认知同步、将心比心的意象能力来表达对患者的关注。

（三）积极关注

❖科学导航：罗森塔尔实验

美国心理学家罗森塔尔（Rosenthal）曾做过这样一个实验，他来到一所乡村小学，给各年级的学生做语言能力和推理能力的测验。测完之后，他没有看测验结果，而是随机地选出20%的学生，告诉他们的老师这些孩子很有潜力，将来可能比其他学生更有出息。8个月后，罗森塔尔再次来到这所学校，奇迹出现了，他随机指定的那20%的学生成绩有了显著提高。

这个实验告诉人们，对他人的积极期望会间接地产生巨大的效果。以积极的态度期望他人，他人可能就会朝着积极的方向改进。

积极关注是在护患沟通中，护士无条件地关注患者言语和行为的积极面，从而使患者拥有和发挥正向的资源。积极关注要求护士持有一种态度，即每个患者身上都持有积极向上、战胜疾病的潜力，这种潜力是任何药物或治疗措施都无法替代的。护士抓住和放大这些积极的潜力，并反馈给患者，使患者形成乐观豁达的心态，促进疾病的治愈。积极关注需要注意以下两点：

1. **实事求是** 当护士细心地发现患者每天的改变，如脸色好转、情绪好转、配合治疗、活动增多、精力改善、伤口恢复等，要毫不吝啬地告知患者这些细小的改变，让患者觉得自己每天都在向积极的一面发展。这些改变必须建立在实事求是的基础上，如果护士今天发现患者脸色毫无改变，还违心地说"脸色好多了"，是对患者的不负责任，是盲目的乐观。

2. **培养自身的积极面** 表达积极关注需要护士乐观豁达的心态，倘若护士自身是悲观的，会自然而然地表现出消极的一面，影响患者的情绪，增加患者的无助。护士只有培养自身积极乐观的心态，才能挖掘出患者身上更多的积极面，从而鼓励患者，增加其战胜疾病的信心。

♡心灵故事会：用乐观治疗慢性剧痛

藤下先生，一个成功的广告设计师，被脑膜炎的疼痛折磨了50年，他做过30余次的手术。每一次手术后，他的疼痛更加严重。这些手术使他的下肢出现了灼热的刺痛，破坏了他胸部以下的脊椎，为此他只能坐轮椅。

我是在藤下先生自杀未遂后开始治疗他的。之前的各种疗法都是徒劳，在实在无计可施的情况下，我决定尝试着寻找他自身的积极资源。在一次谈

> 话中，我告诉他："当你觉得稍微舒服时，请记住这些时刻。"一个半月过去了，他面带微笑地告诉我："前几天，看完牙医出来，我在公园河边停下来。我吃了三明治，用面包喂鸽子，鸽子追着面包屑，这一幕我看得很开心。当我欣赏鸽子的时候，一点都不觉得痛。"不用说，我给了他最大的赞美。事后他报告说，不感觉疼的时候逐渐增多。他开始种花、在公园钓鱼，甚至带着妻子去短途旅行。7 年之后，藤下先生的情况仍然在不断改善中，最近他开始到日间看护中心，接受身体训练。
>
> ——改编自茵素·金·柏格等著《焦点解决谘商案例精选》

（四）非言语行为

非言语行为是一种沟通中不使用言语，借助表情、手势、姿态、目光等帮助表达思想、感情、兴趣、观点、目标及其用意的方式。非言语性行为是无声的，但却可以对言语产生强烈的、形象的强化作用。护士运用非言语行为，主要包括以下几个方面：

1. **面部表情**　面部表情是以面部肌肉来表达情感状态或对信息的反应。近几年比较流行的"微表情"研究告诉我们，人类的面部表情会"泄露"一些信息。护患沟通中，护士通过微笑、悲伤等面部表现，常可表现出对患者的关注。

2. **沟通距离**　人与人之间在面对面的情境中，常因彼此间情感的亲疏不同，而不自觉地保持不同的距离。美国心理学家霍尔（Hall）将人际距离分为 4 种：亲密距离 0.5 米以内，个人距离 0.5 ～ 1.2 米，社交距离 1.2 ～ 3.5 米，公众距离 3.5 ～ 7 米。护患沟通时，护士要根据情况适当调整与患者的距离。

3. **目光**　护士与患者的目光接触可以表现出对患者的情感反应，护士淡定的目光可以带给焦虑的患者安全感，护士热情的目光可以带给孤独的患者温暖，护士鼓励的目光可以重塑患者的自信。

4. **体语**　体语包括姿势、手势、运动等，是个人内在品质和情感的真实流露。护士的姿势应是自信、有涵养的，手势可传递出高兴、赞同等情绪配合表达情境，身体的运动反映出否定、困惑、称赞等不同的含义。

5. **体触**　体触是人体各部位之间或人与人之间通过接触抚摸的动作来表达情感和传递信息的一种行为语言。必要、适宜的触摸带给患者情感支持，是积极有效的护患沟通方式。

6. **辅助言语**　辅助言语包括音质、音量、音调、语速、节奏等，这些辅助言语可以强化信息的语义、分量，同样的信息，常常因为辅助言语的不同，而表达不同的含义。护士要善于运用辅助言语来加强自己表述内容的意义和情感。

三、言语性技巧

自古至今，言语一直是联系人类情感的纽带，是信息的重要来源。俗话说："良言一句三冬暖，恶语伤人六月寒。"说的就是言语既能治病，又能致病。由此可以推测，护士的言语对于患者的心理会产生重要影响。言语性技巧包括提问、解释和指导等，这些直接、有效的沟通技巧相互配合，构成了护患沟通的重要组成部分。

（一）提问

护理工作中的提问主要是为了了解患者的基本信息，掌握患者的病情发展，熟悉患者的心理状况。提问也是护士与患者初次见面时，建立关系的有效途径。恰当的提问可以缓解内向、不善言辞的患者的紧张，也可以暂时停止外向的患者反复倾诉自己的病史。一般来说，提问分为两种：开放式提问和封闭式提问。

1. 开放性提问　开放式提问是导出一个探寻的范围，不过分限制或聚焦回答的内容，允许患者自由发挥。开放式提问是收集信息的有效方式，在收集病史时，护士的开放式提问促使患者使用自己的词汇表达问题，并作详细的解释和说明，使护士得到更多有用的信息。如"你今天感觉怎么样"？"你在担心什么"？等。

2. 封闭式提问　封闭式提问是指那些特定的，可以用"是"、"否"，"对"、"错"等作为预期回答的提问，这种问题的答案被限定在很小的范围内，回答者不需要自由发挥。封闭式提问的特点是为了寻求事实，避免啰嗦，在缩小谈论范围上更具有效性，但无法获取到更多、更重要的信息。如"这里疼，对不对"？"今天胃痛吗"？等。临床护理工作中，应避免过多使用封闭式提问，如你问患者是否胸痛所得到的信息，远比让他描述哪里不适得到的信息少得多。

作为护士，提问的主要目的是为了获取可靠的信息，提问时应该避免以下问法：

1. 一次只问一个问题　如"李女士，你能说说你想要哪种分娩方式吗？你和你丈夫讨论过这个问题吗？你了解分娩时使用的麻醉药吗"？这样的轰炸式提问让患者感到惊慌、烦躁、压迫。

2. 提问问题应简单清楚　护士提问时要避免问题复杂模糊，如"王先生，我想问你一些过敏症药物，为的是避免你产生过敏反应使身体产生压力，处于警戒期的身体因过敏持续抵抗，你会感到紧张害怕，我们可以开始了吗？"这段话冗长复杂，使患者无法回答。

3. 结合患者知识背景给予恰当的提问　如"黄女士，我给你带了地高辛，服药之前我要测量一下你的脉搏，你早上有心悸吗？"这些专业术语让患者感到迷惑和不安。

4. 不用责备式的提问　比如少问"为什么"，如"你为什么不保护好你的脚呢"？这样责备式的提问带有侵犯性，让患者不舒服。

5. 尽量使用开放式提问　过多使用封闭式提问会让患者陷入被动，导致信息收集不准确。

（二）解释

护患沟通中，护士常常要运用自己所学的专业知识向患者解释其诊断、症状、病情发展以及解答患者的疑惑。这在要求护士掌握好专业知识的同时，需要运用通俗易懂的语言，使患者从一个全新的角度认识病情、促进康复。在对患者解释的过程中，护士要注意以下几点：

1. **简单明了** 在对患者的解释过程中，护士用词应简单明了，使患者容易理解。

2. **通俗易懂** 护士要用通俗的词汇给患者做好解释工作，避免使用专业术语，对患者的解释要与患者的想法相结合。如对患者解释心悸，护士用"自觉心中悸动"显然没有用"自己觉得心跳加快"使患者更容易领会。

3. **诚实可靠** 在对患者做解释工作时，要求语言实事求是，对疾病的解释和病情的判断要有充分的依据，不能胡编乱造，临时应付。对一些自己也不确定的观点，要用委婉的口气向患者表明你的想法并非绝对正确，以免引起不必要的麻烦。

4. **有针对性** 护士的解释针对性要强，对老年人做解释工作时，要耐心恭敬，必要时可以采用重复和复述；对青年人做解释工作时，要幽默风趣，降低他们的焦虑；对儿童则可以活泼生动，并加以鼓励和夸奖。

5. **从患者出发** 护士在解释工作的同时，本着一切从患者出发的原则，注意保护好患者的隐私，尊重患者的人权，符合伦理道德原则。护士要主动评估患者对疾病的认知水平，并明确患者对于信息的需求。同样诊断为"糖尿病"的患者，一位是大学教授，一位是工匠，护士在向这两位患者解释糖尿病时，显然不能用一种表达方法。因为他们的理解水平和处理信息的潜在能力完全不同，但是，如果不直接询问患者的既有知识而做出某种假定也同样不可取。事实可能是这样的：这位大学教授可能对糖尿病了解甚少，仅知道糖尿病会导致失明，并影响他的职业生涯。而那位工匠则从小就随患糖尿病的父母长大，对糖尿病了解很多。

（三）指导

指导是护士运用自己的专业知识告诉患者在应对自己病情时应该采取的注意事项。指导在言语性技术中起到了为患者解决问题和做出决定提供参考和辅助信息的功效。这些有助于丰富患者对自己健康状况和治疗计划进行选择的思路，帮助患者更好地应对疾病。指导是护士对患者影响最为直接和明显的一种技巧。指导技术可以包括礼貌性言语、鼓励性言语、安慰性言语、劝说性言语等。

1. **礼貌言语** 礼貌性言语使人感到温暖，促进护患关系的亲切融洽。比如，对于不同年龄、性别、身份、职业的患者，要采用合适得体的称谓，难以确定可以征求对方的意见，而不可以用床号代替。在沟通结束时，要对患者的配合表示感谢。

2. **适度赞美** 俗话说，赞美是美德的影子。护士在对患者进行指导时，要毫不吝啬地赞美患者的每一个细小的改变。赞美使患者达到愉悦，让其燃起战胜疾病的信心。如对一名中年骨折患者进行赞美："看到你以前写的书法，写的这么好，说明你是一个很有韧性、毅力的人，我相信在康复锻炼上也会有韧性、毅力的，你一定可以好起来的。"

3. **多用幽默** 幽默会使治疗更轻松，减轻患者的紧张，如护士一早给患者打针时说"这针会让你感觉像小时候挨了蜜蜂的一蜇"。幽默可以表达拒绝，却不会让人反感，如当患者问能否吸一根烟时，护士回答"问你的身体同不同意啊？"幽默的护士使患者更易接受，能促进护患积极的沟通。

4. 言语表达要简洁明确　护患沟通要求言语表达清楚、准确、简洁。要充分考虑患者的接受能力和理解能力，用通俗的言语表达，避免专业性太强的术语。举例：一项综合资料表明，患者不遵医率多达 38.6% ~ 54.6%，其中 30% ~ 60% 的患者对医嘱的内容理解不清，对医生的释疑不满意。

5. 指导性核实　护患沟通时，要对指导性沟通的效果进行确认。如：护士说"刚才我和你讲了糖尿病出院以后要注意的各项事项，你都听明白了吗"？患者答"听明白了"。护士核实性沟通问"那你重复一下我刚才说的注意事项，让我知道你理解是否正确，并让我放心"。这样可以核实患者已经清楚了指导的内容，完成指导的目的。

第三节　特殊状况下的护患沟通

一、敏感问题的护患沟通

敏感问题是指涉及个人（或单位）隐私的问题，它们或者与个人的利益有关，或者涉及道德和法律。这是一类大多数人认为不便在公共场合表态或陈述的问题。

（一）敏感问题的分类

1. 涉及患者私生活和隐私的问题　如婚外情、斗殴引发的外伤、酗酒导致的疾病、不良生活习惯或行为（如暴饮暴食、过量吸烟、熬夜赌博、物质依赖等）导致的疾病，患者对此有愧疚之情，因而有意回避和隐瞒。

2. 对患者来说不幸的消息　如死亡消息、潜在的严重疾病如癌症、性传播疾病等。

（二）敏感问题的护患沟通

在敏感问题的沟通过程中，要注意以下几点：

1. 沟通态度　护患的沟通在敏感问题上应主张以人为本的态度，但不可触及法律。在如实向患者及其家属介绍病情的同时，也应避免对患者产生不利后果。护士应尊重患者的知情权，保护患者的隐私，并向患者做必要的解释。

2. 沟通对象　对于不同的对象，要注意沟通的方式。一般而言，男性患者更倾向于针对实际行为探讨实质问题，如事实是什么，下一步怎样做。而女性患者更倾向于通过情感来解决问题。女性患者在陈述时，往往滔滔不绝地诉说甚至放大疾病，而男性却选择沉默或只字片语，老年人会有无奈和绝望，年轻人会有愤怒和内疚。这时候，护士要注意根据不同的对象，选择不同的沟通方式。

3. 沟通环境　沟通敏感问题较佳的地点是：一个单独的、大小适中的房间，有座位但没有电话，周围环境安静不喧闹。如在大庭广众下告知一个患者有性病显然是不妥当的。在合适的房间内无外界打扰的交流更容易向患者传达关怀。

4. 沟通时机　当患者及其家属疲惫不堪或情绪激动时，显然不是告知坏消息的最好时机，可在医疗允许的时间限度内延迟告知的时间。在传达正式消息之前，给予一定的暗示，如"我有一个不太好的消息要告诉你"等等。

5. **沟通方式** 在隐私问题上，护士要尊重患者，注意自己的行为举止和语音语调，不能带有偏见和不满，用耐心和爱心让患者明白，护士只是针对患者的疾病情况，而不是针对其他方面的评判。在传达坏消息时，不能面带笑容，在恰当的时候给予握手、拥抱、轻拍肩膀等非语言性沟通，给予患者及其家属以情感支持。

二、危重疑难病的护患沟通

（一）危重疑难病患者的心理特点

危重疑难病患者，由于瞬间的天灾、人祸、恶性事故等超常的紧张刺激，使患者精神高度紧张，常常导致心理反应极其复杂。如忽然遭受意外伤害或疑难杂症的患者，会有紧张、恐惧的心理；对发病急骤、无亲属陪伴的患者会有焦虑不安的情绪状态，对车祸、工伤、失去亲友的患者，会出现悲观、绝望的心理特点。

（二）危重疑难病的护患沟通

1. **稳定患者情绪** 患者情绪激动或不稳定，或焦虑、抑郁常常会影响机体功能。因此，稳定危重患者的情绪成为护士护理患者的重要内容。护士与危重疑难患者沟通时，要做到紧张而热情的接诊，亲切而耐心的询问，让患者及其家属感受到足够的重视。对紧张、恐惧的患者，要注意安抚，交谈中分散患者注意力。如对大出血患者，护士可嘱咐患者不要直视伤口；对焦虑的患者，护士可采用关切的目光、镇定的话语，手势如触摸患者前额减轻其焦虑的情绪；对悲观绝望甚至拒绝治疗的患者，护士要注意开导他们珍视生命，面对现实，不能歧视或说出一些伤害患者自尊的话。

2. **灵活使用沟通技巧** 对于危重疑难患者，说话要有分寸，留有余地，既不能把话讲得太"满"，如"保证治好"之类的，也不能把病情讲得过重，增加患者心理负担。对于某些疾病，对患者家属要实话实说，在患者家属知晓的情况下，对患者本人如何告知要结合患者的心理承受能力逐步告知。沟通要因人而异，对性格外向，大大咧咧者，要提醒其重视疾病；对性格内向、过分担心者，要多加鼓励等。对文化层次高的可适当运用医学术语，否则他们会认为不够专业，对文化层次低的患者，多打比喻，使沟通浅显易懂。

3. **防范冲突** 医院接收的危重疑难病例越多，所承担的风险就越大。切实做好危重疑难病例的护患沟通，是避免护患纠纷的前提。在与危重疑难病例患者及其家属的沟通中，要严格按照程序，对患者的病情变化、检查结果及时与患者或家属沟通，如有可能做出合理的解释、并交代下一步准备如何治疗，以及治疗可能产生的效果、并发症及预后等，也要告知治疗手段和用药的利弊并在必要时进行书面认可。沟通时做到尊重患方的知情权，尊重患者的人格、信仰等。对于个别缺乏就医道德的患者或其家属，要做好防范准备，必要时进行录音、录像留底。

♡现象与反思：严密的沟通

　　某 58 岁女性患有主动脉中段狭窄，二尖瓣中度狭窄伴关闭不全、房颤伴心功能不全，拟行双瓣置换术。患者心衰入院后，护士积极进行术前准备，处理心功能不全，其间多次与患者家属沟通病情，并通过模型示教的形式使家属理解手术的必要性。由于所在科室高度重视，术前谈话沟通签字在医务科的介入下进行了录音录像。沟通不仅提及了麻醉手术的危险性，而且谈及了术后各种可能出现的风险。手术的顺利结束使得家属脸上露出了入院以来少有的笑容，但医务人员没有掉以轻心，术后谈话和重症监护室的谈话中都强调了各种术后风险。不幸的是，次日患者肺部感染并引起急性心功能衰竭，原已极度扩张变薄的心肌没有渡过术后的危险期。事后，悲痛的患者家属听取了专家小组的解释后，表示理解医务人员的工作。

三、临终关怀中的护患沟通

　　临终意味着面向死亡。在这难以抗拒的阶段里，患者将经历着生理、心理等各方面的痛苦。这段时间患者比任何时候都需要别人的关心与照顾。尽管临终关怀是全方位的、多层次的，然而护理工作却是最重要的、最大量的、最频繁的。护理工作的好坏将直接影响整个临终关怀服务的效果，也影响临终病人的行为与生命质量。正如曾做过护士的美国社会学家 Quint 所说："如果一个晚期患者得到了成功的护理，他死时就会感到活得有价值。"

　　临终关怀护理是对那些已不能治愈的患者在生命即将结束时所做的一种积极的心身整体护理，其目的是以整个人为对象，提供精心照料，解除躯体痛苦，缓解对死亡的恐惧，维护其做人的尊严，提高其尚存的生命质量，并给予家属心理关怀，最终使逝者无憾，生者无愧。

（一）与临终患者的沟通

　　临终患者由于其心理的特殊性，使得沟通的内容也与普通患者有所不同。这些内容不仅包括对死亡的看法和认识，还包括对人生的一些重大问题，如成功与失败、爱与恨、人生的价值与意义、悔恨与过失等的交流和讨论。对临终患者的沟通要做到以下几点：

　　1. 正视死亡　临终患者内心痛苦的根源主要来自死亡，在和临终患者沟通时，要帮助患者面对现实，正确认识疾病，了解死亡是人生命中的客观规律。通过与患者推心置腹的交流、讨论，使患者对疾病的现状、发展和治疗做到心中有数，同时也增强患者对护士的信任感，在有限的时间内尽量提高生活质量、维护患者尊严。

　　2. 生命意义的回忆　通过启发和帮助患者回忆自己的一生，共同怀念难忘的事与人，回顾一生的生存意义来调节心理平衡。生命意义的回忆不仅可以分散患者的注意力，填补时下内心的空虚，还可以通过美好的回忆带来心灵上的满足、痛苦的回忆能宣泄患者的怨恨、成功的回忆让患者肯定自我、甜蜜的回忆有助于消除内心的空虚。在生命回忆的过程中，患者能够总结人生经验，感悟人生价值，重新体验和挖掘生命的意义。

3. **对患者当下的关注**　临终患者的病症已经不是护士关心的主要内容，而要多关注患者当下的感受。比如，通过温和的接触，如给患者一个靠背，轻握患者的手，当患者出汗时，给他一块凉爽的毛巾表现对患者的支持。创造安静的环境，如果愿意可以拉开窗帘或调暗灯光，有助于患者更自由地表达和分享情感和想法。

♡心灵故事会：我喜欢这种陪伴

　　美国存在主义心理治疗大师亚龙（Yalom）是美国心理学家、精神病学家弗兰克（Frank）的学生。亚龙经常去看他的老师，他们彼此享受两人之间的温暖情谊。2005 年 94 岁高龄的弗兰克身体和心智持续恶化，当亚龙再去看望弗兰克的时候，弗兰克已不知道坐在自己对面的人是谁。亚龙问："杰里（弗兰克的昵称），对你来说，坐在这里跟你不能确定是谁的人一起谈话，那会是怎样的感觉呢？"杰里听懂了他的话，并对他的问话里所表达的关心做出回应："我喜欢这种陪伴。"

　　杰里不知道坐在对面的是谁，但他却知道当下的这种陪伴的感觉是他需要和喜欢的。

（二）与临终患者亲属的沟通

1. **临终患者亲属的心理变化过程和特点**　临终不仅给病人带来许多痛苦，同时也会引起患者亲属一连串痛苦的心理反应，正如库布勒·罗斯（Kubler Ross）所说："亲属往往比患者本身更难以接受死亡的事实。"一般情况下，医生总是将患者临近死亡的预测首先告诉亲属。因此，亲属首先要承受精神上的打击，继而出现难以抑制的悲痛，并持续到患者故去后很长一段时间。国外一些学者的调查研究显示：亲属会和临终患者一样经历以下相似的心理过程。

（1）**震惊**　当亲属获知患者的病情无法医治时，会表现出不知所措，难以承受既成的事实。这种震惊也会发生在患者故去后的最初阶段。亲属的举止和谈吐有可能出现一些异常现象。

（2）**否认**　当患者经过一段时间治疗，病情暂时有所缓解，亲属可能会怀疑医生的诊断并幻想着患者的病能够治好，四处奔波打听，试图否认医生的诊断和预测。

（3）**愤怒怨恨**　当患者治疗不见好转，病情日益恶化，确认治疗无望时，亲属就会产生愤怒、怨恨自己无能、无助的情况，行为上表现出烦躁不安、照顾患者不耐烦等。但同时也在开始逐渐接受患者即将死亡的事实，情绪有可能变得平稳些。

（4）**悲伤忧郁**　这是亲属从确认患者已治疗无望到患者故去后 1～2 年间的主要心

理反应。他们常有罪责感、失落与孤独感，陷入往日与患者相处的痛苦回忆中。故去亲人留下的任何遗言、遗物都会引起他们的悲伤。

（5）心理复原　亲属已接受亲人逝世的事实，逐步从心理痛苦中解脱出来，开始变得理性并重新寻找新的生活方向和方式，如重建家庭等。

当然，以上所述临终患者亲属的心理过程，及在每个过程中的反应程度并非必然发生，也不一定按顺序发展，它受许多因素的共同作用。如对死亡的态度、自身的心理素养、社会支持系统、往日的关系和睦程度、家庭经济状况、临终过程的长短等等。

2. 临终患者亲属的护理

（1）了解临终患者亲属的心理发展特点，以对他们有更深刻的理解。护士了解患者亲属的心理特点就能够理解他们、接纳他们，在沟通过程中更能感同身受，对方也能体验到被护士理解，这样沟通起来隔阂就比较少。

（2）根据临终患者亲属的心理发展阶段给予不同的护理。比如在震惊期，学会接纳和陪伴震惊；在否认期要用事实说话，用事实说服患者亲属，同时理解他们；在愤怒怨恨期，告知他们这样的情绪和表现是绝大多数患者亲属都经历过的，并给予发泄愤怒的机会；在悲伤忧郁期可以使用哀伤处理的方法释放患者亲属的悲痛，哀伤处理得越彻底患者亲属越能更快更好地做到心理的复原。临床护士对患者亲属的护理基本是在悲伤忧郁阶段。

同步训练

一、名词解释

1. 护患关系

2. 同理

二、思考题

1. 如何在护患沟通中表达尊重？

2. 如何做到护患沟通中有效倾听？

3. 护士对患者的同理表达要做到哪几方面？

4. 如何与临终病人进行沟通？

实践指导

实践一　气质调查实验

一、实验目的

通过气质问卷的调查，了解自己和他人的气质类型，提高自我认识。

二、实验材料

气质调查问卷表（见附）。

三、实验方法

使用气质调查表对学生进行集体问卷调查，各自阅题、答卷、计算、结果评价。

四、实验报告

1. 写出自己的气质类型及主要特点。
2. 讨论如何保持和培养气质的积极方面，克服消极方面，促进发展良好的人格。

附　气质调查问卷表

指导语：本测验共有 60 个问题，请你根据自己的实际行为表现如实回答。并要求：①回答时请不要猜测题目内容要求，也就是说不要考虑应该怎样，而只回答你平时怎样，因为题目答案本身无所谓正确与错误之分；②回答要迅速，不要在某道题目上花过多时间；③每一题都必须回答，不能有空题；④在回答下列问题时，你认为：很符合自己情况的，记 2 分；较符合自己情况的，记 1 分；介于符合与不符合之间的，记 0 分；较不符合自己情况的，记 -1 分；完全不符合自己情况的，记 -2 分。

	2	1	0	-1	-2
1. 做事力求稳妥，不做无把握的事。	□	□	□	□	□
2. 遇到可气的事就怒不可遏，想把心里话全说出来才痛快。	□	□	□	□	□
3. 宁肯一个人干事，不愿多人在一起。	□	□	□	□	□

4. 到一个新环境很快就能适应。 ☐ ☐ ☐ ☐ ☐

5. 厌恶那些强烈的刺激，如尖叫、噪音、危险的情境等。 ☐ ☐ ☐ ☐ ☐

6. 和人争吵时，总是先发制人，喜欢挑衅。 ☐ ☐ ☐ ☐ ☐

7. 喜欢安静的环境。 ☐ ☐ ☐ ☐ ☐

8. 善于和人交往。 ☐ ☐ ☐ ☐ ☐

9. 羡慕那种善于克制自己感情的人。 ☐ ☐ ☐ ☐ ☐

10. 生活有规律，很少违反作息制度。 ☐ ☐ ☐ ☐ ☐

11. 在多数情况下情绪是乐观的。 ☐ ☐ ☐ ☐ ☐

12. 碰到陌生人觉得很拘束。 ☐ ☐ ☐ ☐ ☐

13. 遇到令人气愤的事，能很好地自我克制。 ☐ ☐ ☐ ☐ ☐

14. 做事总是有旺盛的精力。 ☐ ☐ ☐ ☐ ☐

15. 遇到问题常常举棋不定，优柔寡断。 ☐ ☐ ☐ ☐ ☐

16. 在人群中从不觉得过分拘束。 ☐ ☐ ☐ ☐ ☐

17. 情绪高昂时，觉得干什么都有趣，情绪低落时，又觉得什么都没有意思。 ☐ ☐ ☐ ☐ ☐

18. 当注意力集中于一事物时，别的事很难使我分心。 ☐ ☐ ☐ ☐ ☐

19. 理解问题总比别人快。 ☐ ☐ ☐ ☐ ☐

20. 碰到危险情景，常有一种极度恐怖感。 ☐ ☐ ☐ ☐ ☐

21. 对于学习、工作、事业怀有很高的热情。 ☐ ☐ ☐ ☐ ☐

22. 能够长时间做枯燥、单调的工作。 ☐ ☐ ☐ ☐ ☐

23. 符合兴趣的事情，干起来劲头十足，否则就不想干。 ☐ ☐ ☐ ☐ ☐

24. 一点小事就能引起情绪波动。 ☐ ☐ ☐ ☐ ☐

25. 讨厌那些需要耐心、细致的工作。 ☐ ☐ ☐ ☐ ☐

26. 与人交往不卑不亢。 ☐ ☐ ☐ ☐ ☐

27. 喜欢参加热烈的活动。 ☐ ☐ ☐ ☐ ☐

28. 爱看感情细腻、描写人物内心活动的文学作品。 ☐ ☐ ☐ ☐ ☐

29. 工作学习时间长了，常感到厌倦。 ☐ ☐ ☐ ☐ ☐

30. 不喜欢长时间谈论一个问题，愿意实际动手干。 ☐ ☐ ☐ ☐ ☐

31. 宁愿侃侃而谈，不愿窃窃私语。 ☐ ☐ ☐ ☐ ☐

32. 别人说我总是闷闷不乐。 ☐ ☐ ☐ ☐ ☐

33. 理解问题常比别人慢些。 ☐ ☐ ☐ ☐ ☐

34. 疲倦时只要短暂的休息就能精神抖擞，重新投入工作。 ☐ ☐ ☐ ☐ ☐

35. 心理有话宁愿自己想，不愿说出来。 ☐ ☐ ☐ ☐ ☐

36. 认准一个目标就希望尽快实现，不达目的，誓不罢休。　□ □ □ □ □

37. 学习、工作同样长的时间后，常比别人更疲倦。　□ □ □ □ □

38. 做事有些莽撞，常常不考虑后果。　□ □ □ □ □

39. 老师讲授新知识时，总希望他讲慢些，多重复几遍。　□ □ □ □ □

40. 能够很快地忘记那些不愉快的事情。　□ □ □ □ □

41. 做作业或做一件事情，总比别人花的时间多。　□ □ □ □ □

42. 喜欢运动量大的剧烈体育活动，或参加各种文艺活动。　□ □ □ □ □

43. 不能很快地把注意力从一件事转移到另一件事上去。　□ □ □ □ □

44. 接受一个任务后，就希望把它迅速解决。　□ □ □ □ □

45. 认为墨守成规比冒风险要强一些。　□ □ □ □ □

46. 能够同时注意几件事物。　□ □ □ □ □

47. 当我烦闷的时候，别人很难使我高兴。　□ □ □ □ □

48. 爱看情节起伏跌宕，激动人心的小说。　□ □ □ □ □

49. 对工作抱认真严谨，始终一贯的态度。　□ □ □ □ □

50. 和周围人的关系总是相处不好。　□ □ □ □ □

51. 喜欢学习学过的知识，重复做自己掌握的工作。　□ □ □ □ □

52. 希望做变化大、花样多的工作。　□ □ □ □ □

53. 小时候会背的诗歌，我似乎比别人记得清楚。　□ □ □ □ □

54. 别人说我"出语伤人"，可我并不觉得这样。　□ □ □ □ □

55. 在体育活动中，常因反应慢而落后。　□ □ □ □ □

56. 反应敏捷，头脑机智。　□ □ □ □ □

57. 喜欢有条理而不甚麻烦的工作。　□ □ □ □ □

58. 兴奋的事常使我失眠。　□ □ □ □ □

59. 老师讲新概念，常常听不懂，但是弄懂以后就难忘记。　□ □ □ □ □

60. 假如工作枯燥乏味，马上就会情绪低落。　□ □ □ □ □

气质类型计分表

气质类型评分与解释：把每题得分填入下表题号中并相加，计算各栏的总分。

1. 如果某一类气质得分明显高出其他 3 种，均高出 4 分以上，可定为该类气质，如果该型气质得分超过 20 分，则为典型，该型得分在 10～20 分之间，则为一般型。

2. 两种气质类型得分接近，其差异低于 3 分，而且又明显高于其他两种类型 4 分以上，则可定为这两种气质的混合型。

3. 3 种气质得分高于第 4 种，而且接近，则为 3 种气质的混合型。

多数人的气质是一般型气质或两种气质的混合型，典型气质和数种气质的混合型的人较少。

胆汁质	题号	2	6	9	14	17	21	27	31	36	38	42	48	50	54	58
	得分															
多血质	题号	4	8	11	16	19	23	25	29	34	40	44	46	52	56	60
	得分															
黏液质	题号	1	7	10	13	18	22	26	30	33	39	43	45	49	55	57
	得分															
抑郁质	题号	3	5	12	15	20	24	28	32	35	37	41	47	51	53	59
	得分															
结果	你的气质是：															

实践二　心理症状评估实验

一、实验目的

通过症状自评量表、抑郁自评量表、焦虑自评量表的自我调查，掌握使用这几种量表。

二、实验材料

症状自评量表（SCL–90）（见附1），抑郁自评量表（SDS）（见附2），焦虑自评量表（SAS）（见附3）

三、实验方法

使用症状自评量表、抑郁自评量表、焦虑自评量表对学生进行集体纸质问卷调查或计算机电子版问卷调查，各自阅题、答卷、计算、结果评价。

四、实验报告

计算自己的症状自评量表的各项统计指标、抑郁自评量表得分、焦虑自评量表得分。

附1　症状自评量表（SCL–90）

指导语：以下列出了有些人可能会有的症状，请仔细阅读每一条，然后根据您最近一星期的实际情况在适当的方格里打"√"。

项目	没有	很轻	中等	偏重	很重
1. 头痛	□	□	□	□	□
2. 神经过敏，心中不踏实	□	□	□	□	□
3. 头脑中有不必要的想法或字句盘旋	□	□	□	□	□
4. 头昏或昏倒	□	□	□	□	□
5. 对异性的兴趣减退	□	□	□	□	□
6. 对旁人责备求全	□	□	□	□	□
7. 感到别人能控制您的思想	□	□	□	□	□
8. 责怪别人制造麻烦	□	□	□	□	□
9. 忘性大	□	□	□	□	□
10. 担心自己的衣饰整齐及仪态的端正	□	□	□	□	□
11. 容易烦恼和激动	□	□	□	□	□
12. 胸痛	□	□	□	□	□
13. 害怕空旷的场所或街道	□	□	□	□	□
14. 感到自己的精力下降，活动减慢	□	□	□	□	□
15. 想结束自己的生命	□	□	□	□	□
16. 听到旁人听不到的声音	□	□	□	□	□
17. 发抖	□	□	□	□	□
18. 感到大多数人都不可信任	□	□	□	□	□
19. 胃口不好	□	□	□	□	□
20. 容易哭泣	□	□	□	□	□
21. 同异性相处时感到害羞不自在	□	□	□	□	□
22. 感到受骗、中了圈套或有人想抓住您	□	□	□	□	□
23. 无缘无故地突然感到害怕	□	□	□	□	□
24. 自己不能控制地大发脾气	□	□	□	□	□
25. 怕单独出门	□	□	□	□	□
26. 经常责怪自己	□	□	□	□	□
27. 腰痛	□	□	□	□	□
28. 感到难以完成任务	□	□	□	□	□
29. 感到孤独	□	□	□	□	□
30. 感到苦闷	□	□	□	□	□
31. 过分担忧	□	□	□	□	□
32. 对事物不感兴趣	□	□	□	□	□

33. 感到害怕	☐	☐	☐	☐	☐
34. 您的感情容易受到伤害	☐	☐	☐	☐	☐
35. 旁人能知道您的私下想法	☐	☐	☐	☐	☐
36. 感到别人不理解您、不同情您	☐	☐	☐	☐	☐
37. 感到人们对您不友好、不喜欢您	☐	☐	☐	☐	☐
38. 做事必须做得很慢以保证做得正确	☐	☐	☐	☐	☐
39. 心跳得很厉害	☐	☐	☐	☐	☐
40. 恶心或胃部不舒服	☐	☐	☐	☐	☐
41. 感到比不上他人	☐	☐	☐	☐	☐
42. 肌肉酸痛	☐	☐	☐	☐	☐
43. 感到有人在监视您、谈论您	☐	☐	☐	☐	☐
44. 难以入睡	☐	☐	☐	☐	☐
45. 做事必须反复检查	☐	☐	☐	☐	☐
46. 难以作出决定	☐	☐	☐	☐	☐
47. 怕乘电车、公共汽车、地铁或火车	☐	☐	☐	☐	☐
48. 呼吸有困难	☐	☐	☐	☐	☐
49. 一阵阵发冷或发热	☐	☐	☐	☐	☐
50. 因为感到害怕而避开某些东西、场合或活动	☐	☐	☐	☐	☐
51. 脑子变空了	☐	☐	☐	☐	☐
52. 身体发麻或刺痛	☐	☐	☐	☐	☐
53. 喉咙有梗塞感	☐	☐	☐	☐	☐
54. 感到没有前途没有希望	☐	☐	☐	☐	☐
55. 不能集中注意	☐	☐	☐	☐	☐
56. 感到身体的某一部分软弱无力	☐	☐	☐	☐	☐
57. 感到紧张或容易紧张	☐	☐	☐	☐	☐
58. 感到手或脚发重	☐	☐	☐	☐	☐
59. 想到死亡的事	☐	☐	☐	☐	☐
60. 吃得太多	☐	☐	☐	☐	☐
61. 当别人看着您或谈论您时感到不自在	☐	☐	☐	☐	☐
62. 有一些不属于您自己的想法	☐	☐	☐	☐	☐
63. 有想打人或伤害他人的冲动	☐	☐	☐	☐	☐
64. 醒得太早	☐	☐	☐	☐	☐
65. 必须反复洗手、点数目或触摸某些东西	☐	☐	☐	☐	☐

66. 睡得不稳不深	□	□	□	□	□
67. 有想摔坏或破坏东西的冲动	□	□	□	□	□
68. 有一些别人没有的想法或念头	□	□	□	□	□
69. 感到对别人神经过敏	□	□	□	□	□
70. 在商店或电影院等人多的地方感到不自在	□	□	□	□	□
71. 感到任何事情都很困难	□	□	□	□	□
72. 一阵阵恐惧或惊恐	□	□	□	□	□
73. 感到在公共场合吃东西很不舒服	□	□	□	□	□
74. 常与人争论	□	□	□	□	□
75. 独自一人时神经很紧张	□	□	□	□	□
76. 别人对您的成绩没有作出恰当的评价	□	□	□	□	□
77. 即使和别人在一起也感到孤单	□	□	□	□	□
78. 感到坐立不安、心神不定	□	□	□	□	□
79. 感到自己没有什么价值	□	□	□	□	□
80. 感到熟悉的东西变成陌生或不像是真的	□	□	□	□	□
81. 大叫或摔东西	□	□	□	□	□
82. 害怕会在公共场合昏倒	□	□	□	□	□
83. 感到别人想占您的便宜	□	□	□	□	□
84. 为一些有关"性"的想法而很苦恼	□	□	□	□	□
85. 您认为应该因为自己的过错而受到惩罚	□	□	□	□	□
86. 感到要赶快把事情做完	□	□	□	□	□
87. 感到自己的身体有严重问题	□	□	□	□	□
88. 从未感到和其他人很亲近	□	□	□	□	□
89. 感到自己有罪	□	□	□	□	□
90. 感到自己的脑子有毛病	□	□	□	□	□

附2 抑郁自评量表（SDS）

指导语：下面有20项题，请仔细阅读每一项，然后根据您最近一星期的实际情况在适当的方格里画"√"。

	很少有	有时有	大部分时间有	绝大部分时间有
1. 我觉得闷闷不乐，情绪低沉	□	□	□	□
2. 我觉得一天之中早晨最好	□	□	□	□

3. 我一阵阵哭出来或觉得想哭 □ □ □ □

4. 我晚上睡眠不好 □ □ □ □

5. 我吃的跟平常一样多 □ □ □ □

6. 我与异性亲密接触时和以往一样感觉愉快 □ □ □ □

7. 我发觉我的体重在下降 □ □ □ □

8. 我有便秘的苦恼 □ □ □ □

9. 我心跳比平时快 □ □ □ □

10. 我无缘无故地感到疲乏 □ □ □ □

11. 我的头脑跟平常一样清楚 □ □ □ □

12. 我觉得经常做的事情并没有困难 □ □ □ □

13. 我觉得不安而平静不下来 □ □ □ □

14. 我对将来抱有希望 □ □ □ □

15. 我比平常容易生气激动 □ □ □ □

16. 我觉得作出决定是容易的 □ □ □ □

17. 我觉得自己是个有用的人，有人需要我 □ □ □ □

18. 我的生活过得很有意思 □ □ □ □

19. 我认为如果我死了别人会生活得好些 □ □ □ □

20. 平常感兴趣的事我仍然照样感兴趣 □ □ □ □

附3　焦虑自评量表（SAS）

指导语：下面有20项题，请仔细地阅读每一项，然后根据您最近一星期的实际情况在适当的方格里打"√"。

	很少有	有时有	大部分时间有	绝大部分时间有
1. 我觉得比平时容易紧张或着急	□	□	□	□
2. 我无缘无故在感到害怕	□	□	□	□
3. 我容易心里烦乱或感到惊恐	□	□	□	□
4. 我觉得我可能将要发疯	□	□	□	□
5. 我觉得一切都很好	□	□	□	□
6. 我手脚发抖打颤	□	□	□	□
7. 我因为头疼、颈痛或背痛而苦恼	□	□	□	□
8. 我觉得容易衰弱或疲乏	□	□	□	□
9. 我觉得心平气和，并且容易安静坐着	□	□	□	□

10. 我觉得心跳的很快	☐	☐	☐	☐
11. 我因为一阵阵头晕而苦恼	☐	☐	☐	☐
12. 我有晕倒发作，或觉得要晕倒似的	☐	☐	☐	☐
13. 我吸气呼气都感到很容易	☐	☐	☐	☐
14. 我的手脚麻木和刺痛	☐	☐	☐	☐
15. 我因为胃痛和消化不良而苦恼	☐	☐	☐	☐
16. 我常常要小便	☐	☐	☐	☐
17. 我的手脚常常是干燥温暖的	☐	☐	☐	☐
18. 我脸红发热	☐	☐	☐	☐
19. 我容易入睡并且一夜睡得很好	☐	☐	☐	☐
20. 我做恶梦	☐	☐	☐	☐

实践三　行为学习理论及行为自我管理实验

一、实验目的

学会从操作条件反射理论分析行为增加或减少的机制，练习行为自我管理的操作方法。

二、实验步骤

以 3 人小组为单位。

1. 完成以下行为的行为学机制（操作条件反射 4 种类型）的讨论，即分析每一种行为的增加或减少是通过什么？

（1）黄老每一次腰疼就上床，而上床休息能够减轻他的腰疼。这是操作条件反射的哪种类型？

（2）小明一肚子疼，他那工作特别忙的妈妈就会放下手上的工作关心他，而妈妈的关心非但没有使小明肚子疼减轻，反倒肚子疼出现的次数越来越多？

2. 以每一小组成员的某一不良行为为对象，试分析产生的行为学机制？

（1）甲同学某行为＿＿＿＿＿＿＿＿＿＿＿＿＿＿＿＿＿＿＿＿＿＿＿＿＿＿＿＿。

（2）乙同学某行为＿＿＿＿＿＿＿＿＿＿＿＿＿＿＿＿＿＿＿＿＿＿＿＿＿＿＿＿。

（3）丙同学某行为＿＿＿＿＿＿＿＿＿＿＿＿＿＿＿＿＿＿＿＿＿＿＿＿＿＿＿＿。

3. 以行为自我管理为具体方法，选择某同学的某一不良行为，设计一套切实可行的管理不良行为的策略。

三、实验报告

按以上 3 方面的内容，撰写实验报告，包括两个个案的行为学机制、小组成员某行为以及形成的行为学机制和行为自我管理的策略。

实践四　放松训练实验

一、实验目的

学习操作放松训练

二、实验步骤

1. 教师带领全班学生做一次示范式的放松训练。

2. 以3人小组为单位，一位同学给另一位同按教师的示范方式做放松，还有一位同学观察。

3. 做完之后3人小组进行讨论，肯定做得好的方面，并提出改进方面。

4. 完成3轮放松实践，即每人都做一次放松者、一次被放松者、一次观察者。

三、实验报告

分析和讨论在做放松训练时做得好的方面和做得不够的方面，提出改进措施。

实践五　假如我是手术患者……

一、实验目的

感同身受体验手术患者的心理反应

二、实验步骤

1. 每人独立完成以下习作，并在3人小组分享和讨论。

假如我是手术患者，我希望：1. _____

　　　　　　　　　　　　　　2. _____

　　　　　　　　　　　　　　3. _____

　　　　　　　　　　　　　　4. _____

　　　　　　　　　　　　　　5. _____

　　　　　　　　　　　　　　6. _____

　　　　　　　　　　　　　　7. _____

　　　　　　　　　　　　　　8. _____

　　　　　　　　　　　　　　9. _____

　　　　　　　　　　　　　　10. _____

2. 将3人小组各自写的希望进行汇总，并进行讨论设计出针对这些希望的心理护理。

三、实验报告

每一小组根据自己的希望和讨论，写出一份心理护理方案。

实践六　中文版护士职业倦怠量表

一、实验目的

了解中文版护士职业倦怠量表及其使用

二、实验材料

中文版护士职业倦怠量表（见附）。

三、实验方法

每一位同学找 3 位目前在医院工作的护士，并对她们进行中文版护士职业倦怠量表的测验，并学习对该问卷的计算、结果评价。

四、实验报告

对获得的 3 份中文版护士职业倦怠量表进行分析。

附　　护士职业倦怠量表

指导语：以下内容反映的是您在工作中的感受，请您根据自己的真实体验，对每项选择一个最符合您的答案，并在相应的位置上打"√"。您的答案无对错之分，0～6 分别代表您出现各种感受的频率：

0 = 从来没有　　1 = 一年有几次　　2 = 每月有一次　　3 = 每月有几次

4 = 每周一次　　5 = 一周有几次　　6 = 每天都有

1. 工作有时使我情绪低落	0 1 2 3 4 5 6
2. 工作一天，我感到十分疲倦	0 1 2 3 4 5 6
3. 早上起床时，我感到很疲乏，但仍要面对当天的工作	0 1 2 3 4 5 6
4. 我能够轻易地明白病人对事物的感受	0 1 2 3 4 5 6
5. 我有时把病人当做物品一样看待，而不是面对一个人	0 1 2 3 4 5 6
6. 整天和人打交道的工作，对我来说是一种负担	0 1 2 3 4 5 6
7. 我能够有效地处理病人的问题	0 1 2 3 4 5 6
8. 工作使我耗尽了心力	0 1 2 3 4 5 6

9. 我觉得自己的工作对他人的生活发挥了积极的作用	0	1	2	3	4	5	6
10. 自从担任这份工作后，我对人越来越冷漠了	0	1	2	3	4	5	6
11. 我担心这份工作会使我变成一个硬心肠的人	0	1	2	3	4	5	6
12. 我觉得自己精力充沛	0	1	2	3	4	5	6
13. 我感到我在工作中受到挫折	0	1	2	3	4	5	6
14. 我感到自己的工作过于辛苦	0	1	2	3	4	5	6
15. 我不太在意病人的需求	0	1	2	3	4	5	6
16. 与其他人一起工作使我感到有很大压力	0	1	2	3	4	5	6
17. 与病人一起时，我可以轻易地营造轻松的气氛	0	1	2	3	4	5	6
18. 工作中与病人密切的接触，使我感到满足和愉快	0	1	2	3	4	5	6
19. 从事护理工作使我体验到自身的价值所在	0	1	2	3	4	5	6
20. 我感到自己到了山穷水尽的地步	0	1	2	3	4	5	6
21. 我能冷静地处理工作中所遇到的情绪困扰	0	1	2	3	4	5	6
22. 我觉得某些病人把他们应面对的问题归咎于我	0	1	2	3	4	5	6

条目计分：

情感耗竭维度：1、2、3、6、8、13、14、16、20（分数越高，耗竭水平越高）

去人格化维度：5、10、11、15、22（分数越高，去人格化越严重）

个人成就感：4、7、9、12、17、18、19、21（分数越低，成就感越低）

实践七 护士价值观觉察练习

我的价值观

一、实验目的

让学生了解自己的价值观，了解人与人之间价值观的不同。

二、实验步骤

1. 请各自花 15 分钟自行完成以下习作。

你愿意做的 5 件事情：1. _____

2. _____

3. _____

4. _____

5. _____

2. 检查一下你列的清单，确定你实际上做这 5 件事情的频度和一贯性。行为频度和一贯性表明了你的价值观。如果你说自己很重视与朋友在一起，但是事实上你几乎不曾这样做过，那么其他活动和行为对你来说可能更有价值。

　　3. 在 3 人小组分享习作结果，并讨论经由这个习作对自己价值观的新觉察。

三、实验报告

写下对自己价值观的新觉察（300 字以上）。

实践八　护士成长助力觉察练习

一、实验目的

让学生了解自己成长的助力，这些助力也许也是今后的助力。

二、实验步骤

1. 请花 15 分钟自行完成以下习作。

我的成长助力

曾经拥有的，来自：1.（谁）＿＿＿＿＿＿，（哪方面的支持）＿＿＿＿＿＿
　　　　　　　　　　2.（谁）＿＿＿＿＿＿，（哪方面的支持）＿＿＿＿＿＿
　　　　　　　　　　3.（谁）＿＿＿＿＿＿，（哪方面的支持）＿＿＿＿＿＿
　　　　　　　　　　4.（谁）＿＿＿＿＿＿，（哪方面的支持）＿＿＿＿＿＿
　　　　　　　　　　5.（谁）＿＿＿＿＿＿，（哪方面的支持）＿＿＿＿＿＿
现在拥有的，来自：1.（谁）＿＿＿＿＿＿，（哪方面的支持）＿＿＿＿＿＿
　　　　　　　　　　2.（谁）＿＿＿＿＿＿，（哪方面的支持）＿＿＿＿＿＿
　　　　　　　　　　3.（谁）＿＿＿＿＿＿，（哪方面的支持）＿＿＿＿＿＿
　　　　　　　　　　4.（谁）＿＿＿＿＿＿，（哪方面的支持）＿＿＿＿＿＿
　　　　　　　　　　5.（谁）＿＿＿＿＿＿，（哪方面的支持）＿＿＿＿＿＿

2. 在 3 人小组分享习作结果，并讨论这个习作对自己社会支持的新觉察。

三、实验报告

写下对自己社会支持的新觉察（300 字以上）。

参考文献

1. 陈健尔，黄丽．护理心理学．北京：人民军医出版社，2008
2. 刘晓虹．护理心理学．第 2 版．上海：上海科学技术出版社，2010
3. 白洪梅，薛花．医护心理学基础．北京：科学出版社，2008
4. 吴玉斌，白洪海．心理学基础．北京：科学出版社，2007
5. 李梅，黄丽．大学生心理健康十二讲．北京师范大学出版社，2012
6. 韩继明．护理心理学．北京：清华大学出版社，2006
7. 周郁秋．护理心理学．北京：人民卫生出版社，2006
8. 娄凤兰，曹枫林，张澜．护理心理学．北京：北京大学医学出版社，2006
9. 赵淑萍．实用护理心理学．北京：北京大学医学出版社，2011
10. 姜乾金．护理心理学．杭州：浙江大学出版社，2011
11. 李心天，岳文浩．医学心理学．北京：人民军医出版社，2009
12. 张理义，严进．临床心理学．北京：人民军医出版社，2008
13. 周郁秋．护理心理学．第 2 版．北京：人民卫生出版社，2008
14. 李晓寒．护理中的人际沟通学．北京：高等教育出版社，2006
15. 朱婉儿．医患沟通基础．杭州：浙江大学出版社，2009
16. 王臣平，李敏．护理人际沟通．长沙：中南大学出版社，2011
17. 赵爱平，袁晓玲．护患沟通指导．北京：科学出版社，2011
18. 雷容丹．护理礼仪与人际沟通．北京：中国医药科技出版社，2011
19. Gerrig RJ．，Zimbardo PG．王垒，王甦，等译．心理学与生活．北京：人民邮电出版社，2003
20. Julia Balzer Riley．隋树杰等译．护理人际沟通．北京：人民卫生出版社，2010
21. 陈丽云，樊富珉，梁佩如．身心灵全人健康模式：中国文化与团体心理辅导．中国轻工业出版社，2009
22. 黄丽，杨廷忠．社会支持：肿瘤护理中值得重视的一种理念和方法．中华护理杂志，2002，37（8）：631－633
23. 王翠丽．护士职业倦怠相关因素及心理干预研究进展．中国实用护理杂志，2005，21（4）：47
24. 黄丽，张婧忻，位焕弟．提高产妇分娩自我效能感的团体心理咨询研究——方案构建，健康研究，2010，30（4）：268－271
25. 黄丽，位焕弟，张婧忻．提高产妇分娩自我效能感的临床实验研究．健康研究，2011，31（1）：34－36